中药注射剂大分子物质
理论与实践

主审 张陆勇
主编 段为钢 王振国 云 宇

科学出版社
北京

内 容 简 介

中药注射剂安全性问题一直是困扰行业和产业的共性问题。本书先简要总结中药注射剂的现状，继而根据传统口服药用药规律较系统地提出"大分子物质（杂质）"理论，并用实验证实去除大分子物质后，中药注射剂的安全性得到明显提高，主要功效得到保留，外观和稳定性均得到改善。本书还建立了中药注射剂有关大分子物质的检查方法，最后为中药注射剂的质量标准提高提出了合理化建议。

本书在中药注射剂安全性问题提高方面视角独特，值得从事中药和中药注射剂科研、生产和管理的人员阅读参考。

图书在版编目（CIP）数据

中药注射剂大分子物质：理论与实践 / 段为钢，王振国，云宇主编.—北京：科学出版社，2018.3

ISBN 978-7-03-057000-0

Ⅰ.①中… Ⅱ.①段… ②王… ③云… Ⅲ.①中草药－注射剂－生物大分子－研究 Ⅳ.① R283.61

中国版本图书馆 CIP 数据核字 (2018) 第 051669 号

责任编辑：丁慧颖 / 责任校对：张小霞
责任印制：赵 博 / 封面设计：陈 敬

科学出版社 出版

北京东黄城根北街 16 号
邮政编码：100717

http://www.sciencep.com

河北鹏润印刷有限公司 印刷
科学出版社发行 各地新华书店经销

*

2018 年 3 月第 一 版 开本：787×1092 1/16
2018 年 3 月第一次印刷 印张：15 1/4
字数：344 000
定价：68.00 元
（如有印装质量问题，我社负责调换）

《中药注射剂大分子物质：理论与实践》

编 写 人 员

主　审　张陆勇

主　编　段为钢　王振国　云　宇

副主编　江振洲　李　月　康月菊

编　委　（按姓氏汉语拼音排序）

白　雯　蔡　磊　狄彩霞　董鲜祥

段金连　段为钢　范　楠　郭　良

侯肖霖　胡欣瑜　江振洲　康月菊

柯　瑾　李　月　刘清成　卢国勋

吕小满　邱　玲　司季青　王俊杰

王振国　吴美谕　夏　恒　杨　榕

易华龙　殷　华　游升东　云　宇

张　楠　张　祎　张路梅

参与编写单位

- 云南中医学院
- 中国药科大学
- 昆明医科大学
- 石药银湖制药有限公司
- 云南省普洱市人民医院
- 新郑市公立人民医院
- 浙江华海药业
- 苏州百特医疗用品有限公司

基 金 支 持

- 国家科技部中医药行业科研专项 200707008
- 国家自然科学基金委 81160495
- 国家自然科学基金委 81560645
- 云南省应用基础研究计划 2016FD053
- 云南省中医药应用基础研究联合专项 2017FF117-032

序

  中药注射剂既是中医药行业的骄傲，因为它改进了中药剂型，有利于发挥疗效，带动了产业发展；又是中医药行业的痛，因为十多年来暴露出的安全性问题一直缺乏行之有效的解决思路和办法，一直在摸索着前进。

  为了解决中药注射剂的安全性问题，国家从管理层面出台了多项法规和制度，从药品注册、生产、稽查等方面加强监管，甚至让某些问题突出的中药注射剂品种采取了停产、召回、限用等措施。为此，最近国家还出台了推进中药注射剂安全性再评价工作。在基础和应用基础研究方面，国家科技部和国家自然科学基金委在中药安全性甚至中药注射剂安全性方面也支持了一系列课题。目前，中药注射剂重大安全性事件得到了遏制，基础研究方面也有了一些创新发现，也基本明确了中药注射剂的主要安全性问题是（类）过敏反应导致的。

  针对中药注射剂的（类）过敏问题，国内大多研究集中在（类）过敏反应的检查和生物机制的探索，希望先明确（类）过敏反应的机制，然后再针对机制提出解决办法，如筛用查（类）过敏原、PCA试验筛选患者等。令人欣慰的是，该书的作者团队简要总结了中药注射剂的历史和现状，独出心裁地从中药传统口服疗效规律角度较系统地提出"大分子物质（杂质）"理论。尽管该理论可能还不完美，但已能解释中药注射剂目前存在的共性（类）过敏问题。在该理论的指导下，段为钢领导的团队相对系统地总结了他们去大分子物质后提高中药注射剂安全性、保留有效性，并提高稳定性方面所开展的工作，并为中药注射剂的质量标准提高提出了合理化建议。

  纵观全书，该书凝集了作者团队的十年心血，在中药注射剂安全性提高研究方面系统地提出了自己的理论，找到了解决问题的学术路径。然而，中药注射剂安全性提高不仅仅是一个技术问题，还是一个行业问题和产业问题，需要多方面通力合作。为此，我乐意为该书作序，希望业界同行加强中药注射剂的大分子物质研究，共同为中药注射剂安全性提高贡献力量！

中国药科大学国家南京新药筛选中心主任 张陆勇

广东药科大学副校长

2018 年元月

于广东药科大学中山校区

前　言

中药注射剂本是技术含量高的一种剂型，具有很高的附加值，也在临床有广泛的应用。然而最近十几年，中药注射剂暴露出的安全性问题让人触目惊心，甚至死亡事件也时有发生。面对这些安全性问题，有人把原因归结为管理失控，有人把原因归结为使用不当，也有人把原因归结为研发、生产等环节的标准技术偏低等。随后，中药注射剂在临床被大范围限制使用、中药注射剂新药审批也处于停滞状态，现在中药注射剂所有上市品种面临上市再评价的考验，接下来还有质量再提高的要求。可以说，中药注射剂现在正面临着严峻考验。

对于中药注射剂的安全性问题，只有勇敢面对问题才有望解决问题，逃避推诿显然无助于问题的解决。正是如此，笔者2007年即开始关注中药注射剂安全性问题的本质，希望从物质基础角度寻找到主要原因，继而找到主要的解决办法。通过对比中药注射剂和相似或相同处方的口服剂，终于找到了问题的突破口——大分子物质。中药注射剂具有生物提取物的特征，根据目前的生产工艺可以推断，中药注射剂很可能含有大分子物质，这些结构不明的大分子物质可以很大程度地解释中药注射剂复杂多变的安全性问题（不良反应）。

因此在写作上，本书先总结了目前中药注射剂的现状（第1～4章）；继而分析问题提出大分子杂质理论（第5～6章）；然后通过实验室证实去大分子中药注射剂的安全性得到提高、有效性得到保留、稳定性也得到改善，并就可能含有的大分子物质建立了（更）灵敏的检查方法（第7～10章）；最后为中药注射剂的质量标准提升提出参考性意见（第11章）。

诚然，从监控大分子物质角度提升中药注射剂是目前切实可行的一种途径，如果期望就此解决中药注射剂所有的安全性问题则是不现实的。本书只是从学术和物质基础角度试图提高中药注射剂的安全性，并不否定行政监管和临床使用对中药注射剂安全性的提升作用。多管齐下有望更好地解决问题。

需要说明的是，本书是中药注射剂安全性提高研究组的一个阶段性成果，本项工作的开展得到了国家科技部、国家自然科学基金委和云南省科技厅等政府部门的多项资助，也得到了诸多参加单位的大力支持；在此对这些资助和支持表示衷心的感谢！除此之外，本书涉及的研究得到中国毒理学会中药与天然药物毒理分会韩玲主任委员的指导，上海中医药大学金若敏教授、云南中医学院林青教授也提出了很好的建议。也正因为有这些资助、支持以及同行的关心，激励着我们下一步还要围绕大分子物质的来源和规律以及针对性的大分子物质去除方法开展进一步的工作，从而有望系统并彻底解决中药注射剂大分子物质的问题。

早前曾有学者提出过大分子物质与中药注射剂安全性的（可能）关系，由于相关观点不系统，缺乏缜密的逻辑推断和证据支持，很大程度上被其他学者和企业界忽视了，本书的工作恰好弥补了该缺陷。在此，希望学术界由此重视中药注射剂中的大分子物质，希望行业和企业能有意识地严控中药注射剂中的大分子物质，也希望药品监督管理人士能参考我们的观点和建议。

最后，由于我们的种种原因，本书可能还存在诸多问题和不足，我代表本书的全部作者先行致歉，如果有更好的建议和意见请反馈到邮箱 deardwg@126.com。您的意见和建议将为我们指明新的方向，也是我们前进的动力！在此，对为我们提出意见和建议的专家学者表示诚挚的感谢！

段为钢

2018 年元月于昆明

目　　录

1 绪 论

1.1 中药注射剂的概念

中药注射剂的概念有很多版本，一般认为《中华人民共和国药典》版本的概念相对权威。1953 年，我国颁布了第一部药典，即《中华人民共和国药典》（后文中简称《中国药典》），该版《中国药典》不设分部，其中收集了部分具有中药特点的注射剂。《中国药典》于 1977 年版开始明确收录中药注射剂，因此可以认为从该版《中国药典》开始对中药注射剂进行定义（表 1-1）。有意思的是，只有 1995 年版和 2000 年版《中国药典》一部明确阐述了"中药注射剂"概念。其他版本的《中国药典》虽然在正文其他位置提到"中药注射剂"一词，但未就"中药注射剂"进行定义。但不管怎么样，由于《中国药典》一部收集的是中药类药物，《中国药典》一部定义的"注射剂"概念一般也当作"中药注射剂"来理解。然而，2015 年版《中国药典》进行了重大改革，将共性的"制剂通则"置于《中国药典》四部，不再单设中药方面的注射剂。这也提示，当前国家医药行政管理部门倾向于将中药注射剂置于注射剂下而不再独立单列。相信，这种局面在 2020 年版《中国药典》也将继续维持。

表 1-1　各版《中国药典》对"中药注射剂"的定义

序号	版本	定义	说明
1	1953	注射剂系指药品的灭菌溶液或灭菌混悬液，供注入皮肤内或通过皮肤与黏膜注入体内的一种制剂	《中国药典》不分"部"
2	1963	无	一部无中药注射剂
3	1977	注射剂系指药物制成的无菌溶液、无菌混悬液或供临用前配成液体的无菌粉末，供注入体内的制剂	
4	1985	注射剂系指药物制成的供注入体内的灭菌溶液（包括乳浊液）和混悬液，以及供临用前配成溶液或混悬液的无菌粉末或浓缩液	
5	1990	注射剂系指药物制成的供注入体内的灭菌溶液、乳状液和混悬液，以及供临用前配成溶液或混悬液的无菌粉末或浓缩液	
6	1995	中药注射剂系指从中药材中提取的有效成分，经采用现代科学技术和方法制成的可供注入体内包括肌肉、穴位、静脉注射和静脉滴注使用的灭菌溶液，以及供临用前配制溶液的灭菌粉末或浓缩液	明确定义"中药注射剂"概念
7	2000	中药注射剂系指从药材中提取的有效物质制成的可供注入人体内的灭菌溶液或乳状液，以及供临用前配成溶液的无菌粉末或浓溶液	明确定义"中药注射剂"概念

续表

序号	版本	定义	说明
8	2005	注射剂系指药材经提取、纯化后制成的供注入体内的溶液、乳状液及供临用前配制成溶液的粉末或浓缩液的无菌制剂。注射剂可分为注射液、注射用无菌粉末和注射用浓溶液	
9	2010	注射剂系指饮片经提取、纯化后制成的供注入体内的溶液、乳状液及供临用前配制成溶液的粉末或浓溶液的无菌制剂。注射剂可分为注射液、注射用无菌粉末和注射用浓溶液	
10	2015	注射剂系指原料药物或与适宜的辅料制成的供注入体内的无菌制剂。注射剂可分为注射液、注射用无菌粉末和注射用浓溶液	制剂通则置于四部

很明显，中医药界对"中药"非常强调"中医药理论对中药的指导"；遗憾的是，历版《中国药典》的"中药注射剂"概念都没有提及"中医药理论"。《中药注射剂学》（赵新先主编，广东科技出版社2000年出版）定义为，"中药注射剂是指以中医药理论为指导，采用现代科学技术和方法，从中药或天然药物的单方或复方中提取的有效物质制成的无菌溶液、混悬液或临用前配成液体的无菌粉末供注入人体的制剂"。由于该概念提到了"中医药理论对中药的指导"，认为该书的中药注射剂概念比较符合目前学术界的认识。

实际上，中药注射剂存在管理概念和学术概念的差别。管理概念即是《中国药典》概念，学术概念即是《中药注射剂学》中的概念。学术概念往往会有一定的争议，这倒符合学术上"百家争鸣"和"百花齐放"的特点；而管理概念则较好操作，即纳入中药注射剂管理的则是中药注射剂，否则为化学药或其他药，而不管其活性成分是否来自中药，如盐酸麻黄碱注射液即属于化学药（尽管1977年版《中国药典》曾列为中药注射剂）。为了叙述的方便，本书在学术探讨时采用中药注射剂的学术概念，在提到具体中药注射剂时则采用管理概念。

1.2　中药注射剂的分类

为了认识中药注射剂化学成分和安全性方面的特点，根据不同标准，可将中药注射剂分成不同类别。常用的分类标准有分散形式、给药途径、原料来源和主要成分类别。分类中提到的中药注射剂品种均从国家食品药品监督管理总局（CFDA）网站检索获得，共132种（2017年5月检索，见"2.1 中药注射剂的品种现状"）。

1.2.1　根据分散形式分类

中药注射剂的分散形式与注射剂的性状直接相关，根据分散形式可以分为以下4类（表1-2）。

（1）溶液型注射剂

对于易溶于水或水的复合溶媒（如溶液中加入一定比例的乙醇、丙二醇、甘油等溶媒）而且在该溶媒体系稳定的中药活性提取物而言，可制成水溶液或水的复合溶液，绝大多数品种为溶液型注射剂，如丹参注射液等。

（2）注射用灭菌粉针

也称粉针剂，系将供注射用的灭菌粉状药物装入安瓿或其他适宜容器中，或将无菌溶液装入安瓿或其他适宜容器中经冷冻干燥制得无菌粉末，临用前用适当的溶剂溶解或混悬，如注射用双黄连、注射用丹参等。

（3）混悬型注射剂

水难溶性药物或注射后要求延长药效的药物可以用水或油分散制成混悬液。这类中药注射剂一般仅供肌内注射或局部注射用，临床应用较少，已无现行品种。

（4）乳剂型注射剂

水不溶液体药物（如药用植物油），根据临床需要可以制成 O/W 型乳化剂，如鸦胆子油注射液，康莱特注射液等。

一般来讲，注射用粉针剂的稳定性最好，但溶液型注射剂使用最方便，粉针剂多从溶液型注射剂升级而来。

表 1-2　现行 132 种中药注射剂按分散形式分类*

序号	分类	注射剂名称	品种数
1	溶液型注射剂	艾迪注射液、白花蛇舌草注射液、板蓝根注射液、板蓝解毒注射液、薄芝菌注射液、补骨脂注射液、参附注射液、参麦注射液、参芪扶正注射液、柴辛感冒注射液、蟾酥注射液、川参通注射液、穿心莲注射液、喘可治注射液、刺五加注射液、大株红景天注射液、丹参注射液、丹红注射液、丹香冠心注射液、胆木注射液、当归寄生注射液、灯盏花素氯化钠注射液、灯盏花素葡萄糖注射液、灯盏花素注射液、灯盏细辛注射液、地龙注射液、丁公藤注射液、矾藤痔注射液、复方半边莲注射液、复方大青叶注射液、复方当归注射液、复方风湿宁注射液、复方蛤青注射液、复方苦参注射液、复方蒲公英注射液、复方麝香注射液、肝炎灵注射液、骨痨敌注射液、瓜蒌皮注射液、冠心宁注射液、红花黄色素氯化钠注射液、红花注射液、红茴香注射液、华蟾素注射液、黄芪注射液、黄瑞香注射液、黄藤素注射液、健骨注射液、康艾注射液、抗腮腺炎注射液、苦碟子注射液、苦黄注射液、苦木注射液、勒马回注射液、莲必治注射液、羚羊角注射液[a]、鹿茸精注射液、脉络宁注射液、毛冬青注射液、清肝注射液、清开灵注射液、清热解毒注射液、驱虫斑鸠菊注射液、去感热注射液、热毒宁注射液、热可平注射液、人参多糖注射液、人参糖肽注射液、乳腺康注射液、桑姜感冒注射液、芍倍注射液、射干抗病毒注射液、肾康注射液、生脉注射液、舒肝宁注射液、银杏叶提取物注射液（舒血宁注射液）、疏血通注射液、双黄连注射液、痰热清注射液、田基黄注射液、痛安注射液、土贝母皂苷注射液、退热解毒注射液、乌头注射液、喜炎平注射液、夏天无注射液、香丹注射液、香菇多糖注射液、消癌平注射液、消痛宁注射液、消痔灵注射液、心脉隆注射液、醒脑静注射液、雪莲注射液、雪上一枝蒿总碱注射液、血必净注射液、血塞通注射液、血栓通注射液、岩黄连注射液、野菊花注射液、野木瓜注射液、伊痛舒注射液、益母草注射液、茵栀黄注射液、银黄注射液、银杏二萜内酯葡胺注射液、银杏内酯注射液、鱼金注射液、鱼腥草注射液、元秦止痛注射液、正清风痛宁注射液、止喘灵注射液、肿节风注射液、猪苓多糖注射液、注射用薏苡仁油[b]、祖师麻注射液	116
2	注射液用灭菌粉针	注射用丹参（冻干）、注射用丹参多酚酸、注射用丹参多酚酸盐、注射用灯盏花素、注射用蜂毒（冻干）、注射用红花黄色素、注射用黄芪多糖、注射用清开灵（冻干）、注射用双黄连（冻干）、注射用血塞通（冻干）、注射用血栓通（冻干）、注射用益气复脉（冻干）	12
3	混悬型注射剂	—	0
4	乳剂型注射剂	柴胡注射液、鸡矢藤注射液、康莱特注射液、鸦胆子油乳注射液	4
		合计	132

*分类的标准由中药注射剂的性状确定，而不是处方。一般"澄明"注射剂按"溶液型"注射剂处理，如果处方中含有聚山梨酯等表面活性剂，认为该表面活性剂为增溶剂而非乳化剂。

a 该品种含有来自濒危物种的药材，2015 年版《中国药典》中不再新增处方中含羚羊角等濒危物种和化石的中成药品种。

b 注射用薏苡仁油是一种原料药而非临床品种。

1.2.2　根据给药途径分类

注射剂是一种直接注射到人体的剂型，常用的注射给药形式有静脉注射、肌内注射、皮下注射和皮内注射。另外，穴位注射是中药注射剂较为特殊的给药方式；而皮下注射和皮内注射（多用于皮试）则未见记载。因此，根据给药途径可将中药注射剂分为以下三类（表1-3）。

（1）静脉注射用注射剂

即可将中药注射剂直接或稀释后注入静脉的一种给药方式。据记载约有一半的品种有静脉注射的给药方式。根据给药的速度，静脉注射还可以分为静脉推注和静脉滴注。静脉注射突破了机体所有的屏障，具有极大的风险，致死性事件几乎都发生在静脉注射给药，其中静脉推注比静脉滴注更危险。部分中药注射剂（曾）记载有静脉推注给药方式，如参附注射液、丹红注射液、丹香冠心注射液和瓜蒌皮注射液。大多数静脉用中药注射剂也可采用肌内注射，只用于静脉注射的有艾迪注射液等，可称为静脉专用注射剂。经统计，静脉用注射剂共59种，其中静脉专用注射剂有31种。

（2）肌内注射用注射剂

即可将中药注射剂直接或溶解后注入肌肉内的一种给药形式，简称肌内注射。大多数中药注射剂采用这种给药方式。这种方式给药的容量有限，注射的部位多为臀大肌和三角肌。相比静脉注射，这种给药相对安全。肌内注射用中药注射剂大多兼有静脉给药方式，与静脉用注射剂有很大的重合，因此这类注射剂的风险也是较高的。供肌内注射用的中药注射剂有93种，其中肌内注射专用品种57种。

（3）穴位或局部注射用注射剂

根据中医药理论或为了局部起效，将中药注射剂注入穴位或局部组织的一种给药方式。前者如当归寄生注射液，后者如消痔灵注射液。相比之下，穴位或局部用注射剂的安全性问题较少，几乎无致死性不良反应。同样，本类注射剂多兼有肌内注射给药方式，共有14种，其中穴位、局部专用注射剂只有5种。这类注射剂的安全性问题较少，而专用注射剂的安全性问题更少（小）。

表1-3　现行中药注射剂的给药形式*

序号	分类	注射剂名称	品种数
1	静脉用注射剂	艾迪注射液、参附注射液、参麦注射液、参芪扶正注射液、蟾酥注射液、刺五加注射液、大株红景天注射液、丹参注射液、丹红注射液、丹香冠心注射液、灯盏花素氯化钠注射液、灯盏花素葡萄糖注射液、灯盏花素注射液、灯盏细辛注射液、复方苦参注射液、复方麝香注射液、瓜蒌皮注射液、冠心宁注射液、红花黄色素氯化钠注射液、红花注射液、华蟾素注射液、黄芪注射液、康艾注射液、康莱特注射液、苦碟子注射液、苦黄注射液、莲必治注射液、脉络宁注射液、清开灵注射液、热毒宁注射液、肾康注射液、生脉注射液、舒肝宁注射液、舒血宁注射液、疏血通注射液、双黄连注射液、痰热清注射液、喜炎平注射液、香丹注射液、消癌平注射液、心脉隆注射液、血必净注射液、血塞通注射液、血栓通注射液、鸦胆子油乳注射液、银杏二萜内酯葡萄胺注射液、银杏内酯注射液、鱼腥草注射液、注射用丹参（冻干）、注射用丹参多酚酸、注射用丹参多酚酸盐、注射用灯盏花素、注射用红花黄色素、注射用黄芪多糖、注射用清开灵（冻干）、注射用双黄连（冻干）、注射用血塞通（冻干）、注射用血栓通（冻干）、注射用益气复脉（冻干）	59

序号	分类	注射剂名称	品种数
2	静脉专用注射剂	艾迪注射液、参芪扶正注射液、刺五加注射液、大株红景天注射液、灯盏花素氯化钠注射液、灯盏花素葡萄糖注射液、冠心宁注射液、红花黄色素氯化钠注射液、康艾注射液、康莱特注射液、苦碟子注射液、苦黄注射液、脉络宁注射液、热毒宁注射液、肾康注射液、疏血通注射液、双黄连注射液、痰热清注射液、心脉隆注射液、血必净注射液、鸦胆子油乳注射液、银杏二萜内酯葡萄胺注射液、银杏内酯注射液、注射用丹参（冻干）、注射用丹参多酚酸、注射用丹参多酚酸盐注射用红花黄色素、注射用黄芪多糖、注射用双黄连（冻干）、注射用血塞通（冻干）、注射用血栓通（冻干）、注射用益气复脉（冻干）	31
3	肌内注射用注射剂	白花蛇舌草注射液、板蓝根注射液、板蓝解毒注射液、薄芝菌注射液、补骨脂注射液、参附注射液、参麦注射液、柴胡注射液、柴辛感冒注射液、蟾酥注射液、穿心莲注射液、喘可治注射液、丹参注射液、丹红注射液、丹香冠心注射液、胆木注射液、灯盏花素注射液、灯盏细辛注射液、地龙注射液、丁公藤注射液、复方半边莲注射液、复方大青叶注射液、复方当归注射液、复方风湿宁注射液、复方蛤青注射液、复方苦参注射液、复方蒲公英注射液、复方麝香注射液、肝炎灵注射液、骨痨敌注射液、瓜蒌皮注射液、红花注射液、红茴香注射液、华蟾素注射液、黄芪注射液、黄瑞香注射液、黄藤素注射液、鸡矢藤注射液、健骨注射液、抗腮腺炎注射液、苦木注射液、勒马回注射液、莲必治注射液、羚羊角注射液、鹿茸精注射液、毛冬青注射液、清肝注射液、清开灵注射液、清热解毒注射液、驱虫斑鸠菊注射液、去感热注射液、热可平注射液、人参多糖注射液、人参糖肽注射液、乳腺康注射液、桑姜感冒注射液、射干抗病毒注射液、生脉注射液、舒肝宁注射液、舒血宁注射液、田基黄注射液、痛安注射液、土贝母皂苷注射液、退热解毒注射液、乌头注射液、喜炎平注射液、夏天无注射液、香丹注射液、香菇多糖注射液、消癌平注射液、消痛宁注射液、醒脑静注射液、雪莲注射液、雪上一枝蒿总碱注射液、血塞通注射液、血栓通注射液、岩黄连注射液、野菊花注射液、野木瓜注射液、伊痛舒注射液、益母草注射液、茵栀黄注射液、银黄注射液、鱼金注射液、鱼腥草注射液、元秦止痛注射液、正清风痛宁注射液、止喘灵注射液、肿节风注射液、猪苓多糖注射液、注射用蜂毒（冻干）、注射用清开灵（冻干）、注射用薏苡仁油	93
4	肌内注射专用注射剂	白花蛇舌草注射液、板蓝根注射液、板蓝解毒注射液、补骨脂注射液、柴胡注射液、柴辛感冒注射液、穿心莲注射液、喘可治注射液、胆木注射液、地龙注射液、丁公藤注射液、复方半边莲注射液、复方大青叶注射液、复方风湿宁注射液、复方蛤青注射液、复方蒲公英注射液、肝炎灵注射液、骨痨敌注射液、黄藤素注射液、鸡矢藤注射液、抗腮腺炎注射液、苦木注射液、勒马回注射液、羚羊角注射液、毛冬青注射液、清肝注射液、清热解毒注射液、驱虫斑鸠菊注射液、去感热注射液、热可平注射液、人参多糖注射液、人参糖肽注射液、乳腺康注射液、桑姜感冒注射液、射干抗病毒注射液、田基黄注射液、痛安注射液、土贝母皂苷注射液、退热解毒注射液、乌头注射液、夏天无注射液、香菇多糖注射液、消痛宁注射液、醒脑静注射液、雪莲注射液、雪上一枝蒿总碱注射液、岩黄连注射液、野菊花注射液、野木瓜注射液、益母草注射液、银黄注射液、鱼金注射液、元秦止痛注射液、正清风痛宁注射液止喘灵注射液、肿节风注射液、猪苓多糖注射液、祖师麻注射液	57
5	穴位或局部注射用注射剂	薄芝菌注射液、川参通注射液、当归寄生注射液、矾藤痔注射液、复方当归注射液、红茴香注射液、黄瑞香注射液、健骨注射液、鹿茸精注射液、芍倍注射液、消痔灵注射液、伊痛舒注射液、注射用蜂毒（冻干）、祖师麻注射液	14
6	穴位、局部专用注射剂	川参通注射液、当归寄生注射液、矾藤痔注射液、芍倍注射液、消痔灵注射液	5

*大多注射剂的给药形式有两种或两种以上。

1.2.3 根据原料来源分类

中药注射剂大多是基于口服疗效而开发。根据原料来源的复杂程度可依次分为复方注射剂、单方注射剂、活性部位注射剂和准单体注射剂（表1-4）。

（1）复方注射剂

即原料来自两种或两种以上药材提取物的注射剂。复方最能反映中药的配伍理论，大多复方来自经典名方或药对。在已有的中药注射剂中，组方最小的是2味中药，最多的有12味（清热解毒注射液）之多。然而，由于药材种类的增多，必然会导致成分复杂。从安全性上讲，复方中药注射剂的安全性问题较多也较严重，特别是静脉注射用复方注射剂。

（2）单方注射剂

即原料来自一种药材提取物的注射剂。单方注射剂的成分较复方简单，但也是一种总提取物，也具有生物提取物的特征。

（3）活性部位注射剂

即将药材或方剂中的某一类成分进行提取，制备成注射剂。这种注射剂的杂质成分进一步减少，质量变得更加可控。例如血栓通注射液（三七总皂苷）和柴胡注射液（挥发油）。

（4）准单体注射剂

即将来自中药的单体成分或准单体成分制备成注射剂。这种注射剂在纯度上等同于化学药物，如灯盏花素注射液。如果脱离中医药理论，则按照化学药物进行管理，如盐酸麻黄碱注射液（该注射液曾经也按中药注射剂管理）。由于准单体注射剂的杂质去除最完全，安全性也是最高的。

总的来说，复方中药注射剂安全性问题较为严重，其次是单方注射剂，这可能与含有成分的复杂性有关。

表1-4 现行132种中药注射剂按原料来源分类

序号	分类	注射剂名称	品种数
1	复方注射剂	艾迪注射液、参附注射液、参麦注射液、参芪扶正注射液、柴辛感冒注射液、川参通注射液、喘可治注射液、丹红注射液、丹香冠心注射液、当归寄生注射液、复方半边莲注射液、复方大青叶注射液、复方当归注射液、复方风湿宁注射液、复方蛤青注射液、复方苦参注射液、复方蒲公英注射液、复方麝香注射液、骨痨敌注射液、冠心宁注射液、康艾注射液、苦黄注射液、脉络宁注射液、清肝注射液、清开灵注射液、清热解毒注射液、去感热注射液、热毒宁注射液、热可平注射液、乳腺康注射液、桑姜感冒注射液、芍倍注射液、射干抗病毒注射液、肾康注射液、生脉注射液、舒肝宁注射液、疏血通注射液、双黄连注射液、痰热清注射液、痛安注射液、退热解毒注射液、乌头注射液、香丹注射液、消痛宁注射液、醒脑静注射液、血必净注射液、伊痛舒注射液、茵栀黄注射液、银黄注射液、鱼金注射液、元秦止痛注射液、止喘灵注射液、注射用清开灵（冻干）、注射用双黄连（冻干）、注射用益气复脉（冻干）	55
2	单方注射剂	白花蛇舌草注射液、板蓝根注射液、板蓝解毒注射液、薄芝菌注射液、补骨脂注射液、柴胡注射液、蟾酥注射液、穿心莲注射液、刺五加注射液、大株红景天注射液、丹参注射液、胆木注射液、灯盏细辛注射液、地龙注射液、丁公藤注射液、肝炎灵注射液（山豆根注射液）、瓜蒌皮注射液、红花注射液、红茴香注射液、华蟾素注射液、黄芪注射液、黄瑞香注射液、鸡矢藤注射液、健骨注射液、抗腮腺炎注射液、苦碟子注射液、苦木注射液、勒马回注射液、羚羊角注射液、鹿茸精注射液、毛冬青注射液、驱虫斑鸠菊注射液、田基黄注射液、夏天无注射液、消癌平注射液、心脉隆注射液、雪莲注射液、岩黄连注射液、野菊花注射液、野木瓜注射液、益母草注射液、肿节风注射液、注射用丹参（冻干）、注射用蜂毒（冻干）、祖师麻注射液	45

序号	分类	注射剂名称	品种数
3	活性部位注射剂	矾藤痔注射液、红花黄色素氯化钠注射液、黄藤素注射液、康莱特注射液、人参多糖注射液、人参糖肽注射液、舒血宁注射液、土贝母皂苷注射液、香菇多糖注射液、消痔灵注射液、雪上一枝蒿总碱注射液、血塞通注射液、血栓通注射液、鸦胆子油乳注射液、银杏内酯注射液、鱼腥草注射液、正清风痛宁注射液、猪苓多糖注射液、注射用丹参多酚酸、注射用丹参多酚酸盐、注射用灯盏花素、注射用红花黄色素、注射用黄芪多糖、注射用血塞通（冻干）、注射用血栓通（冻干）、注射用薏苡仁油	26
4	准单体注射剂	灯盏花素氯化钠注射液、灯盏花素葡萄糖注射液、灯盏花素注射液、莲必治注射液、喜炎平注射液、银杏二萜内酯葡胺注射液	6
	合计		132

1.2.4　根据分子复杂性分类

根据中药注射剂所含主要分子的复杂程度，大体可分为三大类，即准单体注射剂、简单混合物注射剂和复杂混合物注射剂。该分类与1.2.3中的分类大体相似（表1-4）。

（1）准单体注射剂

所含的活性物质基本上为单体，所添加辅料也无复杂大分子，相当于原料来源的第4类，也是安全性最高的一类中药注射剂。

（2）简单混合物注射剂

所含的主要成分有多个，属于来自单方的一个活性部位，如单方的总生物碱、总黄酮或挥发油等。因此，理论上这类中药注射剂因进行了活性部位纯化，去除了较多的杂质，安全性也是相对较高的。这类注射剂相当于原料来源的第3类。但对于含有复杂成分的辅料，特别是聚山梨酯80（吐温80）来说，其安全性更多地归因于辅料。不过这类中药注射剂也有含生物大分子的品种，如人参多糖注射液、人参糖肽注射液、香菇多糖注射液、猪苓多糖注射液、注射用黄芪多糖等，这些品种一定程度上偏离了传统中药的吸收理论，尽管功效理论大体还与传统一致。这也提示中药注射剂大分子组分其作用可能不依赖于注射，作用部位很可能就在肠道（消化道）。

（3）复杂混合物注射剂

所含主要成分更为复杂，往往是单方或复方的总提取物，含有多个活性部位。该类中药注射剂相当于原料来源的第1类和第2类注射剂。复杂混合物注射剂因成分复杂，安全风险较高，如果进行静脉注射，可能会导致事实上的高风险。实际上，国家药监部门通报的高风险中药注射剂品种多属于该类。

1.3　中药注射剂的发展简史

虽然中药注射剂在1941年就已经诞生，中药注射剂写进《中国药典》则是从1977年版《中国药典》开始的，此后除1990年版《中国药典》外，均有收载中药注射剂品种。历版《中国药典》收载的中药注射剂品种参见表1-5。1977年版《中国药典》收录的中药注射剂品种最多，其后版本的《中国药典》收录较少，这也间接反映了后期国家对中药注射剂收录的谨慎态度。

表 1-5　历版《中国药典》收载的中药注射剂品种

序号	版本	中药注射剂名称	总数	备注
1	1953	—	0	
2	1963	—	0	
3	1977	丁公藤注射液、八厘麻毒素注射液、丹皮酚注射液、丹参注射液、汉肌松注射液、汉桃叶注射液、田基黄注射液、亚硫酸钠穿心莲内酯注射液、冰凉花甙注射液、灯盏细辛注射液、盐酸农吉利碱注射液、青叶胆注射液、空心莲子草注射液、盐酸八角枫碱注射液、盐酸川芎嗪注射液、盐酸麻黄碱注射液、莪术油注射液、莪术油乳注射液、益母草注射液、黄藤素注射液、野木瓜注射液、傣肌松注射液、银黄注射液	23	22 个单方、1 个复方
4	1985	盐酸麻黄碱注射液	1	后续《中国药典》列为化学药
5	1990	—	0	
6	1995	止喘灵注射液	1	
7	2000	止喘灵注射液	1	
8	2005	止喘灵注射液、灯盏细辛注射液、注射用双黄连、清开灵注射液	4	
9	2010	止喘灵注射液、灯盏细辛注射液、注射用双黄连、注射用灯盏花素、清开灵注射液	5	
10	2015	止喘灵注射液、灯盏细辛注射液、注射用双黄连、注射用灯盏花素、清开灵注射液	5	

　　以现用的 132 个中药注射剂品种为例，根据其最早的学术报道，发现绝大多数中药注射剂是在 2000 年前研制的（图 1-1）。20 世纪 50 至 60 年代研发的现行品种数较少，20 世纪 70 年代到 21 世纪初，中药注射剂的品种数呈现直线增加的趋势。可以认为，这 132 个品种在中药注射剂的发展史上具有一定的代表性。

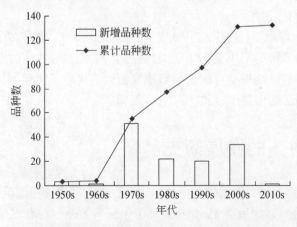

图 1-1　中药注射剂品种的发展（根据现行 132 个品种的最早学术文献报道统计）

根据苗明三教授的思想，中药注射剂的发展可以大体分为诞生、发展、高潮、成熟和整顿几个阶段。各个阶段均与当时的社会历史背景和科学技术背景紧密相关。

1.3.1 中药注射剂的诞生

柴胡注射液正是我国自行创制的第一支中药注射剂。这使传统中医药在危急重症领域发挥积极作用的设想成为可能，这对于中药药剂学的完善与发展具有重要的理论价值和实践意义。它诞生在战火硝烟的太行山山沟里，距今已有近 80 年的历史。

1941 年 10 月，抗日战争进入到最艰苦的阶段，一些八路军将士患上了流感、疟疾，浑身疼痛，高热不退，而治疗这些疾病的奎宁等药品异常缺乏，严重地影响了部队的战斗力。为了更好地利用当地丰富的中草药资源，钱信忠部长号召并带领广大医务人员上山采集传统中草药柴胡，采回清洗后将其熬成汤药，汤药给病人服用后收到了很好的疗效。为了方便使用和携带，制药厂的同志又设法将其制成柴胡膏，但在临床应用中发现，柴胡做成膏剂后疗效不是太好。

钱信忠经过研究，认为柴胡挥发油可能是主要的活性成分，建议卫生材料厂将柴胡进行蒸馏提取并制成针剂。大家认为这个设想很好，于是，该厂药剂研究室主任韩刚和李昕等马上带领一些人员着手开始研制。经过多次试验，终于制成了第一支柴胡注射液，并取名为"暴泼利尔"。

经多次临床试用，"暴泼利尔"治疗疟疾及一般的发热疾病效果显著，且未发现有毒副作用。由于疗效较好，因而使用广泛，当时部队的需求量很大。据参与研制的同志回忆，当时一个药厂每月就要生产 10 万盒左右的"暴泼利尔"。

1942 年 5 月 1 日，"暴泼利尔"受到晋冀鲁豫边区大会的奖励。后来正式命名这种针剂为"柴胡注射液"。1943 年 5 月，《新华日报》（太行版）发表了题为《医学界的新贡献——利华制药厂发明柴胡注射液》的报道，称之为突破封锁线的一大创举，成为我国最早有关中药西制成功的史料记载。

中华人民共和国成立后，政府、卫生部门十分重视中药注射剂的生产和研发。经鉴定批准，1954 年，柴胡注射液在武汉制药厂投产，成为我国实现工业化生产的第一个中药注射剂品种。

以上资料来自，http://www.med126.com/tcm/2014/20140329033007_785224.shtml，部分修改。

1.3.2 中药注射剂的蓬勃发展

如果说 20 世纪 40 年代是中药注射剂的起源，那么 20 世纪 50 年代和 60 年代初则是中药注射剂的蓬勃发展时期。在中华人民共和国成立之初，现代药物研发落后，面对国际社会对中国大陆的全面封锁，全国面临严重缺医少药的状态，如何充分发挥中医药防治疾病的优势，解决人民群众基本的医疗需要则是重中之重。1958 年 11 月，国家领导人毛泽东同志为中医药的发展题词，"中国医药学是一个伟大的宝库，应当努力发掘加以提高。"

在党和政府的支持下，上海等地在该阶段先后研制出茵栀黄注射液、板蓝根注射液等20个品种。伴随着又一个动荡的时代，毛泽东同志于1965年6月26日针对全国缺医少药的状况，特别是农村和边远地区霍乱、疟疾等疾病肆虐横行发表了重要谈话，发出了"把医疗卫生工作的重点放到农村去"的号召，这就是著名的"6·26指示"。由此，全国掀起了轰轰烈烈的大搞中草药的群众运动，客观上也推动了中药注射剂的发展。

1.3.3 中药注射剂发展的高潮

20世纪70年代是中药注射剂研制的高峰期，但此期间鱼龙混杂，既有作用不稳定、不良反应多被后世淘汰的品种，也有不少疗效确切、久经考验的中药注射剂。中药注射剂除了在《中国药典》收录外（如1977年版《中国药典》收录了23个品种，表1-5），在各省市卫生部门制定的中草药制剂规范、标准中均有很多记载，研制的中药注射剂品种多达700多种。

此后，中药注射剂继续升温。20世纪80年代的中药注射剂已多达1400种左右，研制和使用中药注射剂几乎达到了疯狂的状态，短时间内研制出这么多新药，在现代药物研究史上可以说是空前绝后的。

1.3.4 中药注射剂发展的成熟期

自1985年7月1日，卫生部根据《药品管理法》颁布《新药审批办法》，规定自同年11月1日凡属新药由卫生部审批，取消地方审批新药的权限，此后国家新批准的中药注射剂品种共29个。据统计，新药上市及地标整顿后，国家标准曾收载143个中药注射剂（现行品种为132个）。

1998年3月，为顺应医、药分离的改革需求，由原国家经济委员会下属的国家中医药管理局，合并卫生部的药政司，再吸收国家中医药管理局的部分机构，成立了"国家药品监督管理局"。2003年3月，在以前的基础上又组建了"国家食品药品监督管理总局"，终结了以往药品注册审批监管方面各省为政的混乱局面。

在此阶段，通过"地标升国标"的方式，淘汰了许多疗效不确切、不良反应重的品种，也淘汰了一些拒绝GMP（药品生产质量管理规范）改造的品种。整体上，中药注射剂的品种数有了大幅度减少。另一方面，随着GMP标准的推进，大量的制药先进技术和质检技术应用以及管理水平的提高，也使中药注射剂的质量有了较大提高，中药注射剂的应用也逐渐增加。在此阶段，中药注射剂几乎覆盖了所有的医疗机构，清开灵注射液、双黄连注射液、丹参注射液、醒脑静注射液等因独特的疗效成了临床使用的中药注射剂大品种。

1.3.5 中药注射剂发展的整顿期

进入到21世纪，中药注射剂的严重安全性事件逐渐暴露。业界有重大影响的事件主要有鱼腥草事件（2006年）、刺五加事件（2008年）、茵栀黄事件（2008年）、双黄连事件（2009年）等。2015年4月，被曝出生脉注射液事件。中药注射剂严重安全性事件也暴露出了药品审批、生产、流通和使用环节的诸多问题。诚然，绝大多数中药注射剂品种是 20 世纪 80 年代以前研发的，质量标准低、工艺水平差是共性的技术问题，而中药注射剂安全性问题的忽视也是重要的因素。

实际上，从 2006 年起，国家对中药注射剂的审批和管理比历史上任何一个时期都要严格，甚至叫停生产的鱼腥草注射液到现在为止都没有恢复生产，新注册的中药注射剂寥寥无几。对于已经上市的中药注射剂，现阶段面临的是"质量再评价"，下一个动作将是"质量再提高"。可以说，现阶段中药注射剂正处于一个整顿时期，既要面临管理的整顿，也要面临技术整顿。

1.4　中药注射剂的历史地位

中药注射剂被认为是中药现代化的一个标志。在艰苦的抗日战争和中华人民共和国成立后的相当长时间内发挥着独特的优势作用，满足人民群众的医疗保健需要。直到现在，也依然是现代医药市场的重要组成部分，继续发挥着独特优势。

根据国家食品药品监督管理总局杜晓曦同志 2009 年的总结，"中药注射剂是我国中医药文化的组成部分，是现代中医药创新取得的成果，已经成为临床疾病治疗的独特手段，正在发挥不可替代的作用"，"中药注射剂是对传统中药给药途径的重大突破，具有生物利用度高、作用迅速等特点；中药注射剂的开发为中医药防治疑难杂症提供了有效手段，使传统中医药在危急重症领域发挥积极作用的设想成为可能；中药注射剂对于中药的完善与发展具有重要的理论价值和实践意义"。

随着中药现代化进程的加快，中药注射剂日益受到医药界的关注，尤其在国际化竞争的时代，相较于已被西方国家抛开了一段距离的我国化学药品产业，中药注射剂无疑被医药界寄予了更大的希望。一些业内人士甚至认为，中药注射剂将成为我国制药产业在未来开拓国际市场的潜在优势项目。

中药注射剂研制之初是选择肌内注射，不良反应较少，后来再研制开发的静脉注射液在使用过程中出现了一些不良反应事件。实际上，中药注射剂成分复杂，即使单味中药，也有很多未知的成分在其中，包括蛋白质、多糖、多肽等，而复方制剂常含有多种中药，其中的有效成分更复杂，各成分还可能发生相互作用。另外，中药材质量、提取工艺、添加溶剂、稳定剂等因素均可引起不良反应，如中草药在提取过程中未能把杂质清除干净，残留的杂质如鞣质输入静脉后会引起过敏反应。还有消毒不严、操作不当以及滴速过快等因素也会引起输液不良反应。

从第一支中药注射剂创制起，中药注射液在我国医疗保健工作中，特别是在危急重症的抢救工作中发挥了巨大的作用，成绩显著。但是，药品同任何事物一样具有两面性，它既能治病，也能致命。"是药三分毒"，当它发挥疗效的时候，要警惕可能会带来的副作用；当药品出现不良事件的时候，要认真查明原因，总结教训，不能"一棍子打死"。

目前，中药注射剂虽然渡过了艰苦的创业阶段，但还有很多问题亟待解决。在现阶段，应当全面、深入、细致地总结经验，增加对中药研究的人力、物力、财力的投入，加强研制中药注射剂的力度，提升产品质量，使中药注射剂在保持有中医药特色的基础上，有突破性的飞跃，促进中药注射剂走出国门，汇入世界医药大潮。

1.5　中药注射剂的发展趋势

1.5.1　中药注射剂的发展是时代的必然

中医药是中华民族的瑰宝。中医药理论和中医药本身均随着时代的发展而发展，随着科技的进步而进步。防病治病的中药从"神农尝百草"的原始阶段，发展到饮片、成方制剂；从膏丹丸散发展到片剂胶囊；从"傻大黑粗"发展到精细可控；从口服外用发展到注射用；从肌内注射发展到静脉注射……这均是中药与现代科技结合的产物，也是人民健康需要的产物。毫无疑问，将中医药禁锢在百年之前，拒绝传承发展，是徒劳的。因此，中药发展出中药注射剂也是历史的必然。相信中药注射剂还将进一步发展，继续朝着安全、有效、质量可控、经济的方向继续满足广大人民的医疗健康需要。

1.5.2　中药注射剂的发展表现出迅猛的趋势

目前，中药注射剂表现的发展特点如下：

（1）中药注射剂亿元品牌爆涌

据 2004 ~ 2007 年 CFDA 南方医药经济研究所（下称南方所）全国中成药医院用药分析系统重点城市数据分析，医院使用的中药注射剂品种（包括进口的植物药注射剂品种）共有 149 个，生产厂家近 400 家。其中，心脑血管疾病用药、呼吸系统疾病用药、肿瘤疾病用药、骨骼肌肉系统疾病用药和消化系统疾病用药这五大领域的品种数量占全部的 89.93%，心脑血管疾病用药领域是产生中药注射剂品种最多、应用最高的疾病类别。清开灵注射液、双黄连注射液、醒脑静注射液、丹参注射液、银杏叶提取物注射液（舒血宁注射液）、参麦注射液、血栓通注射液、灯盏细辛注射液等多个品种早已经是销售过亿的品种。

（2）神经系统和骨骼肌肉系统用药占比上升较快

据 2008 年的统计，销售额排名前 10 位的中药注射剂品种中，心脑血管用药品种达到 5 个，肿瘤用药品种达到 4 个，呼吸系统用药品种为 1 个；前 10 位品种的市场份额达到 43.64%；其中银杏叶提取物注射液（舒血宁注射液）独占鳌头，在单品市场的份额突破 10%，远远领先于其他品种。

另据南方所最新数据，目前国内中成药市场涌现出一大批品牌药物，这些产品年均销售额均在亿元以上，更有些产品超过 10 亿元，而这些产品大多集中在医院市场。前 10 位品牌药物 2008 年上半年在八大城市的采购总额均在 5000 万元以上，十大品牌占据了整个中成药医院市场 13.13% 的份额，比去年同期的 11.80% 高出 1.33 个百分点；大品牌药品主要集中在心脑血管疾病用药和肿瘤用药领域。两大品类各有 5 个品牌进入前 10 位，康艾注射液、参芪扶正注射液、金水宝胶囊、复方苦参注射液、艾迪注射液在肿瘤用药市场表现非常抢眼。

从 2008 年上半年的数据来看，很多生产企业开始重新大举进入医院市场，主要原因是 2006 年国家实行严格的医药行业管控措施，导致基本上大多数处方药企业的医院开发停滞，在 2007 年有所放缓，而 2016 年年底到 2017 年上半年是一个开发的重要阶段，相信医院市场的规模会进一步扩大；而随着国家加大对医药卫生的投入（大概财政至少要增加上千亿元的投入），新农合、社区医疗保险和城镇居民保险的全面深入实施，城镇居民和农民的就诊率将会大大提高，需求被拉动，医药市场的需求将会越来越大。

但就目前几年来看，中药注射剂在三甲医院的使用明显受限，大多数品种的市场转入到基层医院，显然这对中药注射剂的发展不利。

1.6　中药注射剂的争议

目前对中药注射剂的看法主要有两种观点，即乐观派观点和保守派观点。感兴趣的读者可以阅读网友 2013 年的总结（http://blog.sina.com.cn/s/blog_4ac1ed290101q78f.html）。在此，也提出我们自己的观点。

经过几年发展，中药注射剂在管理上已经有了一些进步，但中药注射剂的质量和问题仍然堪忧。因此对中药注射剂的发展既不能盲目乐观，也不能消极悲观，应采用辩证的态度对待。中药注射剂本来就是中药剂型发展的高级阶段，本身就是为临床服务的。纵观中药药材及剂型的发展，无不是为临床提供快捷服务，不断解决"病等药"的问题。

相信最早阶段，如"神农尝百草"阶段，中医药防病治病采用的中药应该都是现场采挖的。现场采挖的好处是药物原汁原味。但不利之处也是很明显的，如该阶段用药受药材采挖季节、采挖时间、采挖地点的限制。

为了使用药具有较好的方便性，古人发明了中药饮片。中药饮片的最大优势是具有可收藏性，使用时可以直接进行配方煎煮或熬制。因此中药饮片的发展则是中药制剂学的一大进步。

中药饮片可以很好地利用方剂学理论进行加减配伍防治疾病，充分体现了中医的辨证施治。然而，中药饮片在使用方面还是有缺点的，如药物仍然需要煎煮或熬制，这对于急病患者是不利的。另外，在使用上不方便。

为此，古代中医药人士发明了"成药"。成药主要针对一些常见的或共性的病症固定了配方，制成膏丹丸散等口服制剂或外用制剂。成药的研制进一步缩短了"病等药"的时间。但受制于当时的科学技术水平，古代的中药制剂形式只有口服和外用两种（熏香除外）。

从需求的角度讲，"病等药"的时间是要求不断缩短的。进入 20 世纪中叶后，随着科学技术的进步，为进一步缩短"病等药"的时间提供了依据。从给药方式可知，注射给药、特别是静脉注射给药能极大地缩短"病等药"的时间。因此，中药注射剂便顺应而生，甚至发展出了中药的静脉注射用制剂。

因此，笔者的观点：

（1）中药注射剂是对传统中药剂型的发展和提升，中药注射剂仍有存在的价值

从历史的角度来看，中药注射剂的出现也是对中药剂型的一种发展，除了学术意义也

有临床价值，克服了一些口服剂型吸收慢，不宜用于昏迷患者等缺点；极大地缩短了"病等药"的时间，为中药用于急症提供了选择。

（2）中药注射剂存在大量的问题，当下有必要进行梳理、整顿和提高

中药注射剂的问题具有特定的历史背景，发现问题后，认真思考问题，分析问题的原因，寻找解决办法，最终解决问题才是正解。用简单粗暴的禁止中药注射剂生产和使用则不是实事求是的态度。在当下，重点是中药注射剂质量再评价，下一步则是质量再提高。特别的是，要解决中药注射剂的安全性问题，必须引进新思路和新方法。

中药注射剂的产生和发展有特定的历史背景，主要是缺医少药，人民群众对中药注射剂有需求，同时中药注射剂对某些病症的治疗具有独特疗效。产生问题的主要原因是技术力量低下、审批不严、管理落后和使用不当。质量再评价和质量再提高很大程度上是中药注射剂的"补课"，完善相关资料，重新认识疗效和不良反应，在新认识的指导下，利用先进科技提高生产工艺和质量标准，最终提高内在质量。

1.7　关于本书

本书总体上分为三大部分，先简要回顾中药注射剂的历史现状，分析当前的问题（第2～4章）；然后根据中药注射剂安全性问题的特点得出中药注射剂的安全性问题与大分子物质的关系密切（第5～6章）；最后结合我们的工作，就中药注射剂的大分子研究进行介绍（第7～10章），并对质量标准提升提供共性的参考意见（第11章）。目的是要证明去除中药注射剂大分子杂质后，有利于中药注射剂外观质量和内在质量的提高，最终从技术上提高中药注射剂的安全性。

2　中药注射剂的品种和应用现状

如前所述，中药注射剂历经近 80 年的发展，曾出现的中药注射剂达 1400 多种。然而，目前的品种已经大幅度减少，本章将对中药注射剂的现有品种和应用现状进行归纳简述。

2.1　中药注射剂的品种现状

2000 年出版的《中药注射剂学》（赵新先主编，广东科技出版社）收录的中药注射剂有 66 种。苗明三教授 2006 年编著的《实用中药注射剂学》（第二军医大学出版社）记载着 211 个中药注射剂品种。2017 年 5 月 1 ~ 2 日，经查询国家食品药品监督管理局网站，对相关数据进行梳理，得出现行在用（有批文）品种共收录 132 个（表 2-1），包括 962 个批文。其中，复方品种 48 个，单方品种 43 个，活性部位 32 个，准单体 9 个。涉及动物药材的品种 16 个。

从药品开发的角度看，中药注射剂的功效（疗效）都是基于药材饮片和方剂理论，有些还能够直接找到相同处方的口服剂型，但部分中药注射剂（以大分子物质为活性成分）可能并不严格忠于传统作用（主要是作用靶位）。

批文数前 10 名的品种依次是香丹注射液（113）、鱼腥草注射液（109）、柴胡注射液（76）、丹参注射液（73）、板蓝根注射液（44）、血塞通注射液（43）、红花注射液（34）、参麦注射液（33）、黄芪注射液（27）、生脉注射液（25）。

上述品种中，生产厂家数最多的 10 个品种依次是柴胡注射液（73）、香丹注射液（68）、鱼腥草注射液（58）、丹参注射液（45）、板蓝根注射液（42）、穿心莲注射液（20）、鹿茸精注射液（18）、红花注射液（16）、血塞通注射液（14）、黄芪注射液（14）、灯盏花素注射液（14）。这些非独家大品种将是以后厂家竞争的主要对象，希望对提高内在质量有利。

另外，独家生产品种有 71 个，占一多半。这些品种由于缺乏外在的竞争机制，除了厂家主动提升内在质量外，市场压力较小，虽有利于厂家赚取利润，但可能会不利于该品种的内在质量提高。

有意思的是，这 132 个品种中，有处方构成几乎或完全相同的不同中药注射剂品种，有些只是工艺差别造成的，有的则可能是其他原因。这些同处方的注射剂往往有相同或相似的适应证和临床应用。这实际上反映了不同厂家的技术争议和市场诉求。这些注射剂包括：丹参注射液和注射用丹参（冻干）；丹香冠心注射液和香丹注射液；注射用丹参多酚酸和注射用丹参多酚酸盐；清开灵注射液和注射用清开灵（冻干）；灯盏花素氯化钠注射液和灯盏花素葡萄糖注射液；灯盏花素注射液和注射用灯盏花素；生脉注射液和注射用益气复脉（冻干）；红花黄色素氯化钠注射液和注射用红花黄色素；黄瑞香注射液和祖师麻注射液；血塞通注射液、血栓通注射液、注射用血塞通（冻干）和注射用血栓通（冻干）；复方麝香注射液和醒脑静注射液。

表 2-1　现有中药注射剂品种一览表（按品种拼音顺序排序）

序号	名称	批文	厂家	组方	添加剂	类别	颜色	pH	给药形式
1	艾迪注射液	1	1	斑蝥、人参、黄芪、刺五加	–	总提取物	浅棕色澄明	3.8～5.0	静脉滴注
2	白花蛇舌草注射液	4	4	白花蛇舌草	聚山梨酯80、亚硫酸氢钠	总提取物	棕黄色澄明	6.0～7.0	肌内注射
3	板蓝根注射液	44	42	板蓝根	甘露醇	总提取物	棕色色澄明	5.0～6.5	肌内注射
4	板蓝解毒注射液	1	1	南板蓝根	聚山梨酯80	总提取物	棕色色澄明	5.0～7.0	肌内注射
5	薄芝菌注射液	1	1	薄芝	氯化钠	总提取物	棕红色澄明	5.0～7.0	肌内注射、局部皮下注射
6	补骨脂注射液	1	1	补骨脂	聚山梨酯80、氯化钠	总提取物	红棕色澄明	5.0～7.0	肌内注射
7	参附注射液	4	2	红参、附片	–	总提取物	淡黄棕色澄明	4.5～7.0	肌内注射、静脉滴注、静脉推注
8	参麦注射液	33	8	红参、麦冬	–	总提取物	淡棕色澄明	5.0～6.5	肌内注射、静脉滴注
9	参芪扶正注射液	1	1	党参、黄芪	–	总提取物	黄色澄明	4.5～6.5	静脉滴注
10	柴胡注射液	76	73	柴胡	聚山梨酯80、氯化钠	挥发油	微乳白色澄明	4.0～7.0	肌内注射
11	柴辛感冒注射液	2	2	柴胡、细辛	丙二醇、氯化钠	挥发油	微黄色澄明	5.5～7.0	肌内注射
12	蟾酥注射液	4	2	蟾酥	亚硫酸钠、氯化钠、苯甲醇	总提取物	黄色澄明	6.5～8.5	肌内注射、静脉滴注
13	川参通注射液	1	1	丹参、麦冬、当归、川芎	–	总提取物	棕红色澄明	5.0～6.0	局部注射
14	穿心莲注射液	21	20	穿心莲乙醇提取物	聚山梨酯80、苯甲醇	总提取物	黄色澄明	5.0～7.0	肌内注射
15	喘可治注射液	1	1	淫羊藿、巴戟天	氯化钠	总提取物	淡黄色澄明	–	肌内注射
16	刺五加注射液	8	6	刺五加	–	总提取物	棕黄色澄明	4.5～6.0	静脉滴注
17	大株红景天注射液	2	1	大株红景天	–	总提取物	棕黄色澄明	–	静脉滴注
18	丹参注射液	73	45	丹参	–	总提取物	棕红色澄明	5.0～7.0	肌内注射、静脉滴注

序号	名称	批文	厂家	组方	添加剂	类别	颜色	pH	给药形式
19	丹红注射液	1	1	丹参、红花	氯化钠	总提取物	红棕色澄明	4.5～6.5	肌内注射、静脉推注、静脉滴注
20	丹香冠心注射液	5	4	丹参、降香	–	总提取物	棕色澄明	5.0～7.0	肌内注射、静脉推注、静脉滴注
21	胆木注射液	1	1	胆木提取物	聚山梨酯80	总提取物	棕黄色澄明	5.0～7.0	肌内注射
22	当归寄生注射液	1	1	当归、槲寄生	聚山梨酯80、苯甲醇	总提取物	棕黄色澄明	5.0～7.0	穴位注射
23	灯盏花素氯化钠注射液	1	1	灯盏花素	氯化钠	准单体	黄色澄明	6.3～8.3	静脉滴注
24	灯盏花素葡萄糖注射液	1	1	灯盏花素	葡萄糖	准单体	黄色澄明	6.3～8.3	静脉滴注
25	灯盏花素注射液	24	14	灯盏花素	–	准单体	黄色澄明	6.3～8.3	肌内注射、静脉滴注
26	灯盏细辛注射液	2	1	灯盏细辛	氯化钠	总提取物	棕色澄明	5.5～7.5	肌内注射、穴位注射、静脉滴注
27	地龙注射液	2	2	广地龙	苯酚	总提取物	棕黄色澄明	5.0～7.0	肌内注射
28	丁公藤注射液	7	7	丁公藤	聚山梨酯80、苯甲醇	总提取物	棕色澄明	4.0～5.5	肌内注射
29	矾藤痔注射液	1	1	白矾、黄藤素、赤石脂	–	活性部位	黄色澄明	3.0～5.0	局部注射
30	复方半边莲注射液	1	1	半边莲、半枝莲、白花蛇舌草	–	总提取物	棕红色澄明	5.0～7.0	肌内注射
31	复方大青叶注射液	8	8	大青叶、金银花、羌活、拳参、大黄	亚硫酸钠、苯甲醇	总提取物	棕红色澄明	6.5～7.8	肌内注射
32	复方当归注射液	11	11	当归、川芎、红花	聚山梨酯80	总提取物	棕色澄明	5.0～7.0	肌内注射、穴位注射、鞘内注射
33	复方风湿宁注射液	2	1	两面针、七叶莲、宽筋藤、过岗龙、威灵仙、鸡骨香	–	总提取物	棕黄色澄明	5.0～7.0	肌内注射
34	复方蛤青注射液	1	1	蟾蜍、黄芪、白果、苦杏仁、紫菀、前胡、五味子、附子、黑胡椒	聚山梨酯80、氯化钠	总提取物	黄棕色澄明	5.5～7.5	肌内注射
35	复方苦参注射液	2	1	苦参、白土苓	–	总提取物	棕色澄明	7.5～8.5	肌内注射、静脉滴注

续表

序号	名称	批文	厂家	组方	添加剂	类别	颜色	pH	给药形式
36	复方蒲公英注射液	1	1	蒲公英、鱼腥草、野菊花	聚山梨酯80、苯甲醇	总提取物	黄色澄明	5.0～7.0	肌内注射
37	复方麝香注射液	7	5	麝香、郁金、广藿香、石菖蒲、冰片、薄荷脑	聚山梨酯80	挥发油	无色澄明	5.0～7.0	肌内注射、静脉滴注
38	肝炎灵注射液	2	2	山豆根	–	总提取物	棕红色澄明	6.0～7.0	肌内注射
39	骨痨敌注射液	1	1	三七、黄芪、骨碎补、乳香（制）、没药（制）	葡萄糖、聚山梨酯80、苯甲醇	总提取物	浅棕色澄明	5.0～7.0	肌内注射
40	瓜蒌皮注射液	1	1	栝楼皮	–	总提取物	棕黄色澄明	5.5～7.5	肌内注射、静脉推注、静脉滴注
41	冠心宁注射液	9	7	丹参、川芎	亚硫酸钠	总提取物	棕红色澄明	5.0～7.0	静脉滴注
42	红花黄色素氯化钠注射液	1	1	红花黄色素	氯化钠	活性部位	橙黄色澄明		静脉滴注
43	红花注射液	34	16	红花	–	总提取物	棕红色澄明	5.5～7.0	肌内注射、静脉滴注
44	红茴香注射液	2	1	红茴香	聚山梨酯80	总提取物	绛红色澄明	6.8～8.5	痛点注射、穴位注射、肌内注射
45	华蟾素注射液	2	1	干蟾皮	–	总提取物	淡黄色澄明	4.0～6.0	肌内注射、静脉滴注
46	黄芪注射液	27	14	黄芪	–	总提取物	淡棕黄色澄明	6.0～7.5	肌内注射、静脉滴注
47	黄瑞香注射液	2	2	黄瑞香	–	总提取物	无色澄明	6.0～7.0	肌内注射、穴位注射
48	黄藤素注射液	7	6	黄藤素	–	准单体	黄色澄明	3.5～6.5	肌内注射
49	鸡矢藤注射液	1	1	鸡矢藤	聚山梨酯80、氯化钠	挥发油	乳白色荧光	4.0～7.0	肌内注射
50	健骨注射液	1	1	战骨（茎）片	聚山梨酯80、苯甲醇	总提取物	棕红色澄明	6.0～7.5	肌内注射、痛点封闭
51	康艾注射液	1	1	黄芪、人参、苦参素	–	总提取物	黄棕色澄明	4.0～7.0	静脉滴注
52	康莱特注射液	1	1	薏苡仁油	大豆磷脂、甘油	活性部位	白色乳状液体	4.8～6.8	静脉滴注
53	抗腮腺炎注射液	2	2	忍冬藤	苯甲醇、聚山梨酯80	总提取物	棕色澄明	–	肌内注射
54	苦碟子注射液	2	2	抱茎苦荬菜	–	总提取物	黄棕色澄明	5.5～7.2	静脉滴注

续表

序号	名称	批文	厂家	组方	添加剂	类别	颜色	pH	给药形式
55	苦黄注射液	1	1	苦参、大黄、大青叶、茵陈、柴胡	–	总提取物	棕红色澄明	6.0~8.0	静脉滴注
56	苦木注射液	2	2	苦木	聚山梨酯80、氯化钠	总提取物	橙黄色澄明	5.0~7.0	肌内注射
57	勒马回注射液	1	1	水蔓菁	苯甲醇	总提取物	棕色澄明	6.0~7.0	肌内注射
58	莲必治注射液	6	3	亚硫酸氢钠穿心莲内酯	–	准单体	无色澄明	4.0~6.0	肌内注射、静脉滴注
59	羚羊角注射液	1	1	羚羊角	–	总提取物	微黄色澄明	3.5~5.5	肌内注射
60	鹿茸精注射液	18	18	鹿茸	甲酚	总提取物	淡黄色澄明	5.6~6.8	肌内注射、皮下注射
61	脉络宁注射液	1	1	牛膝、玄参、石斛、金银花	–	总提取物	红棕色澄明	6.0~7.5	静脉滴注
62	毛冬青注射液	2	2	毛冬青	–	总提取物	黄棕色澄明	5.0~6.5	肌内注射
63	清肝注射液	3	3	板蓝根、茵陈、甘草	聚山梨酯80、亚硫酸氢钠	总提取物	棕色澄明	5.0~7.0	肌内注射
64	清开灵注射液	19	9	胆酸、珍珠母、猪去氧胆酸、栀子、水牛角、板蓝根、黄芩苷、金银花	–	总提取物	棕红色澄明	6.8~7.5	肌内注射、静脉滴注
65	清热解毒注射液	6	6	金银花、黄芩、连翘、龙胆、石膏、知母、栀子、板蓝根、地黄、麦冬、甜地丁、玄参	苯甲醇	总提取物	棕色澄明	5.0~6.5	肌内注射
66	驱虫斑鸠菊注射液	1	1	驱虫斑鸠菊	氯化钠、聚山梨酯80	总提取物	棕色澄明	–	肌内注射
67	去感热注射液	2	2	芦竹根、青蒿、竹叶柴胡、石膏	苯甲醇、聚山梨酯80	总提取物	橙黄色澄明	5.0~6.0	肌内注射
68	热毒宁注射液	1	1	青蒿、金银花、栀子	–	总提取物	红棕色澄明	4.0~6.0	静脉滴注
69	热可平注射液	1	1	北柴胡、鹅不食草	聚山梨酯80、氯化钠	挥发油	微黄色澄明	4.0~6.0	肌内注射
70	人参多糖注射液	1	1	人参多糖	–	活性部位	淡黄色澄明	4.5~6.5	肌内注射
71	人参糖肽注射液	1	1	人参糖肽	–	活性部位	浅棕黄色澄明	—	肌内注射

序号	名称	批文	厂家	组方	添加剂	类别	颜色	pH	给药形式
72	乳腺康注射液	1	1	莪术、丹参、鸡血藤、拳参、栝楼、地龙	聚山梨酯80	总提取物	棕黄色澄明	5.0~7.0	肌内注射
73	桑姜感冒注射液	1	1	桑叶、菊花、紫苏、连翘、苦杏仁、干姜	聚山梨酯80	总提取物	深棕色澄明	5.5~7.5	肌内注射
74	芍倍注射液	1	1	柠檬酸、没食子酸、芍药苷	–	活性部位	无色澄明	–	局部注射
75	射干抗病毒注射液	5	3	射干、金银花、佩兰、茵陈、柴胡、蒲公英、板蓝根、大青叶	–	总提取物	黄褐色澄明	5.0~7.0	肌内注射
76	肾康注射液	1	1	大黄、丹参、红花、黄芪	–	总提取物	黄棕色澄明	–	静脉滴注
77	生脉注射液	25	9	红参、麦冬、五味子	–	总提取物	淡黄棕色澄明	5.0~7.0	肌内注射、静脉滴注
78	舒肝宁注射液	1	1	茵陈、栀子、黄芩苷、金银花	–	总提取物	棕红色澄明	6.5~8.0	肌内注射、静脉滴注
79	舒血宁注射液	13	8	银杏叶	–	总提取物	黄色澄明	4.5~5.8	肌内注射、静脉滴注
80	疏血通注射液	1	1	水蛭、地龙	–	总提取物	黄色澄明	5.0~6.0	静脉滴注
81	双黄连注射液	11	11	金银花、黄芩、连翘	–	总提取物	棕红色澄明	5.0~7.0	静脉滴注
82	痰热清注射液	1	1	黄芩、熊胆粉、山羊角、金银花、连翘	–	总提取物	棕红色澄明	7.0~8.0	静脉滴注
83	田基黄注射液	2	2	地耳草	–	总提取物	棕黄色澄明	4.0~6.0	肌内注射
84	痛安注射液	1	1	青风藤、白屈菜、汉桃叶	苯甲醇、聚山梨酯80	总提取物	黄棕色澄明	–	肌内注射
85	土贝母皂苷注射液	1	1	土贝母皂苷	–	活性部位	微黄色澄明	4.5~6.5	肌内注射
86	退热解毒注射液	2	2	金银花、连翘、牡丹皮、蒲公英、金钱草、柴胡、夏枯草、石膏	–	总提取物	淡棕红色澄明	6.0~7.0	肌内注射
87	乌头注射液	2	2	川乌、草乌	–	总提取物	淡黄色澄明	5.0~6.5	肌内注射

续表

序号	名称	批文	厂家	组方	添加剂	类别	颜色	pH	给药形式
88	喜炎平注射液	1	1	穿心莲内酯磺化物	–	准单体	橙黄色澄明	4.5～6.5	肌内注射、静脉滴注
89	夏天无注射液	1	1	夏天无	–	总提取物	橙黄色澄明	2.5～3.0	肌内注射
90	香丹注射液	113	68	丹参、降香	聚山梨酯80	总提取物	棕色澄明	5.0～7.0	肌内注射、静脉滴注
91	香菇多糖注射液	1	1	香菇多糖	苯甲醇、氯化钠	活性部位	黄色微显乳光液体	4.5～7.5	肌内注射
92	消癌平注射液	2	2	通关藤	聚山梨酯80	总提取物	棕黄色澄明	5.0～7.0	肌内注射、静脉滴注
93	消痛宁注射液	1	1	盐酸青藤碱	依地酸二钠、亚硫酸氢钠	准单体	微黄色澄明	–	肌内注射
94	消痔灵注射液	2	2	明矾、鞣酸	三氯叔丁醇、低分子右旋糖酐、枸橼酸钠、亚硫酸钠、甘油	活性部位	微黄色澄明	2.5～3.5	局部注射
95	心脉隆注射液	1	1	心脉隆浸膏	–	总提取物	黄色澄明	–	静脉滴注
96	醒脑静注射液	8	4	麝香、郁金、广藿香、石菖蒲、冰片、薄荷脑	聚山梨酯80、氯化钠	挥发油	无色澄明	5.0～7.0	肌内注射
97	雪莲注射液	2	2	雪莲花	聚山梨酯80、氯化钠	总提取物	红棕色澄明	6.0～8.0	肌内注射
98	雪上一枝蒿总碱注射液	1	1	雪上一枝蒿总碱	–	活性部位	近无色澄明	4.0～5.0	肌内注射
99	血必净注射液	1	1	红花、赤芍、川芎、丹参、当归	–	总提取物	棕红色澄明	–	静脉滴注
100	血塞通注射液	43	14	三七总皂苷	–	活性部位	黄色澄明	5.0～7.0	肌内注射、静脉滴注
101	血栓通注射液	10	5	三七总皂苷	–	活性部位	黄色澄明	5.0～7.0	肌内注射、静脉滴注
102	鸦胆子油乳注射液	4	3	鸦胆子油	豆磷脂、甘油	活性部位	乳白色乳液	4.0～6.0	静脉滴注
103	岩黄连注射液	1	1	岩黄连	聚山梨酯80、氯化钠	总提取物	棕褐色澄明	3.0～4.5	肌内注射
104	野菊花注射液	3	3	野菊花	聚山梨酯80、氯化钠	总提取物	棕黄色澄明	5.0～7.0	肌内注射
105	野木瓜注射液	2	2	野木瓜	聚山梨酯80、苯甲醇	总提取物	棕色澄明	5.5～7.0	肌内注射

序号	名称	批文	厂家	组方	添加剂	类别	颜色	pH	给药形式
106	伊痛舒注射液	2	2	细辛、当归、川芎、羌活、独活、防风、白芷	聚山梨酯80、苯甲醇	挥发油	无色澄明	6.0～7.0	肌内注射、穴位注射
107	益母草注射液	1	1	益母草	苯甲醇	总提取物	无色澄明	4.5～5.5	肌内注射
108	茵栀黄注射液	10	6	茵陈、栀子、黄芩苷、板蓝根、灵芝提取物	葡萄糖、葡甲胺	总提取物	橙红色澄明	6.5～8.0	肌内注射、静脉滴注
109	银黄注射液	7	7	金银花、黄芩苷	苯甲醇	总提取物	棕红色澄明	6.0～7.0	肌内注射
110	银杏二萜内酯葡胺注射液	1	1	银杏内酯A、银杏内酯B、银杏内酯K等	葡甲胺	活性部位	–	–	静脉滴注
111	银杏内酯注射液	1	1	白果内酯、银杏内酯A、银杏内酯B和银杏内酯C等	甘油、乙醇	活性部位	浅黄色澄明	–	静脉滴注
112	鱼金注射液	3	2	鱼腥草、金银花	氯化钠、聚山梨酯80	挥发油	无色澄明	5.0～7.0	肌内注射
113	鱼腥草注射液	109	58	鱼腥草	氯化钠、聚山梨酯80	挥发油	微黄色澄明	4.0～6.0	肌内注射、静脉滴注
114	元秦止痛注射液	1	1	延胡索、制川乌、秦艽、粉防己、白屈菜	–	总提取物	淡黄色澄明	–	肌内注射
115	正清风痛宁注射液	2	1	盐酸青藤碱	乙二胺四乙酸二钠、亚硫酸氢钠	准单体	微黄色澄明	2.3～3.3	肌内注射
116	止喘灵注射液	1	1	麻黄、杏仁	–	总提取物	浅黄色澄明	4.5～6.5	肌内注射
117	肿节风注射液	8	7	肿节风	聚山梨酯80	总提取物	深棕色澄明	5.0～6.0	肌内注射
118	猪苓多糖注射液	1	1	猪苓多糖	–	活性部位	淡黄棕色澄明	7.0～8.5	肌内注射
119	注射用丹参（冻干）	1	1	丹参	–	总提取物	棕褐色粉末	6.0～7.0	静脉滴注
120	注射用丹参多酚酸	1	1	丹参多酚酸盐	–	活性部位	浅棕色疏松块状物	–	静脉滴注
121	注射用丹参多酚酸盐	3	1	丹参多酚酸盐	–	活性部位	浅棕色疏松块状物	–	静脉滴注
122	注射用灯盏花素	6	2	灯盏花素	–	准单体	黄色疏松块状物	6.0～8.0	肌内注射、静脉滴注

续表

序号	名称	批文	厂家	组方	添加剂	类别	颜色	pH	给药形式
123	注射用蜂毒（冻干）	1	1	蜂毒	–	总提取物	白色块状物或粉末	4.0 ~ 7.0	皮下注射、肌内注射、穴位注射
124	注射用红花黄色素	2	2	红花黄色素	–	活性部位	黄色疏松块状物	4.0 ~ 6.0	静脉滴注
125	注射用黄芪多糖	1	1	黄芪多糖	–	活性部位	类白色无定形粉末	–	静脉滴注
126	注射用清开灵（冻干）	1	1	胆酸、珍珠母、猪去氧胆酸、栀子、水牛角、板蓝根、黄芩苷、金银花	–	总提取物	棕褐色疏松块状物	–	肌内注射、静脉滴注
127	注射用双黄连（冻干）	5	2	连翘、金银花、黄芩	–	总提取物	黄棕色粉末	–	静脉滴注
128	注射用血塞通（冻干）	2	2	三七总皂苷	–	活性部位	淡黄色无定形粉末或疏松固体状物	5.0 ~ 7.0	静脉滴注
129	注射用血栓通（冻干）	1	1	三七总皂苷	–	活性部位	淡黄色无定形粉末或疏松固体状物	5.0 ~ 7.0	静脉滴注
130	注射用益气复脉（冻干）	1	1	红参、麦冬、五味子	葡甲胺、甘露醇	总提取物	浅黄色的疏松块状物	–	静脉滴注
131	注射用薏苡仁油	1	1	薏苡仁	–	活性部位	黄色澄明液体	–	原料药
132	祖师麻注射液	3	3	黄瑞香	–	总提取物	黄棕色澄明	5.0 ~ 7.0	肌内注射

2.2　中药注射剂的生产厂家现状

表 2-1 中的 132 个品种涉及 218 个生产厂家，比前几年的 400 多个厂家数有了大幅度减少。其中批文拥有数最多的厂家有 29 个批文，排名前 10 的厂家批文数占总批文数的 24%；而品种拥有数排名前 10 的厂家涉及 48 个中药注射剂品种：白花蛇舌草注射液（独）、板蓝根注射液、板蓝解毒注射液（独）、参附注射液、柴胡注射液、柴辛感冒注射液、穿心莲注射液、丹参注射液、灯盏花素注射液、地龙注射液、丁公藤注射液、复方大青叶注射液、复方当归注射液、复方蒲公英注射液（独）、复方麝香注射液、肝炎灵注射液、冠心宁注射液、红花注射液、黄芪注射液、黄瑞香注射液、苦黄注射液（独）、莲必治注射液、羚羊角注射液（独）、鹿茸精注射液、毛冬青注射液、清肝注射液、清开灵注射液、清热

解毒注射液、去感热注射液、热毒宁注射液（独）、热可平注射液（独）、射干抗病毒注射液、生脉注射液、舒血宁注射液、双黄连注射液、田基黄注射液、痛安注射液（独）、夏天无注射液（独）、香丹注射液、血塞通注射液、野菊花注射液、野木瓜注射液、茵栀黄注射液、银黄注射液、银杏二萜内酯葡胺注射液（独）、鱼腥草注射液、肿节风注射液、祖师麻注射液。遗憾的是，经分析，排名前 10 的厂家生产的品种只有 10 个是独家品种，且市场或疗效竞争力不大。因此，这 10 个厂家大多属于大但不是很强的企业，在以后的品种筛选和竞争中有望发挥重要作用。

在这 218 个厂家中，只生产 1 ~ 2 个品种的厂家有 132 个，只拥有 1 ~ 2 个中药注射剂生产批文的有 109 个。这表明涉及中药注射剂生产的大多数厂家没有形成品种规模效应。可能与这些公司致力于做强独家品种有关。

2.3　中药注射剂的临床应用现状

目前中药注射剂发展速度较为缓慢，但在临床却已有广泛应用，尽管最近几年在临床有所限制。据统计，近年来中药注射剂临床用药最多的分别是参麦注射液、生脉注射液和舒血宁注射液；排名前 20 位的产品中，绝大部分是心脑血管类产品。其他主要的应用领域为心脑血管疾病、肿瘤、细菌和病毒感染。根据功效，可以将这些品种大体分为心脑血管类、抗肿瘤类、清热解毒类和其他类。具体的功效参见表 2-2。需要说明的是，有些中药注射剂的功效并不是用中医药语言表述的，如肝炎灵注射液（降低转氨酶，提高免疫力）、鹿茸精注射液（能增强肌体活力及促进细胞新陈代谢），毛冬青注射液（心血管疾病用药，有扩张血管及抗菌消炎作用），驱虫斑鸠菊注射液（熟化和清除异常黏液质，温肤着色），人参多糖注射液（增强机体免疫功能），射干抗病毒注射液（抗病毒及抗菌消炎药），舒血宁注射液（扩张血管，改善微循环），乌头注射液（镇静，止痛），香丹注射液（扩张血管，增进冠状动脉血流量），消痛宁注射液（消除疼痛，缓解情绪），鸦胆子油乳注射液（抗癌药），益母草注射液（子宫收缩药），猪苓多糖注射液（调节机体免疫功能），注射用蜂毒（冻干）（抗炎，镇痛）等 14 种。

（1）心脑血管类

心脑血管疾病主要涉及脑卒中、心肌梗死及合并休克、心律失常、冠心病、心绞痛等。目前使用频率较高的品种有丹参注射液、川芎嗪注射液、生脉注射液、灯盏花素注射液、黄芪注射液、参脉注射液、参附注射液、刺五加注射液、脉络宁注射液、清开灵注射液、醒脑静注射液等。

（2）抗肿瘤类

中药注射液对肿瘤的药效物质大多由两种以上的化学成分组成，作用于人体具有多成分、多靶点的特点，宏观上符合肿瘤多因素、多环节致病的机制。虽然直接抑瘤作用较化学合成药物弱，但由于具备毒副作用少、不易产生耐药性、综合抗肿瘤效应明显等优势，临床应用较为普遍。目前临床上常用的抗肿瘤中药注射液有华蟾素注射液、康莱特注射液、鸦胆子油乳注射液、艾迪注射液等。

（3）清热解毒类

具有清热解毒功效的中药注射剂多用于抗细菌和病毒感染，用于耐化学药的细菌及病毒感染、不耐受抗菌药的患者群体等。例如双黄连注射液、穿心莲注射液、鱼腥草注射液、鸡矢藤注射液等，部分清热解毒类中药注射剂兼具有抗肿瘤功能。因此，清热解毒类与抗肿瘤类难以截然划分，这也是目前中药注射剂品种使用最多的一类。

（4）其他

除以上三大类以外，中药注射剂在治疗风湿、皮肤病等病种上也显示了一定的优势。例如用于治疗风湿性关节炎的有黄瑞香注射液、正清风痛宁注射液、丁公藤注射液、健骨注射液、红茴香注射液等，以及用于痔疮的消痔灵注射液等。

表 2-2 目前 132 个中药注射剂品种的功效和最早的学术报道 *

序号	名称	功效	最早记录文献（来自 CNKI 数据库资料）	记录时间
1	艾迪注射液	清热解毒，消瘀散结	国家药品监督管理总局《国家中药保护品种》公告，《中国药事》	2000/10/20
2	白花蛇舌草注射液	清热解毒，利湿消肿	新到资料目录索引选，《医药工业》	1973/8/29
3	板蓝根注射液	清热解毒，凉血利咽，消肿	流行性乙型脑炎的防治，《新医药通讯》	1971/6/15
4	板蓝解毒注射液	清热解毒	从药物经济学看中药注射剂，《中国中药杂志》	2007/3/1
5	薄芝菌注射液	扶正培本，滋补强壮	薄芝注射液对尖锐湿疣患者 IL-2 和 IFN-γ 作用的研究，《中国麻风皮肤病杂志》	2008/9/10
6	补骨脂注射液	温肾扶正	补骨脂治疗白癜风 20 例疗效小结，《重庆医药》	1976/10/27
7	参附注射液	回阳救逆，益气固脱	简易监护抢救急性心肌梗死的初步体会，《哈医大学报》	1974/5/1
8	参麦注射液	益气固脱，养阴生津，生脉	肺心病缓解期中医辨证分型和生化观察，《上海中医药杂志》	1979/5/1
9	参芪扶正注射液	益气扶正	中药新药进展，《中国中医药信息杂志》	1997/3/15
10	柴胡注射液	清热解表	柴胡注射液的制法介绍，《中国药学杂志》	1958/10/8
11	柴辛感冒注射液	解表退热	从制备方法看中药注射剂，《中国中药杂志》	2006/9/1
12	蟾酥注射液	清热解毒	江苏省药学会举行的 1963 年学术会议，《中国药学杂志》	1964/2/8
13	川参通注射液	活血化瘀、清肺利水	川参通治疗前列腺增生 50 例，《海军医学》	1991/10/1
14	穿心莲注射液	清热解毒	中草药注射剂提取精制的基本知识，《新医学》	1971/5/31
15	喘可治注射液	温阳补肾，平喘止咳	喘可治合并激素治疗变应性哮喘，《第一届全国变态反应学术研讨会论文汇编》	2001/5/1
16	刺五加注射液	平补肝肾，益精壮骨	刺五加的生态鉴别，《黑龙江医药》	1979/4/1
17	大株红景天注射液	活血化瘀	红景天属植物药用研究进展，《中国药品标准》	2007/2/28
18	丹参注射液	活血化瘀，通脉养心	防治肺心病、冠心病、高血压座谈会的报导，《医学研究通讯》	1972/3/1

续表

序号	名称	功效	最早记录文献（来自 CNKI 数据库资料）	记录时间
19	丹红注射液	活血化瘀，通脉舒络	丹红注射液的研制，《齐鲁药事》	1987/3/30
20	丹香冠心注射液	活血化瘀，理气开窍	丹香冠心注射液与注射用阿奇霉素存在配伍禁忌，《解放军护理杂志》	2005/1/25
21	胆木注射液	清热解毒	胆木注射液对猪常见病的疗效，《广东农业科学》	1973/12/27
22	当归寄生注射液	舒筋活络，祛风湿，镇痛	当归寄生注射液的生产，《齐鲁药事》	1975/1/30
23	灯盏花素氯化钠注射液	活血化瘀，通络止痛	中药注射剂品种及其同处方不同剂型品种的初步检索与评价设想，《中国中药杂志》	2009/10/15
24	灯盏花素葡萄糖注射液	活血化瘀，通络止痛	灯盏花素葡萄糖注射液的药效学研究，《哈尔滨商业大学学报（自然科学版）》	2002/4/30
25	灯盏花素注射液	活血化瘀，通络止痛	灯盏花素注射液治疗脑血管病后遗瘫痪——附 224 例临床疗效分析，《云南医药》	1981/3/2
26	灯盏细辛注射液	治血祛瘀，通络止痛	脑血管疾病期刊、资料索引（1966.1～1976.4），《新医学》	1977/3/2
27	地龙注射液	平喘止咳	中草药，《山东医药》	1971/3/2
28	丁公藤注射液	祛风，消肿，止痛	丁公藤注射液治疗风湿性关节炎效果显著，《新医药通讯》	1972/3/1
29	矾藤痔注射液	清热解毒，收敛止血，消肿止痛	从制备方法看中药注射剂，《中国中药杂志》	2006/9/1
30	复方半边莲注射液	清热解毒，消肿止痛	复方半边莲注射液治疗外感高热 130 例，《实用中医内科杂志》	2002/12/25
31	复方大青叶注射液	清瘟解毒	防治"乙脑"的几点体会，《山东医药》	1971/4/1
32	复方当归注射液	活血通经，祛瘀止痛	中药新品种——复方当归注射液，《医药工业》	1971/8/15
33	复方风湿宁注射液	祛风除湿，活血止痛	类风湿性关节炎社区治疗中的中西药使用，《健康报》	2005/8/23
34	复方蛤青注射液	补气敛肺，止咳平喘，温化痰饮	中草药，《山东医药》	1971/3/2
35	复方苦参注射液	清热利湿，凉血解毒，散结止痛	中西医结合治疗重症肝炎 62 例临床分析，《武汉医学院学报》	1975/3/2
36	复方蒲公英注射液	清热解毒，疏风止咳	坚持"三土"、"四自"办好合作医疗，《青海卫生》	1975/10/28
37	复方麝香注射液	豁痰开窍，醒脑安神	复方麝香注射液，《河北新医药》	1978/3/2
38	肝炎灵注射液	降低转氨酶，提高机体免疫力	中药肝炎灵注射液治疗慢性活动性肝炎 110 例，《广西医学》	1982/5/1
39	骨痨敌注射液	益气养血，补肾壮骨，活血化瘀	骨痨敌注射液的药理研究，《中成药研究》	1980/3/1
40	瓜蒌皮注射液	行气除满，开胸除痹	丹参、瓜蒌皮注射液治疗肺心病、冠心病疗效好，《中国初级卫生保健》	1988/3/31

续表

序号	名称	功效	最早记录文献（来自 CNKI 数据库资料）	记录时间
41	冠心宁注射液	活血化瘀，通脉养心	治疗冠心病抗心绞痛新药——冠心宁注射液，《浙江科技简报》	1982/1/22
42	红花黄色素氯化钠注射液	活血化瘀通脉	红花黄色素氯化钠注射液中氯化钠含量测定方法的改进，《中医研究》	2002/8/25
43	红花注射液	活血化瘀	红花液静脉滴注治疗脑血栓——栓塞性疾病 30 例疗效观察，《山西医药杂志》	1974/7/30
44	红茴香注射液	消肿散瘀，活血止痛	红茴香穴位注射进行甲状腺手术疗效观察，《新医药通讯》	1977/12/27
45	华蟾素注射液	解毒，消肿，止痛	蟾皮制剂药理作用研究之二——华蟾素注射剂对免疫作用、合并抗癌药和亚急性毒性的影响，《蚌埠医学院学报》	1983/10/1
46	黄芪注射液	益气养元，扶正祛邪，养心通脉，健脾利湿	黄芪注射液治疗消化性溃疡，《江苏医药》	1977/1/31
47	黄瑞香注射液	祛风除湿，活血化瘀，散寒止痛	全国首届中成药健康杯获奖药品，《中药通报》	1988/12/26
48	黄藤素注射液	清热解毒	黄藤素注射液过敏 1 例报告，《广西中医药》	1979/3/2
49	鸡矢藤注射液	祛风止痛	鸡矢藤注射液止痛实验与疗效观察，《赤脚医生杂志》	1972/6/15
50	健骨注射液	活血散瘀，强筋健骨，祛风止痛	治疗肥大性脊椎炎的民间草药——战骨，《中药材科技》	1982/1/31
51	康艾注射液	益气扶正，增强机体免疫功能	中药康艾注射液联合化疗治疗胃癌的临床观察，《临床医药实践》	2005/5/25
52	康莱特注射液	益气养阴，消癥散结	抗癌中药"康莱特注射液"通过鉴定，《山东中医学院学报》	1993/8/29
53	抗腮腺炎注射液	清热解毒，通络	婴幼儿腺病毒肺炎 40 例临床分析以及中西医结合治疗的体会，《山西医药杂志》	1974/1/31
54	苦碟子注射液	活血止痛、清热祛瘀	苦碟子治疗冠心病的研究 1. 苦碟子注射液对狗冠脉流量及心肌耗氧量的影响，《沈阳药学院学报》	1977/6/15
55	苦黄注射液	清热利湿，疏肝退黄	机体免疫与治疗学的研究进展，《江苏医药》	1977/10/28
56	苦木注射液	清热，解毒，消炎	兽用中草药有效方剂验证工作情况汇报，《湖南农业科技》	1976/4/30
57	勒马回注射液	清热解毒，止咳化痰，利尿	1975 年华北地区防治肺心病经验交流会议总结，《山西医药杂志》	1976/1/31
58	莲必治注射液	清热解毒，抗菌消炎	国家《中国药典》委员会关于部分药品标准更正的文件，《中国药品标准》	2000/4/15
59	羚羊角注射液	平肝熄风，清热镇惊，解毒	黄羊角注射液，《中药通报》	1981/3/2
60	鹿茸精注射液	能增强肌体活力及促进细胞新陈代谢	鹿茸精、麋茸精的制法及疗效，《中国药学杂志》	1958/9/8

序号	名称	功效	最早记录文献（来自 CNKI 数据库资料）	记录时间
61	脉络宁注射液	清热养阴，活血化瘀	中医工作动态，《中医杂志》	1986/3/2
62	毛冬青注射液	心血管疾病用药，有扩张血管及抗菌消炎作用	毛冬青针剂治疗中心性视网膜炎 90 例，《新医学》	1972/3/31
63	清肝注射液	清热利湿	中西医结合治疗重症肝炎的体会——（23 例抢救成功病例治疗小结），《广东医药资料》	1976/12/26
64	清开灵注射液	清热解毒，化痰通络，醒神开窍	病毒性肝炎防治方案（1978 年 11 月中华医学会全国病毒性肝炎学术会议），《广东医药资料》	1979/9/28
65	清热解毒注射液	清热解毒	流行性脑脊髓膜炎的诊断与治疗，《山东医药》	1972/1/31
66	驱虫斑鸠菊注射液	熟化和清除异常黏液质，温肤着色	维吾尔药驱虫斑鸠菊注射液总黄酮的含量测定，《药物分析杂志》	1996/9/30
67	去感热注射液	清热解毒，发汗解表	温热病防传杜变的临床探讨及机理研究——附 172 例临床分析报告，《中国中医急症》	1995/12/15
68	热毒宁注射液	清热，疏风，解毒	已批准临床研究的新药品种公告（第 46 号），《中国新药杂志》	2002/8/30
69	热可平注射液	解热	中草药注射剂质量标准中的项目概况，《江西中医药》	1984/3/31
70	人参多糖注射液	增强机体免疫功能	人参多糖注射液活性成分的研究，《中国药学杂志》	1987/10/8
71	人参糖肽注射液	补气，生津，止渴	人参糖肽注射液投产，《中国中医药信息杂志》	1999/3/15
72	乳腺康注射液	理气化瘀，消肿散结	把校办工厂办成教学、科研、生产三结合基地，《佳木斯医学院学报》	1991/12/27
73	桑姜感冒注射液	散风清热，祛痰止咳	桑姜感冒注射液治感冒疗效佳，《中国民间疗法》	2000/6/28
74	芍倍注射液	收敛固涩，凉血止血	中药注射治疗痔疮一针痊愈，《健康报》	2003/7/28
75	射干抗病毒注射液	抗病毒及抗菌消炎药	中药注射剂质量标准及有关问题评述，《中药新药与临床药理》	2001/4/30
76	肾康注射液	降逆泄浊，益气活血，通腑利湿	中医药信息，《福建中医药》	1990/5/31
77	生脉注射液	益气养阴，复脉固脱	剂改经验介绍，《陕西新医药》	1972/3/31
78	舒肝宁注射液	清热解毒，利湿退黄，益气扶正，保肝护肝	HPLC 测定舒肝宁注射液中栀子苷含量，《中成药》	2003/10/25
79	舒血宁注射液	扩张血管，改善微循环	银杏栽培及其开发利用，《山东中医杂志》	1994/9/20
80	疏血通注射液	活血化瘀，通经活络	疏血通治疗急性脑梗塞临床观察，《黑龙江中医药》	1998/12/15
81	双黄连注射液	清热解毒，宣宣风热	中药治疗小儿肺炎 50 例临床观察，《中医药学报》	1977/6/30
82	痰热清注射液	清热，化痰，解毒	已批准临床研究的新药品种（第十二、十三号），《中国新药杂志》	2000/2/29
83	田基黄注射液	清热利湿，散瘀消肿	新到资料目录索引，《医药工业》	1972/4/30

序号	名称	功效	最早记录文献（来自 CNKI 数据库资料）	记录时间
84	痛安注射液	通络止痛	中西药在肿瘤治疗方面的联合应用，《华西药学杂志》	1998/9/30
85	土贝母皂苷注射液	清热解毒，除湿散结	土贝母皂苷原料及其注射液中土贝母总皂苷的含量测定，《中国现代应用药学》	1999/2/28
86	退热解毒注射液	清热解毒	中药注射剂质量标准及有关问题评述，《中药新药与临床药理》	2001/4/30
87	乌头注射液	镇静，止痛	对《代云波老医师治疗痹症的经验》一文的商讨，《新中医》	1974/6/30
88	喜炎平注射液	清热解毒，止咳止痢	关于中西药结合的几个途径的探索，《新医药学杂志》	1977/5/15
89	夏天无注射液	通络，活血，止痛	全国商业系统中药材、中成药科技情报交流暨建网会议纪要，《中药材科技》	1978/1/31
90	香丹注射液	扩张血管，增进冠状动脉血流量	四川升和制药有限公司，《科技与经济画报》	1999/10/15
91	香菇多糖注射液	益气健脾，补虚扶正	抗肿瘤多糖研究的某些进展，《江苏医药》	1980/12/26
92	消癌平注射液	清热解毒，化痰软坚	原发性肺鳞癌中西医结合治疗癌性空洞消失一例，《癌症》	1987/12/27
93	消痛宁注射液	消除疼痛，缓解情绪	镇跛消痛宁注射液药理及药效学试验，《吉林农业大学学报》	1997/12/30
94	消痔灵注射液	收敛、止血	"消痔灵注射液"治疗三期内痔 120 例报告，《中医杂志》	1980/7/29
95	心脉隆注射液	益气活血，通阳利水	心脉隆注射液质量标准中若干问题的研究，《大理医学院学报》	2000/9/20
96	醒脑静注射液	清热泻火，凉血解毒，开窍醒脑	脑溢血和脑血栓形成的诊断和处理，《新医学》	1973/5/1
97	雪莲注射液	消炎镇痛，消肿，活血化瘀	中兽医药科学技术的进展及其在生产上的应用，《兽医科技资料》	1978/1/31
98	雪上一枝蒿总碱注射液	祛风，抗炎，镇痛	中药注射剂研发现状及其辅料应用进展刍议（提纲），《第二届全国药用新辅料与中药制剂新技术应用研讨会会议论文汇编》	2005/6/30
99	血必净注射液	活血化瘀、疏通脉络、溃散毒邪、消除内毒素	关于多脏器功能失常综合征的发病机制及治疗问题，《中国危重病急救医学》	1998/10/3
100	血塞通注射液	活血祛瘀，通脉活络	国产新药剪辑，《湖北医药导报》	1986/10/28
101	血栓通注射液	活血祛瘀；扩张血管，改善血液循环	血栓通注射液，《中国药学杂志》	1984/8/8
102	鸦胆子油乳注射液	抗癌药	鸦胆子抗肿瘤的研究 1.抗癌中药——鸦胆子制剂的研究，《沈阳药学院学报》	1978/7/20
103	岩黄连注射液	清热解毒	岩黄连抗肿瘤的实验研究（摘要），《广西卫生》	1979/5/31
104	野菊花注射液	清热解毒	野菊花注射剂的临床应用（摘要），《新医学》	1971/5/31

序号	名称	功效	最早记录文献（来自 CNKI 数据库资料）	记录时间
105	野木瓜注射液	祛风止痛，舒筋活络	镇痛药野木瓜的研究，《新医药通讯》	1972/6/29
106	伊痛舒注射液	祛风散寒胜湿，活血祛瘀镇痛	辨证治疗急性胰腺炎 32 例，《安徽中医学院学报》	1988/9/30
107	益母草注射液	子宫收缩药	川医药学系及附属医院大搞技术革新向国庆献礼，《中国药学杂志》	1958/11/8
108	茵栀黄注射液	清热，解毒，利湿，退黄	重症肝炎药物——茵栀黄注射液的试制，《医药工业》	1977/6/30
109	银黄注射液	清热，解毒，利咽	穴位刺激治疗麻风病及并发症五十例疗效观察，《山东医药》	1971/6/30
110	银杏二萜内酯葡胺注射液	活血通络	科技创新造就"热毒宁模式"，《中国医药报》	2012/7/20
111	银杏内酯注射液	活血化瘀，通经活络	国产银杏内酯和银杏叶提取物对实验性脑缺血治疗的对比研究，《浙江中医杂志》	2002/5/25
112	鱼金注射液	清热解毒	组织协作网，推动采种制用中草药群众运动深入发展，《新医学》	1978/1/31
113	鱼腥草注射液	清热，解毒，利湿	中草药注射剂提取精制的基本知识，《新医学》	1971/5/31
114	元秦止痛注射液	行气活血，通络止痛	南京调解结案促进成果转化，《人民法院报》	2005/3/19
115	正清风痛宁注射液	祛风除湿，活血通络，消肿止痛	正清风痛宁负压干扰电透入治疗腰椎间盘突出症 65 例分析，《湖南中医杂志》	1995/6/15
116	止喘灵注射液	平喘，止咳，祛痰	泰县制药厂研制成功抗哮喘新药止喘灵注射液，《中成药》	1989/8/29
117	肿节风注射液	清热解毒，消肿散结	肿节风制剂工艺及质量标准简介，《医药工业》	1975/1/31
118	猪苓多糖注射液	调节机体免疫功能	中医扶正培本方药的抗肿瘤实验研究，《癌症》	1986/3/2
119	注射用丹参（冻干）	活血通脉	参麦注射液合丹参治疗慢性充血性心功能衰竭 36 例，《安徽中医学院学报》	2004/6/25
120	注射用丹参多酚酸	活血化瘀通脉	打造绿色健康生活的诺亚方舟，《中国消费者报》	2007/2/14
121	注射用丹参多酚酸盐	活血，化瘀，通脉	丹参现代研究概况与进展（续前），《医药导报》	2004/7/25
122	注射用灯盏花素	活血化瘀，通络止痛	灯盏花素粉针致不良反应 3 例，《中国医院药学杂志》	1997/7/28
123	注射用蜂毒（冻干）	抗炎，镇痛	注射用蜂毒质量考察情况分析，《中国生化药物杂志》	1996/4/15
124	注射用红花黄色素	活血化瘀，通脉止痛	关于已批准临床研究的新药品种公告（第 41 号），《中国中医药报》	2002/3/28
125	注射用黄芪多糖	益气补虚	注射用黄芪多糖药理作用的研究——1. 对应激反应的实验研究，《中成药》	1989/4/1
126	注射用清开灵（冻干）	清热解毒，化痰通络，醒神开窍	贵州益佰上市防非中药清开灵新剂型，《医药经济报》	2004/1/12

续表

序号	名称	功效	* 最早记录文献（来自 CNKI 数据库资料）	记录时间
127	注射用双黄连（冻干）	清热解毒	武警部队 1994 年度科学技术进步奖（卫生）授奖项目公布，《武警医学》	1995/10/1
128	注射用血塞通（冻干）	活血祛瘀，通脉活络	中西药结合治疗慢性浅表性胃炎伴不典型增生疗效观察，《广西中医学院学报》	2003/12/30
129	注射用血栓通（冻干）	活血祛瘀，通脉活络	国家基本医疗保险和工伤保险药品目录，《健康报》	2004/9/20
130	注射用益气复脉（冻干）	益气复脉，养阴生津	保卫中药专利 天士力打赢 1 元官司，《上海证券报》	2007/1/9
131	注射用薏苡仁油	益气养阴，消肿散结	1995 年（7～12 月）卫生部批准生产或试生产的中药新药，《中药新药与临床药理》	1996/8/30
132	祖师麻注射液	祛风除湿，活血止痛	局部长效止痛注射液在肛门痔瘘手术中的应用，《赤脚医生杂志》	1977/6/15

＊功效来源于产品说明书。

2.4 小结

中药注射剂现有品种 132 个，其中成分复杂的复方和单方品种 91 个。大品种生产厂家较多，带来了管理的难度；而 71 个独家品种相对的管理难度较低，但由于缺乏直接的市场竞争，主动提升质量的动力可能不足。从中药注射剂的临床应用看，主要用于化学药和生物药疗效欠佳的疾病领域，或者作为肿瘤化疗或感染的辅助治疗，发挥着中药的特色。

3 中药注射剂的质控现状

尽管中药注射剂在抗日战争时期即诞生，但安全性问题是诞生后多年、特别是近十几年才得以广泛关注。根据暴泼利尔（柴胡注射液）的生产工艺可以看出，其活性成分是挥发油。挥发油远比"一锅煮"得到的提取物要纯得多，理论上没有大分子类物质。特别是在中药注射剂研发的早期，受传统口服中药的观念影响，业界不太关注中药注射剂的不良反应，甚至在很多中药广告中都出现"纯中药制剂，无毒副作用"的宣传。

一般来说，药物制剂中既有活性成分，也含有杂质。活性成分即明确具有功能，有利于发挥疗效或改善制剂性质的化学物质，而杂质则在制剂中无明确功能甚至会带来安全性问题的化学物质。活性成分一般采用"含量测定"的方式进行检测，一般设有波动范围；而杂质则用"检查"的方式进行检测，一般只设置不宜超过的最大值。早期（1977年版《中国药典》一部附录7）中药注射剂的共性检查内容：装量、澄明度和无菌，但没有对中药注射剂进行针对性检查。当前中药注射剂不再单列，共性的一般检查（2015年版《中国药典》四部制剂通则0102）：装量、渗透压、可见异物、不溶性微粒、重金属、无菌、热原或内毒素和中药注射剂有关物质等内容。对于化学药或生物药注射剂的杂质，历来就有标准，但中药注射剂的特定"杂质"检查是在2005年版《中国药典》之后。这也说明，中药注射剂的杂质一直是被忽视的，杂质观念是严重滞后的。

3.1 中药注射剂的性状表述

大多数中药注射液为澄明液体，但深色较多，只有少量的中药注射液为无色或浅色液体（表2-1）。可以肯定的是，药物的颜色性状是药物内在质量的综合反映，颜色的变化（紫外-可见吸收光谱的变化）能一定程度上反映内在质量变化。

从现有的药物来看，中药注射剂绝大多数颜色较深，如具有"棕"或"褐"或"绛"色的注射液有72个，全为总提取物注射液：艾迪注射液、白花蛇舌草注射液、板蓝根注射液、板蓝解毒注射液、薄芝菌注射液、补骨脂注射液、参附注射液、参麦注射液、川参通注射液、刺五加注射液、大株红景天注射液、丹参注射液、丹红注射液、丹香冠心注射液、胆木注射液、当归寄生注射液、灯盏细辛注射液、地龙注射液、丁公藤注射液、复方半边莲注射液、复方大青叶注射液、复方当归注射液、复方风湿宁注射液、复方蛤青注射液、复方苦参注射液、肝炎灵注射液、骨痨敌注射液、瓜蒌皮注射液、冠心宁注射液、红花黄色素氯化钠注射液、红花注射液、红茴香注射液、黄芪注射液、健骨注射液、康艾注射液、抗腮腺炎注射液、苦碟子注射液、苦黄注射液、苦木注射液、脉络宁注射液、毛冬青注射液、清肝注射液、清开灵注射液、清热解毒注射液、驱虫斑鸠菊注射液、热毒宁注射液、人参糖肽注射液、乳腺康注射液、桑姜感冒注射液、射干抗病毒注射液、肾康注射液、生脉注射液、舒肝宁注射液、双黄连注射液、痰热清注射液、田基黄注射液、痛安注射液、退热解毒注射液、夏天无注射液、香丹注射液、消癌平注射液、雪莲注射液、血必净注射液、岩黄连注射液、野菊花注射液、野木瓜注射液、茵栀黄注射液、银黄注射液、肿节风注射液、猪苓多糖注射液、祖师麻注射液。

颜色相对较浅的中药注射液表现为黄色、淡黄色、橙黄色、类白色等，主要属于活性部位提取物，总提取物较少，共有 35 个品种：参芪扶正注射液、柴辛感冒注射液、蟾酥注射液、穿心莲注射液、喘可治注射液、灯盏花素氯化钠注射液、灯盏花素葡萄糖注射液、灯盏花素注射液、矾藤痔注射液、复方蒲公英注射液、华蟾素注射液、黄藤素注射液、勒马回注射液、羚羊角注射液、鹿茸精注射液、去感热注射液、热可平注射液、人参多糖注射液、舒血宁注射液、疏血通注射液、土贝母皂苷注射液、乌头注射液、喜炎平注射液、香菇多糖注射液、消痛宁注射液、消痔灵注射液、心脉隆注射液、血塞通注射液、血栓通注射液、鸦胆子油乳注射液、银杏内酯注射液、鱼腥草注射液、元秦止痛注射液、正清风痛宁注射液、止喘灵注射液。

为无色澄明的中药注射液只有 13 个，多为活性部位提取物或准化药：柴胡注射液、复方麝香注射液、黄瑞香注射液、鸡矢藤注射液、康莱特注射液、莲必治注射液、芍倍注射液、醒脑静注射液、雪上一枝蒿总碱注射液、伊痛舒注射液、益母草注射液、银杏二萜内酯葡胺注射液、鱼金注射液。

经查阅化学药和生物药注射剂的性状，只有个别注射剂如维生素 B_{12}（红色）、细胞色素 C 注射液（红色）外，90% 以上为"无色"。根据中药活性单体成分的性状描述，深色物质也是不多见的，有色的中药单体大多是黄色，而非棕色。因此，总体上，颜色越深表明中药注射剂的物质含量越复杂，带来的安全性问题也越多越重，这实际上和中药注射剂不良反应的发生频率也具有一定的对应性。深色中药注射剂多为总提取物注射剂（单方或复方），而总提取物性质的中药注射剂成分复杂，这些品种则是安全性问题比较突出的注射剂。

3.2　中药注射剂的鉴别检查

鉴别检查一般是检查主要成分（可能是活性成分），或者检查活性部位，用到的化学反应多为活性部位的共性反应。有意思的是，对含金银花的中药注射液来说，鉴别检查用的都是绿原酸。用个别成分反映药材的活性成分，其代表性存疑。

3.3　中药注射剂的 pH 检查

中药注射剂具有生物提取物的特征，在制剂和储存过程中 pH 都会下降。这种作用可能与中药成分的水解反应有关。中药成分往往含有酯类或酰胺类，水解后产酸则降低 pH；另外氧化产酸也可能是 pH 下降的原因。由于 pH 检查技术成熟，该项检查无太大的特殊性。

3.4 中药注射剂的含量测定

理论上，含量测定应针对活性部位或活性成分。实际上，除准单体中药注射剂外，大多中药注射剂的含量测定都是指标性成分。从现在的实践看，中药注射剂的指标成分一般是高含量成分、活性成分或相对特异的成分，因此指标成分也不一定是活性成分。由于中药的作用存在"多成分、多靶点、多途径"现象，许多中药注射剂的活性成分尚未得到最后确认，因此很多含量测定的指标成分也具有一定的争议。例如，大多数含黄芩的中药注射剂都会对黄芩苷进行含量测定。显然，用单一成分代表整个药材是不合理的，正因为如此，也有学者提出多指标成分含量测定，即定量指纹图谱测定。目前绝大多数的中药注射剂已经或开始采用指纹图谱进行质量控制。

3.5 中药注射剂的有关物质检查

尽管 1977 年版《中国药典》开始收录中药注射剂，自 1995 年版《中国药典》开始针对中药注射剂所含鞣质开始进行检查；2000 年版《中国药典》才开始针对性地对中药注射剂有关项目进行检查，包含：①蛋白质检查（磺基水杨酸法）；②鞣质检查（蛋白沉淀法）；③树脂检查（氯仿盐酸法）；④草酸盐检查；⑤钾离子检查。这 5 项针对性的检查一直延续到 2015 年版《中国药典》，且内容无实质性提升，但部分表述更为合理或对不同给药途径的注射剂更有针对性。有意思的是，这些检查的名称一直称为"（中药）注射剂有关物质检查"，虽有杂质的含义（也的确符合杂质的定义），但不直接定义为杂质；这实际上反映了对这些物质的学术争议。根据 2015 年版《中国药典》四部"附录 2400（中药）注射剂有关物质"的检查内容如下：

注射剂有关物质系指中药材经提取、纯化制成注射剂后，残留在注射剂中可能含有并需要控制的物质。除另有规定外，一般应检查蛋白质、鞣质、树脂等，静脉注射液还应检查草酸盐、钾离子等。其检查方法如下：

蛋白质 除另有规定外，取注射液 lml，加新配制的 30% 磺基水杨酸溶液 lml，混匀，放置 5 分钟，不得出现浑浊。注射液中如含有遇酸能产生沉淀的成分，可改加鞣酸试液 1 ~ 3 滴，不得出现浑浊。

鞣质 除另有规定外，取注射液 lml，加新配制的含 1% 鸡蛋清的生理氯化钠溶液 5ml [必要时，用微孔滤膜（0.45μm）滤过]，放置 10 分钟，不得出现浑浊或沉淀。如出现浑浊或沉淀，取注射液 lml，加稀醋酸 1 滴，再加氯化钠明胶试液 4 ~ 5 滴，不得出现浑浊或沉淀。

含有聚乙二醇、聚山梨酯等聚氧乙烯基物质的注射液，虽有鞣质也不产生沉淀，对这类注射液应取未加附加剂前的半成品检查。

树脂　除另有规定外，取注射液 5ml，加盐酸 1 滴，放置 30 分钟，不得出现沉淀。如出现沉淀，另取注射液 5ml，加三氯甲烷 10ml 振摇提取，分取三氯甲烷液，置水浴上蒸干，残渣加冰醋酸 2ml 使溶解，置具塞试管中，加水 3ml，混匀，放置 30 分钟，不得出现沉淀。

草酸盐　除另有规定外，取溶液型静脉注射液适量，用稀盐酸调节 pH 至 1 ~ 2，滤过，取滤液 2ml，滤液调节 pH 至 5 ~ 6，加 3% 氯化钙溶液 2 ~ 3 滴，放置 10 分钟，不得出现浑浊或沉淀。

钾离子　除另有规定外，取静脉注射液 2ml，蒸干，先用小火炽灼至炭化，再在 500 ~ 600℃炽灼至完全灰化，加稀醋酸 2ml 使溶解，置 25ml 量瓶中，加水稀释至刻度，混匀，作为供试品溶液。取 10ml 纳氏比色管两支，甲管中精密加入标准钾离子溶液 0.8ml，加碱性甲醛溶液（取甲醛溶液，用 0.1mol/L 氢氧化钠溶液调节 pH 至 8.0 ~ 9.0）0.6ml、3% 乙二胺四醋酸二钠溶液 2 滴、3% 四苯硼钠溶液 0.5ml，加水稀释成 10ml，乙管中精密加入供试品溶液 1ml，与甲管同时依法操作，摇匀，甲、乙两管同置黑纸上，自上向下透视，乙管中显出的浊度与甲管比较，不得更浓。

【附注】标准钾离子溶液的配制

取硫酸钾适量，研细，于 110℃干燥至恒重，精密称取 2.23g，置 1000ml 量瓶中，加水适量使溶解并稀释至刻度，摇匀，作为贮备液。临用前，精密量取贮备液 10ml，置 100ml 量瓶中，加水稀释至刻度，摇匀，即得（每 1ml 相当于 100μg 的 K^+）。

3.6　中药注射剂安全性检查法应用指导原则

可能考虑到中药注射剂的安全性问题越来越受到关注，但在技术上一直无明显突破，自 2005 年版《中国药典》才增加了"中药注射剂安全性检查法应用指导原则"内容，涉及异常毒性检查、降压物质检查、过敏反应检查、溶血与凝集检查以及细菌内毒素检查，也保留着中药注射剂的热原检查（表 3-1）。对比 2005 年版，2010 年版《中国药典》甚至 2015 年版《中国药典》对安全性检查也无实质性提高，但相关表述更为合理，不同给药途径的注射剂进行了分门别类表述，同时也覆盖到了注射用辅料。提高安全性检查的阳性率有利于发现并评估中药注射剂的安全性，为临床用药提供参考；而有效提高安全性检查的标准，有利于从生物学角度提高中药注射剂的质量。然而，如果没有原理性突破，这些安全性检查方法的效用是有限的。

表 3-1　《中国药典》的中药注射剂安全性检查项目

序号	项目	《中国药典》版本			
		2000	2005	2010	2015
1	异常毒性检查		√	√	√
2	细菌内毒素或热原检查[*]	√	√	√	√
3	降压物质检查		√	√	√

续表

序号	项目	《中国药典》版本			
		2000	2005	2010	2015
4	组胺类物质检查				√
5	过敏反应检查		√	√	√
6	溶血与凝聚检查		√	√	√

* 2005 年版分设为 2 项。

根据 2015 年版《中国药典》四部"附录 9301 注射剂安全性检查法应用指导原则"的内容如下：

本指导原则为化学药品及中药注射剂临床使用的安全性和制剂质量可控性而定。

注射剂安全性检查包括异常毒性、细菌内毒素（或热原）、降压物质（包括组胺类物质）、过敏反应、溶血与凝聚等项。根据处方、工艺、用法及用量等设定相应的检查项目并进行适用性研究。其中，细菌内毒素检查与热原检查项目间、降压物质检查与组胺类物质检查项目间，可以根据适用性研究结果相互替代，选择两者之一作为检查项目。

一、注射剂安全性检查项目的设定

1. 静脉用注射剂

静脉用注射剂，均应设细菌内毒素（或热原）检查项。其中，化学药品注射剂一般首选细菌内毒素检查项；中药注射剂一般首选热原检查项，若该药本身对家兔的药理作用或毒性反应影响热原检测结果，可选择细菌内毒素检查项。

所用原料系动植物来源或微生物发酵液提取物，组分结构不清晰或有可能污染毒性杂质且又缺乏有效的理化分析方法的静脉用注射剂，应考虑设立异常毒性检查项。

所用原料系动植物来源或微生物发酵液提取物时，组分结构不清晰且有可能污染异源蛋白或未知过敏反应物质的静脉用注射剂，如缺乏相关的理化分析方法且临床发现过敏反应，应考虑设立过敏反应检查项。

所用原料系动植物来源或微生物发酵液提取物时，组分结构不清晰或有可能污染组胺、类组胺样降血压物质的静脉用注射剂，特别是中药注射剂，如缺乏相关的理化分析方法且临床发现类过敏反应，应考虑设立降压物质或组胺类物质检查项。检查项目一般首选降压物质检查项，但若降血压药理作用与该药具有的功能主治有关，或对猫的反应干扰血压检测，可选择组胺类物质检查项替代。

中药注射剂应考虑设溶血与凝聚检查项。

2. 肌内注射用注射剂

所用原料系动植物来源或微生物发酵液提取物时，组分结构不清晰或有可能污染毒性杂质且又缺乏有效的理化分析方法的肌内注射用注射剂，应考虑设立异常毒性检查项。

所用原料系动植物来源或微生物发酵液提取物时，组分结构不清晰或有可能污染异源蛋白或未知过敏反应物质的肌内注射用注射剂，如缺乏相关理化分析方法且临床发现过敏反应，应考虑设立过敏反应检查项。

临床用药剂量较大，生产工艺易污染细菌内毒素的肌内注射用注射剂，应考虑设细菌内毒素检查项。

3. 特殊途径的注射剂

椎管内、腹腔、眼内等特殊途径的注射剂，其安全性检查项目一般应符合静脉用注射剂的要求，必要时应增加其他安全性检查项目，如刺激性检查、细胞毒性检查。

4. 注射剂用辅料

注射剂用辅料使用面广，用量大，来源复杂，与药品的安全性直接相关。在质量控制中，应根据辅料的来源、性质、用途、用法用量，配合理化分析方法，设立必要的安全性检查项目。

5. 其他

原料和生产工艺特殊的注射剂必要时应增加特殊的安全性检查项目，如病毒检查、细胞毒性检查等。

二、安全性检查方法和检查限值确定

检查方法和检查限值可按以下各项目内容要求进行研究。研究确定限值后，至少应进行 3 批以上供试品的检查验证。

1. 异常毒性检查

本法系将一定量的供试品溶液注入小鼠体内，规定时间内观察小鼠出现的死亡情况，以判定供试品是否符合规定。供试品的不合格表明药品中混有超过药物本身毒性的毒性杂质，临床用药将可能增加急性不良反应。

检查方法 参照异常毒性检查法（通则 1141）。

设定限值前研究 参考文献数据并经单次静脉注射给药确定该注射剂的急性毒性数据（LD_{50} 或 LD_1 及其可信限）。有条件时，由多个实验室或多种来源动物试验求得 LD_1 数据。注射速度 0.1 ml/s，观察时间为 72 小时。如使用其他动物、改变给药途径和次数，或延长观察时间和指标，应进行相应动物、给药方法、观察指标、观察时间的急性毒性试验。

设定限值 异常毒性检查的限值应低于该注射剂本身毒性的最低致死剂量，考虑到实验室间差异、动物反应差异和制剂的差异，建议限值至少应小于 LD_1 可信限下限的 1/3（建议采用 1/3 ~ 1/6）。如难以计算得最低致死量，可采用小于 LD_{50} 可信限下限的 1/4（建议采用 1/4 ~ 1/8）。如半数致死量与临床体重剂量之比小于 20 可采用 LD_{50} 可信限下限的 1/4 或 LD_1 可信限下限的 1/3。

如对动物、给药途径和给药次数、观察指标和时间等方法和限值有特殊要求时应在品种项下另作规定。

2. 细菌内毒素或热原检查

本法系利用鲎试剂（或家兔）测定供试品所含的细菌内毒素（或热原）的限量是否符合规定。不合格供试品在临床应用时可能产生热原反应而造成严重的不良后果。

检查方法 参照细菌内毒素检查法（通则 1143）或热原检查法（通则 1142）。

设定限值前研究 细菌内毒素检查应进行干扰试验，求得最大无干扰浓度；热原检查应做适用性研究，求得对家兔无毒性反应、不影响正常体温和无解热作用剂量。

设定限值 细菌内毒素和热原检查的限值根据临床 1 小时内最大用药剂量计算，细菌内毒素检查限值按规定要求计算，由于药物和适应证（如抗感染、抗肿瘤、心血管药等急重病症用药、儿童老人用药、复合用药、大输液等）的不同，限值可适当严格，至计算值的 1/3 ~ 1/2，以保证安全用药。热原检查限值可参照临床剂量计算，一般为人用每千克体重每小时最大供试品剂量的 2 ~ 5 倍（中药为 3 ~ 5 倍），供试品注射体积每千克体重一般不少于 0.5ml，不超过 10ml。

细菌内毒素测定浓度应无干扰反应，热原限值剂量应不影响正常体温。如有干扰或影响，可在品种项下增加稀释浓度、调节 pH 和渗透压或缓慢注射等排除干扰或影响的特殊规定。

3. 降压物质检查

本法系通过静脉注射限值剂量供试品，观察对麻醉猫的血压反应，以判定供试品中所含降压物质的限值是否符合规定。供试品的不合格表明药品中含有限值以上的影响血压反应的物质，临床用药时可能引起急性降压不良反应。

检查方法 参照降压物质检查法（通则 1145）。

设定限值前研究 供试品按一定注射速度静脉注射不同剂量后（供试品溶液与组胺对照品溶液的注射体积一般应相同，通常为 0.2 ~ 1ml/kg），观察供试品对猫血压反应的剂量反应关系，求得供试品降压物质检查符合规定的最大剂量（最大无降压反应剂量）。

设定限值 一般以临床单次用药剂量的 1/5 ~ 5 倍作为降压反应物质检查剂量限值，急重病症用药尽可能采用高限。

特殊情况下，如供试品的药效试验有一定降血压作用，则可按猫最大无降压反应剂量的 1/2 ~ 1/4 作为限值剂量；供试品原液静脉注射 1ml/kg 剂量未见降压反应，该剂量可作为给药限值。

4. 组胺类物质检查

本法系将一定浓度的供试品和组胺对照品依次注入离体豚鼠回肠浴槽内，分别观察出现的收缩反应幅度并加以比较，以判定供试品是否符合规定的一种方法。不合格供试品表明含有组胺和类组胺物质，在临床上可能引起血压下降和类过敏反应等严重的不良反应。

检查方法 参照组胺类物质检查法（通则 1146）。

设定限值前研究 在确定限值前，应考察供试品对组胺对照品引起的离体豚鼠回肠收缩反应的干扰（抑制或增强），求得最大无收缩干扰浓度。若供试品的处方、生产工艺等任何有可能影响试验结果的条件发生改变时，需重新进行干扰试验。

干扰试验按组胺类物质检查法，依下列顺序准确注入供试品稀释液加对照品稀释液低剂量、对照品稀释液低剂量、供试品稀释液加对照品稀释液高剂量、对照品稀释液高剂量（d_{s_1+T}、d_{s_1}、d_{s_2+T}、d_{s_2}），重复一次，如 d_{s_1+T} 及 d_{s_2+T} 所致的反应值与 d_{s_1} 及 d_{s_2} 所致的反应值基本一致，可认为供试品不干扰组胺物质检查；否则该品种不适合设立组胺物质检查项，建议设立降压物质检查项。同时应进行本法与降压物质检查法符合性的研究。

设定限值 除特殊要求外，原则上与降压物质检查限值一致，以临床单次用药剂量的 1/5 ～ 5 倍量和每千克体重 0.1μg 组胺剂量计算注射剂含组胺类物质检查限值，其计算公式为：限值 $L=K/M$，其中 K 值为人每千克体重接受的组胺量（0.1μg/kg），M 为降压物质检查限值（mg/kg、ml/kg、IU/kg）。供试品剂量应低于最大无收缩干扰剂量。抗肿瘤药、心血管病药等急重病症用药应采用高限。

5. 过敏反应检查

本法系将一定量的供试品皮下或腹腔注射豚鼠体内致敏，间隔一定时间后静脉注射供试品进行激发，观察豚鼠出现过敏反应的情况，以此判定供试品是否符合规定。供试品不合格表明注射剂含有过敏反应物质，临床用药时可能使患者致敏或产生过敏反应，引起严重不良反应。

检查方法 参照过敏反应检查法（通则 1147）。

设定限值前研究 测定供试品对豚鼠腹腔（或皮下）和静脉给药的无毒性反应剂量。必要时，可采用注射剂的半成品原辅料进行致敏和激发研究，确定致敏方式和次数，在首次给药后 14、21、28 天中选择最佳激发时间。

设定限值 致敏和激发剂量应小于该途径的急性毒性反应剂量，适当参考临床剂量。一般激发剂量大于致敏剂量。常用腹腔或鼠腹部皮下注射途径致敏，每次每只 0.5ml，静脉注射 lml 激发。如致敏剂量较小，可适当增加致敏次数，方法和限值的特殊要求应在品种项下规定。

6. 溶血与凝聚检查

本法系将一定量供试品与 2% 兔红细胞混悬液混合，温育一定时间后，观察其对红细胞的溶血与凝聚反应以判定供试品是否符合规定。

检查方法 参照溶血与凝聚检查法（通则 1148）。

设定限值前研究 对注射剂原液和稀释液进行溶血与凝聚实验研究，指标除目测外可增加比色法和显微镜下观察的方法，同时观察溶血和凝聚，确定无溶血和凝聚的最大浓度。

设定限值 以无溶血和凝聚的最大浓度的 1/2 作为限值浓度，一般应不低于临床最大使用浓度，如注射剂原液无溶血和凝聚反应则以原液浓度为限值。

3.7 小结

中药注射剂的质量控制早期几乎是空白，随后参照化学药的标准制定了相应的质控标准。随着科技的进步，也慢慢出现了对中药注射剂具有针对性的标准，如指纹图谱、有关物质检查和《注射剂安全性检查法应用指导原则》。无疑，这些技术的应用对中药注射剂的质量提升具有重要作用。但这些质控标准总体上偏低，提高的空间很大。

4 中药注射剂的不良反应现状

"不良反应"有两个概念，即"药物不良反应"和"药品不良反应"。药物不良反应是一个学术概念，指不符合用药目的或产生对患者不利的反应。而药品不良反应则是一个法律概念，《药品不良反应报告和监测管理办法（2004年）》规定的药品不良反应是指"合格药品在正常用法用量下出现的与用药目的无关的或意外的有害反应"。总的来说，这两个概念还是具有很大的联系性。中药注射剂不良反应的公开学术报道始于1987年（CNKI数据），因此有些数据来自该管理办法之前，收录标准会可能超出该"药品不良反应"的范围。中药注射剂不良反应表现五花八门，但也有规律可循，本章就中药注射剂不良反应进行叙述。

4.1 中药注射剂不良反应报告数据（2015年）

中药注射剂是国家药品不良反应监测的重要对象，根据《国家药品不良反应监测年度报告（2015年）》（http://www.sfda.gov.cn/WS01/CL0844/158940.html），信息如下：

（1）中药注射剂不良反应/事件报告总体情况

2015年中药注射剂安全状况与全国整体情况基本一致。2015年全国药品不良反应监测网络共收到中药注射剂报告12.7万例次，其中严重报告9798例次（7.7%）。2015年中药不良反应/事件报告中，注射剂占比为51.3%，与2014年相比降低2.1%。

2015年中药注射剂报告数量排名居前的类别是理血剂、补益剂、开窍剂、清热剂、解表剂、祛痰剂，共占中药注射剂总体报告的97.0%。报告数量排名前五名的药品分别是清开灵注射剂、参麦注射剂、血塞通注射剂、双黄连注射剂、舒血宁注射剂。

2015年，中药注射剂严重报告主要涉及全身性损害、呼吸系统损害、皮肤及其附件损害等，包括过敏样反应、过敏性休克、寒战、发热、呼吸困难、胸闷、心悸、瘙痒、皮疹、恶心、呕吐等表现，与往年监测情况基本一致。

（2）中药注射剂不良反应/事件报告合并用药情况

对2015年中药注射剂总体报告排名前20位药品（占全年中药注射剂报告87.6%）合并用药情况进行分析，其总体报告涉及合并用药占43.4%，严重报告涉及合并用药占56.5%，以上数据提示单独或联合其他药品使用中药注射剂均可出现不良事件，合并用药可能加大中药注射剂的安全风险。

4.2　中药注射剂不良反应报告数据（2016 年）

《国家药品不良反应监测年度报告（2016 年）》（http://www.sda.gov.cn/WS01/CL0844/172167.html）没有单列中药注射剂，但从表述内容上看，情况与 2015 年区别不大，这能说明中药注射剂的安全性问题没有"恶化"，没有恶化的原因主要与管控严格有关，与内在质量提升无明显关系，因此安全性的成效仍有待提升。

2016 年国家基本药物中成药部分六大类中，药品不良反应 / 事件报告总数由多到少依次为内科用药、骨伤科用药、妇科用药、耳鼻喉科用药、外科用药、眼科用药。其中内科用药报告总数占到总体报告数量的 85.7%，这可能与内科用药临床使用量大，且基本药物目录中中药注射剂都属于内科用药有关。内科用药中排名前五位的分别是祛瘀剂、温理剂、开窍剂、清热剂、扶正剂，此五类药品报告占到内科用药报告数的 90.0%。

2016 年中成药不良反应/事件报告数量与 2015 年持平。从报告涉及剂型与给药途径看，中药注射剂占比较高，需要继续关注其安全用药风险。从药品类别上看，主要涉及活血化瘀类、清热解毒类、益气养阴类、凉开类中药注射剂，提示应继续关注上述类别药品用药风险，及时采取风险控制措施。

4.3　中药注射剂不良反应学术研究

用 [篇名 (安全性或者毒性或者不良反应或者不良事件)] 并且 [全文 (中药注射剂)] 在 CNKI 数据库进行检索，累积到 2016 年底，共检索到 6476 篇文献，各年度分布如图 4-1 所示。相对系统地研究中药注射剂安全性的报道始于 1987 年，10 年内（直到 1997 年）的报道数增长速度缓慢。1998 年后，报道数量明显增多，2005 ～ 2009 年则是快速增长期，随后报道数量相对下降。应该说，这种现象与社会、学术的关注程度及政府监管程度是相关的。

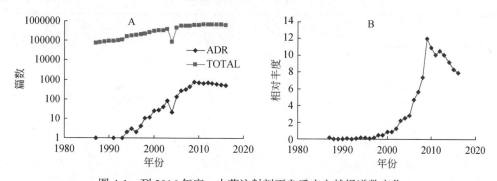

图 4-1　到 2016 年底，中药注射剂不良反应文献报道数变化

自 1987 年起，中药注射剂的报道数明显增加（A），与总文献数相比，相对值增加也明显，但 2010 年后出现下降趋势（B）。
ADR，中药注射剂不良反应文献数；TOTAL，总文献数；相对丰度，每万篇文献中中药注射剂不良反应文献数

朱峰等曾对 3695 例中药注射剂不良反应进行系统分析 [药物流行病学杂志，2015，

24(3):158-160]，具有较好的代表性，资料内容如下（有删改）。如需全面而详细了解中药注射剂的不良反应，可参阅曾彦聪和梅全喜主编的《中药注射剂不良反应与应对》（人民卫生出版社，2010 年出版）。

1 资料与方法

3695 例中药注射剂 ADR（不良反应）报告数据来源于解放军 ADR 监测中心的"军队药品不良反应监测管理系统"数据库，在 2009～2013 年 158 所网点医院上报的 67 826 例 ADR 报告数据中占比 5.45%。利用 Excel 对患者性别、年龄、家族过敏史及既往 ADR 史、ADR 发生时间、ADR 转归及关联性评价、ADR 累及系统及器官等进行数据统计处理，并作分析。

2 结果

2.1 患者一般概况

患者年龄几乎覆盖所有年龄段，但呈现年龄越大使用率越高的趋势；男性的使用频率略高于女性。其中有既往 ADR 史的患者 349 例（9.45%），无 ADR 史 2511 例（67.96%），不详 837 例（22.65%）。有家族 ADR 史的患者 26 例（0.70%），无家族 ADR 史 2145 例（58.05%），不详 1524 例（41.24%）。

2.2 不良反应发生时间分布

3695 例 ADR 发生时间变动范围较大，最快的在静脉滴注即刻发生，最长的在用药 2 个月后才出现，多集中在使用中药注射剂的 30min 内，构成比为 54.28%，60min 占 67.3%，24 小时内占 80.9%。

2.3 ADR 的转归及关联性评价结果

该研究没有因 ADR 导致死亡的病例，好转，自愈或治愈构成比 98.30%。ADR 转归及关联性很可能占 50.43%，可能占 46.28%，肯定占 2.19%。

2.4 不良反应居前十位的中药注射剂

共涉及 112 种中药注射剂，其中发生 ADR 居前十位的注射剂品种见表 4-1。

表 4-1　ADR 居前十位中药注射剂

序号	注射剂名称	例数（n）	构成比（%）
1	参麦注射液	315	8.53
2	痰热清注射液	241	6.52
3	复方血栓通注射液	233	6.31
4	丹红注射液	195	5.28
5	血必净注射液	152	4.11
6	疏血通注射液	148	4.01
7	参芪扶正注射液	143	3.87
8	参附注射液	125	3.38
9	艾迪注射液	123	3.33
10	血塞通注射液	123	3.33
	合计	1798	48.66

引自：药物流行病学杂志，2015，24(3):158-160。

2.5 ADR 累及系统 - 器官

累及系统 - 器官 14 项，共发生 5701 例次（部分中药注射剂同时累及多个系统 - 器官），见表 4-2。

表 4-2 ADR 累及系统及器官

序号	累计系统及器官	临床表现	ADR 临床表现频次	构成比（%）
1	皮肤及附件损害	皮疹、瘙痒、荨麻疹、斑丘疹、血管性水肿等	1905	33.42
2	全身性损害	发热、过敏样反应、寒战、乏力、过敏性休克等	1155	20.26
3	心血管系统损害	心绞痛、心律失常、血压升高 / 下降、静脉炎等	688	12.07
4	胃肠系统损害	恶心、呕吐、腹痛、胃肠道出血、便秘等	581	10.19
5	呼吸系统损害	胸闷、咳嗽、呼吸困难、哮喘、呼吸暂停等	579	10.16
6	神经系统损害	头晕、头痛、眩晕、震颤、感觉异常等	417	7.03
7	用药部位损害	注射部位疼痛、注射部位瘙痒、注射部位皮疹等	190	3.33
8	肌肉骨骼损害	肌肉疼痛、关节痛、骨痛、肌肉痉挛、上肢不适等	53	0.93
9	精神紊乱	失眠、嗜睡、厌食、哭闹、冷漠躁动等	39	0.68
10	视觉听力损害	眼睑水肿、视物模糊、结膜炎、结膜充血、耳鸣等	34	0.60
11	泌尿系统损害	面部水肿、血尿、尿急、排尿困难、尿路感染等	5	0.44
12	血液系统损害	血小板减少、血红蛋白减少、贫血等	6	0.11
13	肝胆系统损害	肝功能异常、肝酶升高、黄疸等	6	0.11
14	其他	牙龈炎、口腔异味、口腔溃疡、鼻周红肿、腮腺肿大等	39	0.68
	合计		5701	100.00

引自：药物流行病学杂志，2015，24(3):158-160。

2.6 严重的 ADR 情况

严重 ADR 101 例（24 例发生过敏性休克，29 例发生过敏反应），占总数的 2.73%，其中 46 例是新的严重的 ADR，占 1.25%，101 例严重 ADR 中，男 58 例，女 43 例，年龄在 61 岁以上的 39 例，占 38.61%，均采取治疗，其中 55 例痊愈，43 例好转，3 例持续。16 例既往有 ADR 史（1 例母亲有青霉素过敏）。24 例过敏性休克涉及 17 种药品，其中前三位分别为参麦注射液（5 例）、复方血栓通注射液（3 例）、消癌平注射液（2 例），其余 14 种药品各发生 1 例。其中 16 例发生在用药的 30min 内，占 66.77%。

4.4 中药注射剂安全性监测现状及不良事件特点分析

根据叶祖光教授 [世界科学技术（中医药现代化），2010，12(6): 845-850] 的总结，中药注射剂安全性监测现状及不良事件特点主要有以下几方面。

（1）过敏反应是中药注射剂不良事件的共性问题

国家药品不良反应监测中心数据库收到的病例报告显示，中药注射剂的不良事件主要为过敏反应，临床主要表现为皮肤黏膜、呼吸系统损害或全身过敏样反应。

（2）不良反应临床表现的多样性

除以上中药注射剂的共性问题之外，有些品种引起不良反应的个性问题也不容忽视，其不良反应临床表现可涉及多系统、多器官，血液、泌尿、消化、血液和心血管系统等均可累及，如莲必治注射液引起的肾损害、康莱特及华蟾素注射液引起的静脉炎等。

（3）不良反应的不可预知性

因中药注射剂过敏反应诱因及表现不一致，故致敏原筛选困难，通过预实验或皮试很难预测并预防不良反应的发生。

（4）用药途径为静脉滴注的不良反应明显高于肌内注射

中药注射剂所致严重不良反应病例报告，其用药途径主要为静脉滴注，可能与临床使用中药注射剂静脉滴注比肌内注射更为普遍有关。

（5）与中成药其他剂型相比，中药注射剂相关突发或群体事件明显多于其他剂型

（6）卫生院及个人诊所等基层医疗机构缺乏严重不良反应救治经验及措施，不合理使用问题突出

例如，在上述中药注射剂相关突发或群体事件涉及的死亡病例，多发生于县级或县级以下基层医院及卫生所，其合并用药情况较为突出，死亡原因多为发生全身过敏样反应后缺乏及时有效抢救措施所致。另外，对双黄连注射液相关严重病例进行分析，87% 发生于县级医院、卫生院及诊所；54% 发生于卫生院及诊所；双黄连注射液相关严重不良事件存在合并用药的病例中，合并使用 1 种、2 种、3 种及 3 种以上的构成比分别为 70%、21%、6% 和 3%，合并用药最多者达 11 种。

也有学者 [李玉萍 . 中国实用医药，2009，4(25): 166-167] 将中药注射剂的不良反应特点总结为没有特点的特点，即不良反应的多发性和普遍性；不良反应临床表现的多样性；不良反应的不可预知性；不良反应种类的不确定性；批与批之间不良反应的差异性。这实际上反映了中药注射剂不良反应是没有特点的特点。

实际上有专家称，目前中药不良反应 3/4 发生在中药注射剂，中药注射剂 3/4 的不良反应可归结为过敏反应和类过敏反应，中药注射剂的严重不良反应 3/4 以上发生在静脉注射剂，3/4 以上发生在复方和单方总提取物制剂。

这些特点总体上与 4.3 中的代表性报道是吻合的。

4.5　中药注射剂不良反应为（类）过敏反应的理论推导

根据药理学对不良反应的记载，不良反应有副作用、毒性反应、过敏反应、后遗效应、继发反应、停药反应、特异质反应和药物依赖性。其中只有过敏反应和毒性反应中的特殊毒性（致癌、致畸、致突变，即"三致"）与原来的药理作用无直接关系。由于中药注射剂的"三致"作用报道少见（也有可能是被忽视），因此，中药注射剂的安全性问题总体

上可以归结为（类）过敏反应。（类）过敏反应的临床表现非常相似，均涉及肥大细胞和嗜碱性粒细胞脱颗粒释放组胺等心血管活性物质，不同的是过敏反应属于一种病理性的适应性免疫反应，由抗体（IgE）介导，存在致敏和反应两个阶段，初次接触不会引发反应；而类过敏反应不依赖抗体介导，初次接触也能引发反应。

药物的不良反应

1. 副作用（side reaction）指药物在治疗剂量时产生与治疗目的无关的作用。这是与治疗作用同时发生的药物固有的作用，可能给患者带来不适或痛苦，但一般较轻微，危害不大，可以自行恢复。产生副作用的原因是由于药物的选择性低。如阿托品用于解除胃肠痉挛时，可引起口干、心悸、便秘等反应。副作用可以随着治疗目的不同而改变。将药物的某一作用作为治疗作用时，其他作用则成为副作用。

2. 毒性反应（toxic reaction）指药物剂量过大或用药时间过长而引起的机体损害性反应，一般比较严重。毒性反应的表现主要是对神经、消化、血液、循环系统及肝、肾等功能性或器质性损害，甚至可危及生命。毒性反应可因剂量过大而立即发生，称为急性毒性（acute toxicity）；毒性反应也可因长期使用而逐渐发生，称为慢性毒性（chronic toxicity）。毒性反应在性质上和程度上与副作用不同，对使用者危害较大，故临床用药时应严格掌握用药剂量及疗程，并定时做有关检测。除此之外，还有特殊毒性，即致畸作用（teratogenesis）、致癌作用（carcinogenesis）、致突变作用（mutagenesis）。有些药物能影响胚胎正常发育而引起畸胎。某些药物可能还可导致恶性肿瘤发生或导致遗传物质碱基序列改变，即致癌、致突变作用。致畸、致癌、致突变通常称为"三致"作用。药物的"三致"作用与其固有的药理作用联系较小。

3. 变态反应（allergic reaction）也称过敏反应（anaphylaxis），是指少数人对某些药物产生的病理性免疫反应。这种作用与原有的药理作用无关，只发生在少数过敏体质的患者，且与该药的作用、使用剂量及疗程无关，在远远低于治疗量时也可发生严重反应。变态反应通常分为四种类型，即过敏反应（hypersensitive reaction）、溶细胞反应、免疫复合物反应、迟发型变态反应。临床表现有药热、皮疹、哮喘、溶血性贫血、类风湿关节炎等，严重时也可引起休克。

4. 后遗效应（residual effect）是指停药后原血药浓度已降至阈浓度以下而残存的药理效应，如服用巴比妥类催眠药后，次晨仍有困倦、头昏、乏力等后遗作用。长期应用皮质激素停药一定时间后，即使肾上腺皮质功能恢复至正常水平，应激反应在停药半年以上的时间内可能尚未恢复。

5. 继发反应（secondary reaction）是指药物治疗作用得以发挥后，所引起的不良后果。如长期服用广谱抗生素后，肠内一些敏感的细菌被抑制或杀灭，使肠道菌群的共生平衡状态遭到破坏，而一些不敏感的细菌如耐药葡萄球菌、白色念珠菌等大量繁殖，导致葡萄球菌性肠炎或白色念珠菌病等。

6. 特异质反应（idiocrasy）是指少数患者对某些药物特别敏感，其产生的作用性质可能与常人不同，表现药理作用过强、过弱或作用性质发生偏离。但其反应性质与药物的固有药理作用相关，且严重程度与剂量成正比。现认为，这是一类先天性遗传异常所致的反应。例如先天性血浆胆碱酯酶缺乏者对骨骼肌松弛药可产生呼吸肌麻痹、严重窒息的特异质反应。

7. 药物依赖性（drug dependence）是指患者连续使用某些药物以后，产生一种不可停用的渴求现象。根据它们使人体产生的依赖和危害程度可分为两类，即生理依赖性（physiological dependence）和精神依赖性（psychical dependence）。

8. 停药反应（withdraw reaction）是指原有疾病被药物控制后，突然停药导致原有疾病加重或复发的现象。

特别的是，中药注射剂的不良反应几乎都是一过性的，使用肾上腺素、糖皮质激素、抗组胺药等有效，这也提示中药注射剂的不良反应为（类）过敏反应。

4.6 中药注射剂不良反应为（类）过敏反应的临床和实验确认

过敏反应是一种病理性免疫反应，也叫变态反应，可分为 I ~ IV 型。而类过敏反应与过敏反应非常相似，主要的差别是类过敏反应不涉及 IgE。根据康瑞霞等的总结，类过敏反应在临床中的发生频率是不断升高的，约占急性过敏反应的 77%，在中药注射剂引起的过敏性休克中，约 3/4 属于类过敏反应，其发生率远高于 I 型过敏反应。类过敏反应无需免疫系统参与，也无抗体参与，首次用药即可激发，其临床表现类似于过敏反应，可通过非免疫机制直接刺激或通过补体途径激活肥大细胞或嗜碱性粒细胞释放组胺等生物活性介质从而导致类似过敏症状出现。

4.6.1 中药注射剂的类过敏反应

目前中药注射剂类过敏反应的主要证据包括三个方面。

（1）肥大细胞脱颗粒

肥大细胞和嗜碱性粒细胞是类过敏反应的主要效应细胞，也是中药注射剂类过敏反应的主要效应细胞。在利用肥大细胞脱颗粒研究中药注射剂引起的类过敏反应中，其主要研究方法是将药物稀释成不同浓度后，直接刺激该细胞，通过检测细胞脱颗粒率、细胞超微结构变化、细胞上清中组胺、β- 氨基己糖苷酶等的释放水平、过敏介质的生成，以及流式检测 Annexin V 磷脂酶外翻情况等综合评价药物所致类过敏反应的潜在能力。常用的肥大细胞有大鼠嗜碱性白血病细胞、小鼠肥大细胞瘤细胞、人外周血嗜碱性白血病细胞和大鼠腹腔原代肥大细胞。

大鼠嗜碱性白血病细胞 RBL-2H3 实验：RBL-2H3 细胞是大鼠嗜碱性白血病细胞，它是 1978 年由美国国立牙科研究所免疫实验室从 Wistar 大鼠嗜碱性粒细胞中分离并经化学致癌物处理后用有限稀释法克隆所得的亚系，是一种肿瘤细胞株，具有无限增殖能力。该细胞株表面存在高亲和力 IgE 受体（FcεRI），可以被抗原抗体复合物激活而释放组胺、细胞因子、蛋白酶等介质，广泛地应用于肥大细胞脱颗粒及相应的信号转导通路、抗过敏物质的研究等领域。近年来国内很多研究者将该细胞应用到了中药注射剂致敏原的研究中。罗霞等从形态学变化、β- 氨基己糖苷酶和组胺释放率等方面研究了血塞通等 7 种中药注射剂对 RBL-2H3 细胞脱颗粒的影响，发现 RBL-2H3 细胞脱颗粒的检测方法敏感、重复性好，结果与临床报道有一定的相关性，在评价中药注射剂所致的类过敏反应中有潜在应用价值。刘炯等从形态学和超微结构的变化、β- 氨基己糖苷酶释放检测等方面研究了 15 种中药注射剂引起 RBL-2H3 细胞脱颗粒的情况及其机制。易娟娟等对 RBL-2H3 细胞评价类过敏反应的适用性进行了考察，以药物引起细胞上清中 β- 氨基己糖苷酶、组胺释放为检测指标，对血塞通、脉络宁注射液类过敏反应进行初步评价，结果表明中药注射剂血塞通注射液存在潜在发生类过敏风险，脉络宁注射液类过敏反应阴性。李黎明等用 RBL-2H3 细胞通过检测细胞上清中组胺、β- 氨基己糖苷酶释放率及细胞超微结构变化初步评价了清开灵、血塞通注射液类过敏反应，结果表明，这两种药物在较高浓度均能促进细胞释放组胺和 β- 氨基己糖苷酶，形态上发生改变，结果与小鼠类过敏实验结果一致，表明 RBL-2H3 细胞模型用于中药注射剂类过敏性评价具有一定的参考应用价值。RBL-2H3 细胞是目前评价中药注射剂类过敏反应最常用的体外细胞模型，具有灵敏、快速、方便的特点，适用于包括中药注射剂在内的药物类过敏反应评判的初步筛选，体外可无限增殖，试验周期短，适合大量药物筛选，细胞形态一致，多次试验结果重现性较好，但由于种属之间的差异性，RBL-2H3 细胞并不能完全预测中药注射剂在人体中的过敏风险。

小鼠肥大细胞瘤细胞 P815 实验：1957 年，Dunm 等首先用化学致癌剂甲基胆蒽在 DBA/2 系小鼠体内诱发产生该瘤系，该瘤系在发现的早期主要被用于肿瘤免疫学领域。其后，由于其具有肥大细胞的特殊性质，才被逐渐用于过敏反应的体外研究。Peng Bo 等对 C40/80 激活 RBL-2H3 和 P815 后脱颗粒反应差异进行了比较，发现在相同刺激条件下，P815 细胞过敏介质释放率、Annexin V 阳性率和脱颗粒率均高于 RBL-2H3 细胞，P815 活化后脱颗粒现象出现更早、程度更高，可作为一种早期、稳定、敏感的肥大细胞脱颗粒体外检测模型。高婕等用 C40/80 刺激 3 种肥大细胞（Ku812、RBL-2H3、P815），通过检测组胺释放率、β- 氨基己糖苷酶释放率和细胞脱颗粒率比较了 3 种细胞激活后脱颗粒反应的差异，也证实了相同刺激条件下，P815 细胞活化后脱颗粒现象出现更早、程度更高。并在 P815 模型上对几种常用中药注射剂致敏性进行了检测，检测结果与临床报道有一定的相关性。李汉成等利用 P815 细胞体外脱颗粒模型对血栓通注射液多种分离成分进行了过敏筛查，并通过小鼠直接腘窝淋巴结实验模型对血栓通注射液分离成分进行过敏筛查验证，结果表明，三七总皂苷及单体人参皂苷 Rb1、Rg1 可引起 P815 脱颗粒，并且与直接腘窝淋巴结实验具有一定相关性，人参皂苷 Rb1 和 Rg1 可能存在一定致敏潜能。

人外周血嗜碱性白血病细胞（Ku812）实验：Ku812 细胞来源于髓性白血病患者的外周血，细胞表面表达高亲和力的 IgE 受体 FcεRI 具有嗜碱性粒细胞的特性，激活后会引起组胺、TNF-α、IL-4、β- 氨基己糖苷酶等介质的释放，作为研究过敏的一种常见的细胞模型，常被用来研究过敏引起的肥大细胞脱颗粒时介质的释放。高婕等比较了 Ku812、RBL-2H3、P815 3 种肥大细胞在 C40/80 激活后脱颗粒的差异，以寻找适宜的肥大细胞脱颗粒体外检测模型来检测中药注射剂的致敏情况，发现清开灵、血塞通、双黄连、肿节风、香丹等注射液能显著引起细胞脱颗粒释放组胺。

大鼠腹腔原代肥大细胞 RPMC 实验：尽管上述 3 种细胞可作为研究中药注射剂类过敏反应的体外细胞模型，但它们终究是肿瘤细胞，并不是真正意义上的肥大细胞，因此，有研究者从大鼠腹腔中分离得到了原代肥大细胞来评价中药注射剂引起的类过敏反应。李咏梅等用大鼠腹腔肥大细胞评价了 17 种中药注射剂的类过敏反应，并与 RBL-2H3 细胞脱颗粒试验进行了比较，发现对 17 种中药注射剂的检测中这 2 种方法有很高的一致性。邓向亮等通过 β- 氨基己糖苷酶释放率和组胺释放量等的检测比较了血塞通注射液在类过敏实验中致 RBL-2H3 细胞与 RPMC 脱颗粒特性的异同，结果表明，RBL-2H3 细胞和 RPMC 脱颗粒具有相同趋势，均可用于中药注射剂的类过敏评价。

（2）体外补体激活实验

中药注射剂引起类过敏反应的发生机制可能涉及直接刺激或激活补体系统引起肥大细胞或嗜碱粒细胞脱颗粒。补体系统广泛参与机体的免疫防御及免疫调节过程，也可介导免疫病理损伤性反应，在机体内发挥着重要的生物学作用。补体系统激活过程主要分 3 条途径：经典途径、旁路途径及甘露聚糖结合凝集素途径（MBL）。C4d 片段、Bb 片段分别是补体经典激活途径及旁路激活途径产物，补体末端复合物 SC5b-9 是补体系统激活的最终产物，因此检测 C4d、Bb、SC5b-9 等可以反映补体系统激活情况。一般方法为将受试物与正常人血清在 37℃ 共同孵育一段时间后，通过 ELISA 方法检测血清中补体激活指标的量的变化，从而判断受试物是否具有通过激活补体而引发类过敏反应的能力。

陈莉婧等将清开灵注射液与 RBL-2H3 共孵育，通过观察细胞脱颗粒、β- 氨基己糖苷酶及组胺释放率，同时采用 ELISA 法检测清开灵注射液对人血清 SC5b-9 含量的影响。结果表明，清开灵注射液可以直接刺激肥大细胞脱颗粒释放组胺和 β- 氨基己糖苷酶，但不引起补体系统激活，其在临床引起的不良反应可能为非补体激活相关的类过敏反应。通过体外补体激活实验可进一步判断受试物是否有通过激活补体引起类过敏反应的能力。

（3）细胞膜色谱技术

Shengli Han 等将 RBL-2H3 细胞膜结合到色谱柱制备了细胞膜色谱（cell membrane chromatography，CMC）模型，联合 HPLC-MS 系统筛查鉴定了双黄连注射液中黄芩苷为潜在过敏原，并在体外用 RBL-2H3 细胞脱颗粒和 β- 氨基己糖苷酶释放实验进一步评价了黄芩苷的过敏活性。RBL-2H3/CMC 联合 HPLC-MS 系统为其他中药注射液的过敏物质筛选提供了新的思路和方法。

4.6.2　中药注射剂的过敏反应

（1）Ⅰ型过敏体外检测

Ⅰ型过敏反应属于 IgE 介导的抗原特异性免疫反应，系致敏原（抗原或半抗原）进入机体后，刺激机体产生相应的 IgE 抗体，从而使机体处于致敏状态，当致敏机体再次接触同种抗原后，抗原与附着在肥大细胞及嗜碱性粒细胞表面的 IgE 结合，激发肥大细胞及嗜碱性粒细胞脱颗粒，释放过敏介质，从而导致过敏反应。一般认为中药注射剂作为全抗原（蛋白质、多肽等）或者半抗原（中药注射剂中的小分子物质）进入机体，产生特异性 IgE 抗体，附着于肥大细胞和嗜碱性粒细胞表面，使机体致敏。由于 I 型过敏反应需要由特异性 IgE 介导，在评价中药注射剂引起的 I 型过敏反应中需要采用由 IgE 致敏的细胞模型。

致敏 RBL-2H3 细胞实验：全抗原致敏大鼠或豚鼠后进行抗血清的制备，将得到的抗血清与 RBL-2H3 细胞共孵育，加入全抗原激发后进行脱颗粒的检测，如果研究的致敏物质是中药注射剂中的小分子物质，需要先进行全抗原的合成。彭博等用绿原酸生理盐水致敏豚鼠获得致敏血清，将致敏血清与 RBL-2H3 共孵育后，用绿原酸完全抗原再次作用于细胞，通过检测组胺和 β- 氨基己糖苷酶的释放、形态学观察、Annexin V 阳性细胞率来观察绿原酸完全抗原对肥大细胞脱颗粒的影响，结果发现绿原酸完全抗原可引起致敏 RBL-2H3 细胞脱颗粒。同时发现，绿原酸和绿原酸完全抗原直接刺激 RBL-2H3 并未引起肥大细胞脱颗粒。由此推断，绿原酸的致敏机制可能是绿原酸进入体内与蛋白结合形成具有免疫原性的复合物，引起 I 型超敏反应，含绿原酸的中药注射剂可能会引起 I 型超敏反应。王青等用双黄连注射液联合弗氏佐剂免疫 Wistar 大鼠，收集致敏后大鼠血清，将其与体外培养 RBL-2H3 孵育，建立致敏 RBL-2H3 细胞模型。然后将双黄连注射液与致敏 RBL-2H3 共培养，ELISA 法检测培养上清液中组胺含量。结果表明，双黄连注射液可显著引起致敏 RBL-2H3 组胺释放，提示体外致敏 RBL-2H3 模型具有评价中药注射剂引起 I 型过敏的潜在应用价值。

（2）II 型过敏体外检测

II 型过敏反应是中药注射剂的不良反应之一，该类变态反应又称为细胞毒性型过敏反应，由细胞毒性型抗体 IgM 或 IgG 介导，继而补体与靶细胞（白细胞、红细胞、血小板及骨髓造血前体细胞等）结合导致其裂解。目前报道的体外研究中药注射剂 II 型过敏反应的模型只有构建 IgG 启动子调控绿色荧光蛋白转基因细胞系，利用该模型进行体外筛选 II 型变态反应致敏原的探索。王玉刚等将 IgG 启动子调控绿色荧光蛋白表达质粒转染入 RPMI-8226 细胞中，用葛根素、KCl、吐温 80 对该系统进行测试，并对不同批次鱼腥草注射液进行筛选评价，通过发光细胞数量的变化来评价所测药物是否能诱导 II 型变态反应。结果表明，这种细胞模型能在 IgG 表达层次评价药物致敏性，所测批次鱼腥草注射液在 IgG 转录层次上无诱导 II 型变态反应活性。袁桔漪等通过将 IgG 启动子调控绿色荧光蛋白表达质粒转染入 HepG2 细胞中，利用该细胞与常见致敏物质、复方苦参注射液中使用的辅料和生产过程中关键节点样品进行孵育，通过细胞荧光强度的变化来进行可疑致敏原的研究。结果表明，转染 IgG 启动子的 HepG2 细胞对常见致敏性物质呈阳性反应，注射剂辅料中醋酸和吐温 80 有致敏性，生产过程 8 个样品中 2 个样品有显著致敏性。

但对于中药注射剂小分子过敏而言，证据尚有不足。如果小分子物质能自发变成半抗原，这意味着该中药不管是口服剂还是注射剂，都会引起过敏。例如，对青霉素过敏的患者而言，注射和口服都是会引起过敏的。然而，中药注射剂的"过敏"反应似乎主要出现在注射剂，如民间大量食用金银花（凉茶）和鱼腥草（折耳根），但过敏者寥寥。

4.6.3 中药注射剂的（类）过敏反应与聚山梨酯80的关系

张嘉等将健康志愿者的血清与中药注射剂常用增溶剂聚山梨酯80（聚氧乙烯脱水山梨醇单油酸酯，吐温80）进行孵育，通过ELISA法检测孵育后SC5b-9以及C4d、Bb的含量，结果表明，吐温80共孵育组SC5b-9、Bb含量明显上升，C4d含量未见显著改变，提示吐温80可能是通过激活旁路途径来激活人补体系统引起类过敏反应。

同理，吐温80也是许多食品的添加剂，口服吐温80的量和人群应该也是较大的，且口服吐温80的质量是低于注射用吐温80的，但也罕见口服吐温80发生（类）过敏反应的报道。因此，注射剂中的吐温80与中药注射剂的（类）过敏关系依旧扑朔迷离。

4.6.4 中药注射剂的不良反应为类过敏反应的临床证据

《儿科药学杂志》（汪咪珍，中药注射剂过敏反应16例分析，2005）曾报道了16例"过敏反应"，但根据作者提供的资料，患儿均是首次使用中药注射剂，不可能存在致敏过程，因而推测该文的"过敏反应"更应该是类过敏反应。

4.7 （类）过敏反应的可能机制

中药注射剂的（类）过敏反应均可用免疫反应来解释。免疫反应分为固有免疫反应和适应性免疫反应。过敏反应的机制已经相当清晰了，本书不再赘述。

类过敏反应可能大部分属于病原相关分子模式（PAMP）引发的固有免疫反应，这也是传统认识的薄弱之处。固有免疫反应的特点是首次接触即可引发。由于中药注射剂的不良反应以总提取物特征的单方或复方注射剂为主，表现的方式又以类过敏反应为主；故推论中药注射剂类过敏的反应机制可能是病原相关分子模式激发的，走的信号通路主要是由固有免疫反应中的模式识别受体实现。

4.7.1 中药注射剂含具有病原相关分子模式的成分

病原相关分子模式（PAMP）是一类或一群病原生物和致病所必需的、共有的、非特异性的、高度保守的分子结构，主要包括甘露糖、脂多糖、磷壁酸、肽聚糖、细菌鞭毛蛋白（膜蛋白）、酵母多糖、病毒双链RNA和细菌非甲基化的CpG DNA等。这些分子是固有免疫细胞识别的主要外源性危险信号。

中药注射剂具有生物提取物的性质，由于目前中药注射剂无明确的大分子去除工艺，因此中药注射剂可能含有多种大分子物质，包括核酸、蛋白质、多糖、树脂和缩合鞣质等。根据来源，可能有来自药材本身、药材污染物（真菌或细菌甚至病毒）的大分子物质。根据来源的部位，可能有来自细胞壁或细胞外膜的大分子物质，也有来自细胞内的大分子物质。

（1）中药注射剂可能含有来自细菌的病原相关分子模式

药材存在细菌污染，有些药材来源的植物含有内生菌。这些细菌的细胞壁和细胞成分本身就含有病原相关分子模式。在中药提取过程中，如果无针对性的去大分子物质工艺，这些分子很可能带入到中药注射剂成品中。

（2）中药注射剂可能含有来自真菌的病原相关分子模式

中药注射剂所用的药材存在真菌污染，而真菌的细胞壁和细胞膜成分也含有病原相关分子模式。这些物质作为杂质有可能带入到中药注射剂成品中。

（3）中药材本身可能含有病原相关分子模式

中药注射剂所用的药材大多为植物，植物有细胞壁，虽然其细胞壁结构的主要成分为纤维素，不同于真菌和细菌，但植物细胞壁也参与信号识别，因此其纤维素往往还会被甘露糖等修饰。而甘露糖修饰的纤维素可能也属于病原相关分子模式，而与真菌细胞壁具有一定的相似性。

除此之外，植物也可能感染病毒，病毒的病原相关分子模式也可能进入到中药注射剂中。

4.7.2　中药注射剂病原相关分子模式的可能信号通路

根据已有的认识，固有免疫反应可以识别病原相关分子模式和损伤相关分子模式（DAMP）。由于中药注射剂可能含有病原相关分子模式的物质，因此就有可能通过模式识别受体激活相关信号通路而产生固有免疫作用。可能的信号通路有：

（1）Toll 样受体（TLR）信号通路

可以激活多种固有免疫应答，包括多种细胞吞噬、补体作用和溶酶体释放等。

（2）甘露糖受体信号通路

主要激活单核-巨噬细胞，介导单核-巨噬细胞的吞噬作用。

（3）清道夫受体信号通路

主要激活单核-巨噬细胞，清除相应的受损细胞。

4.7.3　损伤的主要方式

（1）激活单核-巨噬细胞、NK 细胞等吞噬细胞

（2）激活补体系统

主要通过旁路途径和 MBL（甘露聚糖结合凝集素）途径激活补体系统。

（3）促进肥大细胞和嗜碱性粒细胞脱颗粒

（4）溶酶体释放

4.8　小结

根据多方面的证据，中药注射剂的不良反应应归结为（类）过敏反应，即包括过敏反应和类过敏反应。

如果中药注射剂发生过敏反应，那么考虑到口服用药和注射用药的差别，过敏原应该

是大分子物质而非小分子。

　　考虑到中药注射剂的安全性问题首次用药也可发生，说明中药注射剂存在类过敏反应。众所周知，中药注射剂安全性问题多发生于复杂成分注射剂的静脉给药；而静脉给药一般不易诱发过敏反应（由于皮下淋巴组织丰富，皮下注射或肌内注射似乎更容易诱发过敏反应），因此类过敏反应更应该是主要原因。

　　基于此，根据以上的分析，虽然不能排除小分子物质参与（类）过敏反应的可能性，但更可能是大分子物质，因此大体可以推导出以下结论：

- 中药注射剂的主要不良反应是（类）过敏反应，其中类过敏反应是主要形式；
- 导致的主要物质基础是不易口服吸收的大分子物质。

5 中药注射剂安全性问题的原因和策略

中药注射剂安全性问题的背后都有其原因，然而有些是管理方面的原因，有些是技术方面的原因。管理的提高有利于解决中药注射剂安全性，但安全性真正意义上的提高必须依靠技术进步，而技术进步则依赖于新的理论指导。

5.1 管理方面的原因和解决办法

管理方面的原因覆盖面非常广，涉及药品注册、生产、流通储存和使用等方面。例如中药注射剂的注册在技术能力低下的背景下大多由以前的省级卫生行政部门审批，缺乏行之有效的统一标准，存在很多安全、有效、质量可控方面的资料信息不全等问题；大多中药注射剂审批后生产工艺不规范，有些厂家即使通过了 GMP 认证，但也存在后期执行不到位的情况；流通储存过程存在养护不到位，药品的储运都有温、湿度要求，如 2008 年云南红河州发生的"刺五加事件"，通报的直接原因可能与养护不当有关；使用环节主要发生在医疗机构，医生的水平和患者的状态也会影响中药注射剂的安全性问题的发生。

为了管控中药注射剂安全性问题，在中药注射剂行业全面实施 GAP（《中药材生产质量管理规范》）、GLP（《药品非临床研究质量管理规范》）、GCP（《药物临床试验质量管理规范》）、GMP（《药品生产质量管理规范》）和 GSP（《药品经营质量管理规范》）认证，有效地促进中药注射剂在药材种植、研发、生产和经营中的规范性。为了推动中药注射剂在使用中的规范性，有必要建立和推广"药品使用质量管理规范"，指导医疗机构的临床用药。类似的工作已经在开展，如《中国药典》自 1990 年版开始就有"临床用药须知"，但该须知是针对具体药物的使用，临床推广的效果并不好。

根据国家食品药品监督管理总局杜晓曦同志 2009 年的总结，中药注射剂主要的安全风险因素：①初始研究数据不充分，审批要求不高；②中药材质量不够稳定、来源不固定；③对生产工艺的研究和管理不充分；④物质基础不明确；⑤质量标准不完善；⑥生产企业质量管理体系不完善，风险管理机制不健全；⑦说明书不完整、不规范；⑧使用环节存在不合理用药；⑨药用包材和辅料质量标准问题。

对此也提出了中药注射剂风险管控的五个切入点，即：

（1）加强生产工艺全过程的质量控制

包括生产用的饮片要固定生产企业，要进行质量追踪；采用批准文号管理原料，以固定原料的合法来源，对供应商进行审计，原料药生产要进行 GMP 认证等。

（2）加强对物质基础的研究全面提高质量标准

原料的质量标准——应根据质量控制的需要，建立可控性强的质量标准，完善质量控制项目，如指纹图谱、浸出物检查等，以体现该原料的特点及与制剂质量控制的相关性，保证原料的质量。

辅料与包材、注射用辅料、直接接触药品的包装材料应固定生产企业，严格进行供应商审计。注射剂用辅料应符合法定药用辅料标准或注射用要求。应加强辅料的质量控制，保证辅料的质量稳定。注射剂用直接接触药品的包装材料应符合相应质量标准的要求，且相容性符合要求。

生产工艺——中药注射剂应严格按工艺规程规定的工艺参数、工艺细节及相关质控要求等生产，并强化物料平衡和偏差管理，保证不同批次产品质量的稳定均一。关键生产设备的原理及主要技术参数应固定。生产工艺过程所用溶剂、吸附剂、脱色剂、澄清剂等应固定来源，并符合药用要求，用于配液的还应符合注射用要求，必要时应进行精制，并制订相应的标准。生产工艺过程中应对原辅料、中间体的热原（或细菌内毒素）污染情况进行研究，根据情况设置监控点。应明确规定除热原（或细菌内毒素）的方法及条件，如活性炭的用量、处理方法、加入时机、加热温度及时间等，并考察除热原效果及对药物成分的影响。在不影响药品有效成分的前提下，可采用超滤等方法去除注射剂中无效的大分子物质。

注射剂的整个生产过程中均应严格执行GMP，关键工序、主要设备、制水系统及空气净化系统等必须符合要求，并采取措施防止细菌污染，对原辅料、中间体的微生物负荷进行有效控制。应采用可靠的灭菌方法和条件，保证制剂的无菌水平符合要求。应根据注射剂质量控制的需要，结合质量及基础研究情况，建立合理的检测项目和检测方法，并对产品质量进行检测。

中药注射剂应建立指纹图谱，并根据与制剂指纹图谱的相关性建立原料、中间体的指纹图谱。指纹图谱应尽可能全面反映注射剂所含成分的信息。以药材或饮片投料的，应制订中间体的质量标准。

（3）修订完善说明书

用充分提供安全性信息和有效性证据的思路完善说明书条款，以更好地指导临床用药。

（4）提高合理用药的水平

对企业和医生加强培训，提高企业、医务人员和患者对中药注射剂安全性方面的认识。

（5）深入开展上市后的研究与评价

包括质量控制的研究（物质基础的研究）和安全性有效性的研究（风险效益的评价）。中药注射剂的特点决定了其必然的风险，因此安全性是再评价的重点与核心；一般而言上市后的再评价是风险效益的评价，但是中药注射剂的特点决定了质量可控性是风险效益评价的前提和基础；全面提升中药注射剂的质量，降低风险、控制风险是再评价的目标。

以上观点的提出虽然已近10年，但对现在的中药注射剂安全性提高依然具有指导性意义。

5.2 技术方面的原因分析

5.2.1 药物因素

根据叶祖光教授的观点，这部分主要涉及质量标准与生产过程问题，但涉及面较广。

（1）大部分质量标准有待提高

中药注射剂从高峰期的 1400 余种，淘汰到现有的 132 种，说明大多数疗效不确切或安全性堪忧或市场不看好的品种已经被淘汰。现在的 132 种中药注射剂中，除少数品种外，大多还是脱胎于原来的品种，依然受到当时科研水平的限制，建立的质量标准虽有一定的改善或提升，但仍参差不齐。多家仿制的同品种质量也是参差不齐，目前大多数早上市的中药注射剂活性成分，特别是杂质检查难以精确控制或严格控制，因而存在安全性隐患是不争的事实。

（2）生产过程中缺乏明确的安全控制的技术与环节

中药注射剂生产过程中原料辅料的质量和稳定性、生产和制剂工艺、生产条件等环节的问题均影响其安全性，但鉴于早期研究的局限性，导致生产过程缺乏明确的安全控制参数与环节。有些中药注射剂常规质量检验虽然属于合格产品，但由于也受到不同历史时期制剂工业水平的制约，生产工艺落后，缺乏明确的安全控制技术，仍不能规避生产环节风险。

5.2.2 患者个体差异

中药注射剂的主要安全性问题与过敏或类过敏反应有关。过敏体质的患者可能对很多抗原物质产生过敏，与其他用药人群相比，更易发生过敏反应。考虑到部分注射剂首次使用也存在与过敏相似不良反应，因此类过敏反应也是其主要的表现形式。此外，机体生理、病理状态也是使用中药注射剂后发生不良反应的影响因素之一。

另外，根据资料记载，中老年患者使用中药注射剂的概率较高，而中老年患者的疾病往往比较复杂。复杂疾病下使用中药注射剂缺乏足够的经验，也缺乏相应的临床数据，这也使中药注射剂的不良反应复杂化。

5.2.3 使用不当

（1）未按中医药理论辨证使用

临床用药未能准确辨证，是影响中药注射剂疗效的重要因素，同时可能也是影响其安全性的因素。中药的使用讲究"对证用药"，用药对证则是保证中药安全、有效的基础；药不对证不仅无效，而且可能会出现副作用。例如由安宫牛黄丸改良的清开灵注射液具有清热解霉、化痰通络、醒神开窍的作用，临床用于痰热阻闭之内热证，如果用于单纯外感表证则属于误用。

（2）超剂量、超适应证使用

超剂量、超适应证使用是影响中药注射剂安全性的因素之一。分析有关双黄连注射剂严重不良事件病例报告提示，18% 超说明书剂量，30% 超适应证，另有 2% 用药途径是非说明书推荐用法。

（3）临床配伍禁忌研究缺乏科学依据情况下的配伍用药存在较大的风险

中药注射剂合并用药情况非常普遍，不恰当的配伍可能改变其成分，使杂质析出，或增加不溶性微粒的含量，因此临床不合理配伍，也是影响中药注射剂安全性的重要因素之一。例如文献报道，清开灵注射剂与盐酸川芎嗪注射液及维生素 B_6 注射剂配伍会有沉淀产生；双黄连注射液与头孢噻肟钠、盐酸左氧氟沙星注射液、注射用头孢曲松钠和注射用乳糖酸红霉素 4 种抗生素配伍后的不溶性微粒数明显多于配伍前，但相关研究均有待于进一步深入。这也表明，中药注射剂在输注过程中，中途更换药液需要用生理盐水注射液或葡萄糖注射液冲洗输液管道。

（4）配液与输注过程中的相关影响因素

使用时中药注射剂的滴速、浓度及配液环境清洁度、温度、光照等也是影响中药注射剂安全性的重要因素。

5.2.4 多数药品说明书欠规范

由于缺乏系统的研究资料，目前许多中药注射剂存在用药剂量过于宽泛、说明书表达不明确等不规范问题。例如，苦碟子注射液说明书用法用量为"静脉滴注。一次 10 ~ 40ml，一日 1 次；用 5% 葡萄糖或 0.9% 氯化钠注射液稀释至 250 ~ 500ml 后应用。14 天为一疗程；或遵医嘱"；红花注射液说明书用法用量为"静脉滴注。一次 5 ~ 20ml，用 5% ~ 10% 葡萄糖注射液 250 ~ 500ml 稀释后应用，一日 1 次。10 ~ 14 次为一疗程，疗程间隔为 7 ~ 10 日"。首先，说明书中推荐用药剂量范围较大，但缺乏相关用药指导。其次，存在说明书表达不明确、列举现代医学病名不能恰当反映中医学的疾病诊断的问题，如益母草注射液说明书功能主治为"子宫收缩药。用于止血调经"，类似说明书难以指导临床合理使用。另外，还存在说明书缺乏用药疗程、不良反应信息、禁忌和注意事项等安全性警示内容，这些都是影响中药注射剂安全性问题中不容忽视的环节。

5.3 物质基础分析

5.3.1 中药材使用情况

中药大多来自植物，少量来自动物和矿物。对于目前的 132 种中药注射剂来说，使用的药材共 156 种，其中矿物药 4 种（白矾、斑蝥、赤石脂、石膏），动物药 15 种（蟾蜍、明矾、胆酸、地龙、蜂毒、广地龙、羚羊角、鹿茸、美洲大蠊斑蝥、山羊角、麝香、水牛角、水蛭、熊胆粉、珍珠母），其余 137 种全为植物药，参见表 5-1。在各中药注射剂品种中使用频率较高的前 10 名依次是金银花（14）、丹参（12）、黄芩（9）、黄芪（8）、板蓝根（7）、红花（7）、连翘（6）、栀子（6）、柴胡（5）、川芎（5）、当归（5）、灯盏花（5）、麦冬（5）、三七（5）茵陈（5）。这些药材均属于大宗药材，口服应用广泛，这些药材口服的不良反应远少于或弱于注射给药，说明胃肠道屏障发挥了重要作用。

表 5-1　现行 132 个中药注射剂所用到的中药材

序号	药材	中药注射剂	品种数
1	巴戟天	喘可治注射液	1
2	白矾	矾藤痔注射液	1
3	白果	复方蛤青注射液	1
4	白花蛇舌草	白花蛇舌草注射液、复方半边莲注射液	2
5	白屈菜	痛安注射液、元秦止痛注射液	2
6	白土苓	复方苦参注射液	1
7	白芷	伊痛舒注射液	1
8	斑蝥	艾迪注射液	1
9	板蓝根	板蓝根注射液、清肝注射液、清开灵注射液、清热解毒注射液、射干抗病毒注射液、茵栀黄注射液、注射用清开灵（冻干）	7
10	半边莲	复方半边莲注射液	1
11	半枝莲	复方半边莲注射液	1
12	薄荷脑	复方麝香注射液、醒脑静注射液	2
13	薄芝	薄芝菌注射液	1
14	抱茎苦荬菜	苦碟子注射液	1
15	北柴胡	热可平注射液	1
16	冰片	复方麝香注射液、醒脑静注射液	2
17	补骨脂	补骨脂注射液	1
18	草乌	乌头注射液	1
19	柴胡	柴胡注射液、柴辛感冒注射液、苦黄注射液、射干抗病毒注射液、退热解毒注射液	5
20	蟾蜍	蟾酥注射液、复方蛤青注射液、华蟾素注射液	3
21	赤芍	血必净注射液	1
22	赤石脂	矾藤痔注射液	1
23	川乌	乌头注射液、元秦止痛注射液	2
24	川芎	川参通注射液、复方当归注射液、冠心宁注射液、血必净注射液、伊痛舒注射液	5
25	穿心莲	穿心莲注射液、莲必治注射液、喜炎平注射液	3
26	刺五加	艾迪注射液、刺五加注射液	2
27	大黄	复方大青叶注射液、苦黄注射液、肾康注射液	3
28	大青叶	复方大青叶注射液、苦黄注射液、射干抗病毒注射液	3
29	大株红景天	大株红景天注射液	1

序号	药材	中药注射剂	品种数
30	丹参	川参通注射液、丹参注射液、丹红注射液、丹香冠心注射液、冠心宁注射液、乳腺康注射液、肾康注射液、香丹注射液、血必净注射液、注射用丹参（冻干）、注射用丹参多酚酸、注射用丹参多酚酸盐	12
31	胆木	胆木注射液	1
32	胆酸	清开灵注射液、注射用清开灵（冻干）	2
33	当归	川参通注射液、当归寄生注射液、复方当归注射液、血必净注射液、伊痛舒注射液	5
34	党参	参芪扶正注射液	1
35	灯盏花	灯盏花素氯化钠注射液、灯盏花素葡萄糖注射液、灯盏花素注射液、灯盏花素注射液、注射用灯盏花素	5
36	地耳草	田基黄注射液	1
37	地黄	清热解毒注射液	1
38	地龙	乳腺康注射液、疏血通注射液	2
39	丁公藤	丁公藤注射液	1
40	独活	伊痛舒注射液	1
41	莪术	乳腺康注射液	1
42	鹅不食草	热可平注射液	1
43	防风	伊痛舒注射液	1
44	粉防己	元秦止痛注射液	1
45	蜂毒	注射用蜂毒（冻干）	1
46	附子	复方蛤青注射液、参附注射液	2
47	甘草	清肝注射液	1
48	干姜	桑姜感冒注射液	1
49	骨碎补	骨痨敌注射液	1
50	瓜蒌	瓜蒌皮注射液、乳腺康注射液	2
51	广地龙	地龙注射液	1
52	广藿香	复方麝香注射液、醒脑静注射液	2
53	过岗龙	复方风湿宁注射液	1
54	汉桃叶	痛安注射液	1
55	黑胡椒	复方蛤青注射液	1
56	红参	参附注射液、参麦注射液、生脉注射液、注射用益气复脉（冻干）	4
57	红花	丹红注射液、复方当归注射液、红花黄色素氯化钠注射液、红花注射液、肾康注射液、血必净注射液、注射用红花黄色素	7

续表

序号	药材	中药注射剂	品种数
58	红茴香	红茴香注射液	1
59	槲寄生	当归寄生注射液	1
60	黄芪	艾迪注射液、参芪扶正注射液、复方蛤青注射液、骨痨敌注射液、黄芪注射液、康艾注射液、肾康注射液、注射用黄芪多糖	8
61	黄芩	清开灵注射液、清热解毒注射液、舒肝宁注射液、双黄连注射液、痰热清注射液、茵栀黄注射液、银黄注射液、注射用清开灵（冻干）、注射用双黄连（冻干）	9
62	黄瑞香	黄瑞香注射液、祖师麻注射液	2
63	黄藤素	矾藤痔注射液、黄藤素注射液	2
64	鸡骨香	复方风湿宁注射液	1
65	鸡矢藤	鸡矢藤注射液	1
66	鸡血藤	乳腺康注射液	1
67	降香	丹香冠心注射液、香丹注射液	2
68	金钱草	退热解毒注射液	1
69	金银花	复方大青叶注射液、脉络宁注射液、清开灵注射液、清热解毒注射液、热毒宁注射液、射干抗病毒注射液、舒肝宁注射液、双黄连注射液、痰热清注射液、退热解毒注射液、银黄注射液、鱼金注射液、注射用清开灵（冻干）、注射用双黄连（冻干）	14
70	菊花	桑姜感冒注射液	1
71	苦参	复方苦参注射液、康艾注射液、苦黄注射液	3
72	苦木	苦木注射液	1
73	苦杏仁	复方蛤青注射液、桑姜感冒注射液、止喘灵注射液	3
74	宽筋藤	复方风湿宁注射液	1
75	连翘	清热解毒注射液、桑姜感冒注射液、双黄连注射液、痰热清注射液、退热解毒注射液、注射用双黄连（冻干）	6
76	两面针	复方风湿宁注射液	1
77	灵芝	茵栀黄注射液	1
78	羚羊角	羚羊角注射液	1
79	龙胆	清热解毒注射液	1
80	芦竹根	去感热注射液	1
81	鹿茸	鹿茸精注射液	1
82	麻黄	止喘灵注射液	1
83	麦冬	参麦注射液、川参通注射液、清热解毒注射液、生脉注射液、注射用益气复脉（冻干）	5
84	毛冬青	毛冬青注射液、清热解毒注射液	2

续表

序号	药材	中药注射剂	品种数
85	没食子酸	芍倍注射液	1
86	没药	骨痨敌注射液	1
87	美洲大蠊	心脉隆注射液	1
88	明矾	消痔灵注射液	1
89	牡丹皮	退热解毒注射液	1
90	南板蓝根	板蓝解毒注射液	1
91	柠檬酸	芍倍注射液	1
92	牛膝	脉络宁注射液	1
93	佩兰	射干抗病毒注射液	1
94	蒲公英	射干抗病毒注射液、退热解毒注射液、复方蒲公英注射液	3
95	七叶莲	复方风湿宁注射液	1
96	前胡	复方蛤青注射液	1
97	羌活	复方大青叶注射液、伊痛舒注射液	2
98	秦艽	元秦止痛注射液	1
99	青风藤	痛安注射液	1
100	青蒿	去感热注射液、热毒宁注射液	2
101	青藤碱	消痛宁注射液、正清风痛宁注射液	2
102	驱虫斑鸠菊	驱虫斑鸠菊注射液	1
103	拳参	复方大青叶注射液、乳腺康注射液	2
104	人参	艾迪注射液、康艾注射液、人参多糖注射液、人参糖肽注射液	4
105	忍冬藤	抗腮腺炎注射液	1
106	鞣酸	消痔灵注射液	1
107	乳香	骨痨敌注射液	1
108	三七	骨痨敌注射液、血塞通注射液、血栓通注射液、注射用血塞通（冻干）、注射用血栓通（冻干）	5
109	桑叶	桑姜感冒注射液	1
110	山豆根	肝炎灵注射液	1
111	山羊角	痰热清注射液	1
112	芍药	芍倍注射液	1
113	射干	射干抗病毒注射液	1

续表

序号	药材	中药注射剂	品种数
114	麝香	复方麝香注射液、醒脑静注射液	2
115	石菖蒲	复方麝香注射液、醒脑静注射液	2
116	石膏	清热解毒注射液、去感热注射液、退热解毒注射液	3
117	石斛	脉络宁注射液	1
118	水蔓菁	勒马回注射液	1
119	水牛角	清开灵注射液、注射用清开灵（冻干）	2
120	水蛭	疏血通注射液	1
121	甜地丁	清热解毒注射液	1
122	通关藤	消癌平注射液	1
123	土贝母	土贝母皂苷注射液	1
124	威灵仙	复方风湿宁注射液	1
125	五味子	复方蛤青注射液、生脉注射液、注射用益气复脉（冻干）	3
126	细辛	柴辛感冒注射液、伊痛舒注射液	2
127	夏枯草	退热解毒注射液	1
128	夏天无	夏天无注射液	1
129	香菇多糖	香菇多糖注射液	1
130	熊胆粉	痰热清注射液	1
131	玄参	脉络宁注射液	1
132	雪莲花	雪莲花	1
133	雪上一支蒿	雪上一枝蒿总碱注射液	1
134	鸦胆子	鸦胆子油乳注射液	1
135	延胡索	元秦止痛注射液	1
136	岩黄连	岩黄连注射液	1
137	野菊花	野菊花注射液、复方蒲公英注射液	2
138	野木瓜	野木瓜注射液	1
139	益母草	益母草注射液	1
140	薏苡	注射用薏苡仁油、康莱特注射液	2
141	茵陈	苦黄注射液、清肝注射液、射干抗病毒注射液、舒肝宁注射液、茵栀黄注射液	5
142	银杏	银杏二萜内酯葡胺注射液、银杏内酯注射液	2
143	银杏叶	舒血宁注射液	1

续表

序号	药材	中药注射剂	品种数
144	淫羊藿	喘可治注射液	1
145	鱼腥草	鱼金注射液、鱼腥草注射液、复方蒲公英注射液	3
146	郁金	醒脑静注射液、复方麝香注射液	2
147	战骨	健骨注射液	1
148	珍珠母	清开灵注射液、注射用清开灵（冻干）	2
149	知母	清热解毒注射液	1
150	栀子	清开灵注射液、清热解毒注射液、热毒宁注射液、舒肝宁注射液、茵栀黄注射液、注射用清开灵（冻干）	6
151	肿节风	肿节风注射液	1
152	猪苓多糖	猪苓多糖注射液	1
153	猪去氧胆酸	清开灵注射液、注射用清开灵（冻干）	2
154	竹叶柴胡	去感热注射液	1
155	紫苏	桑姜感冒注射液	1
156	紫菀	复方蛤青注射液	1

5.3.2　辅料使用情况

中药注射剂辅料主要用来增加制剂稳定性，如增溶、抗氧化、乳化等，明确使用辅料的中药注射剂品种参见表5-2。对于辅料来说，使用频率前5名依次是聚山梨酯80（35）、氯化钠（22）、苯甲醇（18）、亚硫酸钠（8）、甘油（4）。辅料的使用一方面改善了中药注射剂的制剂性质，但也带来了潜在安全性隐患，特别是成分复杂的辅料如聚山梨酯80。

表 5-2　中药注射剂辅料使用情况一览表

序号	辅料	中药注射剂品种	品种数
1	苯酚	地龙注射液	1
2	苯甲醇	蟾酥注射液、穿心莲注射液、当归寄生注射液、丁公藤注射液、复方大青叶注射液、复方蒲公英注射液、骨痨敌注射液、健骨注射液、抗腮腺炎注射液、勒马回注射液、清热解毒注射液、去感热注射液、痛安注射液、香菇多糖注射液、野菊花注射液、野菊花注射液、益母草注射液、银黄注射液	18
3	丙二醇	柴辛感冒注射液	1
4	大豆磷脂	康莱特注射液、鸦胆子油乳注射液	2
5	低分子右旋糖酐	消痔灵注射液	1

续表

序号	辅料	中药注射剂品种	品种数
6	甘露醇	板蓝根注射液、注射用益气复脉（冻干）	2
7	甘油	康莱特注射液、消痔灵注射液、鸦胆子油乳注射液、银杏内酯注射液	4
8	枸橼酸钠	消痔灵注射液	1
9	甲酚	鹿茸精注射液	1
10	聚山梨酯80	白花蛇舌草注射液、板蓝解毒注射液、补骨脂注射液、柴胡注射液、穿心莲注射液、胆木注射液、当归寄生注射液、丁公藤注射液、复方当归注射液、复方蛤青注射液、复方蒲公英注射液、复方麝香注射液、骨痨敌注射液、红茴香注射液、鸡矢藤注射液、健骨注射液、抗腮腺炎注射液、苦木注射液、清肝注射液、驱虫斑鸠菊注射液、去感热注射液、热可平注射液、乳腺康注射液、桑姜感冒注射液、痛安注射液、香丹注射液、消癌平注射液、醒脑静注射液、雪莲注射液、岩黄连注射液、野菊花注射液、野木瓜注射液、伊痛舒注射液、鱼金注射液、鱼腥草注射液、肿节风注射液	36
11	氯化钠	薄芝菌注射液、补骨脂注射液、柴胡注射液、柴辛感冒注射液、蟾酥注射液、喘可治注射液、丹红注射液、灯盏花素氯化钠注射液、灯盏细辛注射液、复方蛤青注射液、红花黄色素氯化钠注射液、鸡矢藤注射液、苦木注射液、驱虫斑鸠菊注射液、热可平注射液、香菇多糖注射液、醒脑静注射液、雪莲注射液、岩黄连注射液、野菊花注射液、鱼金注射液、鱼腥草注射液	22
12	葡甲胺	茵栀黄注射液、银杏二萜内酯葡胺注射液、注射用益气复脉（冻干）	3
13	葡萄糖	灯盏花素葡萄糖注射液、骨痨敌注射液、茵栀黄注射液	3
14	三氯叔丁醇	消痔灵注射液	1
15	亚硫酸（氢）钠	白花蛇舌草注射液、蟾酥注射液、复方大青叶注射液、冠心宁注射液、清肝注射液、消痛宁注射液、消痔灵注射液、正清风痛宁注射液	8
16	依地酸二钠	消痛宁注射液、正清风痛宁注射液	2
17	乙醇	银杏内酯注射液	1

由于聚山梨酯80是近年来关注度较高的中药注射剂辅料，该辅料在中药注射剂中的使用情况参见表5-3。聚山梨酯80的问题将在"6.4"再讨论。

表5-3 中药注射剂中聚山梨酯80的制剂用量（以制成1000ml注射液计）**和可能的日摄入量**[*]

序号	中药注射剂	使用量（原记录）	使用量（g）	日摄入量（mg）
1	白花蛇舌草注射液	10g	10	20～80
2	板蓝解毒注射液	20ml	21.6	43.2
3	补骨脂注射液	2g	2	4～8
4	柴胡注射液	3g	3	6～12
5	穿心莲注射液	15ml	16.2	32.4
6	胆木注射液	2ml	2.16	4.32

续表

序号	中药注射剂	使用量（原记录）	使用量（g）	日摄入量（mg）
7	当归寄生注射液	3g	3	6 ~ 36
8	丁公藤注射液	10ml	10.8	21.6 ~ 43.2
9	复方当归注射液	10g	10	20 ~ 50
10	复方蛤青注射液	3ml	3.24	6.48 ~ 25.92
11	复方蒲公英注射液	2ml	2.16	4.32 ~ 17.28
12	复方麝香注射液	20ml	21.6	43.2 ~ 432
13	骨痨敌注射液	20ml	21.6	43.2 ~ 172.8
14	红茴香注射液	20ml	21.6	43.2 ~ 43.2
15	鸡矢藤注射液	1ml	1.08	2.16 ~ 32.4
16	健骨注射液	10ml	10.8	21.6 ~ 43.2
17	抗腮腺炎注射液	10ml	10.8	21.6 ~ 43.2
18	苦木注射液	6 ~ 8g	6 ~ 8	14 ~ 56
19	清肝注射液	10ml	10.8	21.6 ~ 86.4
20	驱虫斑鸠菊注射液	不详	—	—
21	去感热注射液	5ml	5.4	10.8 ~ 64.8
22	热可平注射液	10ml	10.8	21.6 ~ 43.2
23	乳腺康注射液	5g	5.0	10 ~ 60
24	桑姜感冒注射液	3ml	3.24	6.48 ~ 25.92
25	痛安注射液	—	—	—
26	香丹注射液	5g	5	10 ~ 20
27	消癌平注射液	3ml	3.24	6.48 ~ 324
28	醒脑静注射液	8g	8	16 ~ 64
29	岩黄连注射液	10g	10	20 ~ 40
30	野菊花注射液	5ml	5.4	10.8 ~ 43.2
31	野木瓜注射液	10g	10	20 ~ 80
32	伊痛舒注射液	10g	10	20 ~ 80
33	鱼金注射液	8ml	8.64	17.28 ~ 138.24
34	鱼腥草注射液	5g	5	10 ~ 500
35	肿节风注射液	6ml	6.48	12.96 ~ 51.84

* 聚山梨酯 80 的密度按照 1.08 g/ml 计。

5.3.3　化学成分分析

中药材绝大多数来自植物,少量来自动物和矿物。中药注射剂使用的药材也是植物,少量是动物和矿物,因此中药注射剂很大程度上具有生物提取物的特征。中药注射剂的活性成分必然来自中药材,而中药材中的成分可以分为原生代谢物和次生代谢物两大类。原生代谢物指的是生物存活必须有的物质,包括核酸、蛋白质、多糖等大分子物质和维生素、氨基酸、核苷酸、单糖等小分子;而次生代谢物则是生物为了更好地适应环境而合成的物质,种类繁多,详情可见天然药物化学记载。中药的活性成分几乎都是次生代谢物。根据分子量也可以将中药注射剂成分分为大分子物质和小分子物质两大类。

（1）小分子物质

根据裴月湖和娄红祥主编的《天然药物化学》药学类本科教材第 7 版（人民卫生出版社,2016 年）,中药（主要是植物）所含的小分子物质主要有糖和苷、苯丙素类、醌类化合物、黄酮类化合物、萜类、挥发油、三萜及其苷类、甾体及其苷类和生物碱类;该教材未列鞣质类。绝大多数为次生代谢物。因此,笼统地说,中药注射剂可能也含有这些小分子物质。

小分子物质一般能通过消化道吸收,是中药传统疗效的物质基础,尽管部分小分子的生物利用度尚不是很高;也尽管某些大分子物质也被证实有新的生物活性。

（2）大分子物质

大分子物质主要是原生代谢物或次生代谢物聚合而来。根据已有的知识推断,药材中可能含有的大分子物质有核酸（DNA 和 RNA）、蛋白质、多糖（包括纤维素和淀粉）、树脂、缩合鞣质等。如果没有特别的去除工艺,这些大分子物质可能也会包含在中药注射剂的成品中。

大分子物质因不能直接吸收,因此可能不是传统意义上的活性成分（进一步论述见第 6 章）。

（3）活性成分之机体代谢产物分析

此处的代谢产物是指中药注射剂起效的物质基础是否要考虑中药口服后的代谢产物。中药起作用的"多成分"理论已经深入人心,多成分一方面指一味中药直接含有的化学成分较多,另一方面也包含药物起效的化学成分也很多,包括中药成分的原型和各种形式的代谢物。由于传统中药的给药方式主要是口服,因此"多成分"可能包含经胃肠细菌代谢后的成分和吸收入血经肝脏代谢的成分。这样一来,中药作用的"多成分"就会变得非常复杂。那么,中药注射剂的活性成分是否也是这样呢?

绝大多数中药注射剂的疗效是基于口服药疗效的,这是不争的事实。因此,将口服制剂开发成注射剂时本身就做了一个这样的假设,即:中药注射剂的活性成分等同于药材所含的活性成分,因此一般不包括中药成分的代谢物。否则,将这种口服剂制备成注射剂就是不合理的。既然中药注射剂已经存在,就要承认这种假设。因此准确地说,大多数中药注射剂的活性成分只可能是药材所含的小分子成分,而且还不必考虑进入机体后的代谢产物。需要说明的是,这样考虑问题是为了简化问题,便于研究,不是否定中药成分进入机体后的活性贡献。

5.4 提高中药注射剂安全性的策略

该观点主要引用黑龙江中医药大学李永吉教授的观点 [冯宇飞 , 吕邵娃 , 王艳宏 , 等 . 中药注射剂安全性问题分析及对策 . 中国实验方剂学杂志 . 2011, 17(9): 278-281], 稍有删减。

5.4.1 中药注射剂安全性问题产生的原因

（1）自身特点决定

因中药注射剂成分的复杂性，其中不乏导致机体过敏的物质，如制剂中所含动植物蛋白、多肽、多糖等大分子物质，添加剂及在制备过程中和药物本身的氧化、还原、分解、聚合等形成的杂质均可形成完全抗原，直接刺激机体免疫系统产生免疫应答反应，导致机体发生过敏，如清开灵注射液中水牛角提取物含有的蛋白质在体内会激发某些敏感机体引起过敏。另外，某些物质也可能直接使机体的肥大细胞脱颗粒，导致类过敏反应的产生，如一些中药注射液中的助溶剂聚山梨酯 80（吐温 80）所致的类过敏反应，研究发现，双黄连粉针未引起过敏试验动物体内 IgE 抗体的升高，而其肥大细胞脱颗粒释放的组胺、类胰蛋白酶等介质却显著升高，从而引起了类过敏症状的产生。另有一些小分子化学物质可作为半抗原，进入机体与蛋白质结合形成完全抗原也可致敏，如经研究证实双黄连、清开灵、鱼腥草、茵栀黄等品种的抗菌、抗病毒的有效成分绿原酸，具有半抗原性质，与人类血清蛋白的结合产物具有高度致敏活性。

（2）制剂工艺水平和质量标准偏低

目前，中药注射剂在制备工艺上缺乏科学可靠的质量控制办法，许多中药注射剂的制备工艺还比较落后，一般采用水醇法、醇水法、透析法等，常因其不能适应各种处方中不同有效成分的需要，使杂质难以除去，而影响中药注射剂的质量。另外，中药注射剂的质量标准相对偏低，不少中药注射剂的鉴别项目专一性不强，具有国家标准的上百种中药注射剂中，质量标准参差不齐，大部分标准有待提高。目前对中药注射剂的质量控制，指纹图谱被诸多学者所推崇，我国目前绝大多数中药注射剂已经建立了指纹图谱，在中药注射剂质量控制方面取得了一定成果，但应用指纹图谱进行中药注射剂的质量评价要借鉴西医、西药的理论基础，考虑到中西医药理论基础的差别、中药注射剂具体品种不同及其本身的有效成分不确定等特点，利用指纹图谱来提升中药注射剂的质量标准还需要相关部门进一步完善和验证。

（3）物质基础及体内药代动力学尚未完全清楚

中药注射剂成分复杂，明确其作用物质基础是对其进行深入研究的前提，目前，人们对一部分中药注射剂在体内的吸收、分布、代谢、排泄规律还没有科学的证据，加之其成分的复杂性，更使其药动学研究的干扰因素增多，因而对其药代动力学研究不能等同于西药，尤其是曾报道有与给药速度和给药剂量相关的类过敏反应发生的中药注射剂品种，而要加强中药注射剂的作用物质基础以及致类过敏反应的物质基础研究，明确药效物质基础与类过敏物质基础，从而为中药注射剂的药代动力学及各成分之间的相互作用的深入研究提供依据。另外，应重视中药注射剂中重要成分或主要药效成分的代谢研究，以明确其代谢产物是否可以引起过敏反应,从而对过敏反应发生机制的认识提供重要信息。

(4)临床用药缺乏合理性

用药剂量、给药速度、辨证施治、配伍禁忌和药物相互作用是中药注射剂临床用药合理性的重要方面。任何药物的毒性反应都与剂量有关,中药注射剂也不例外,超剂量使用将会增加不良反应的发生。另有研究表明,临床给药过程中药品浓度过大或给药速度过快,均可能导致头晕、疼痛、刺激性皮炎等不良反应发生。另外,目前部分大型综合医院中95%的中药注射剂处方由西医医生所开,这些对中医药理论知识缺乏的西医临床医生在应用中药注射剂时,在适应证的选择上缺少辨证论治,导致其不良反应的增加。此外,临床上常将中药注射剂与西药配伍应用,以达到中西药联用的协同增效作用,但如果配伍不当则容易引起注射液颜色改变等物理、化学反应,如多种氨基糖苷类抗生素与双黄连注射液两种药物直接接触而产生沉淀,应加强对中药注射剂临床合理用药方面的研究,减少其不良反应的发生率。

5.4.2 提高中药注射剂安全性的对策

针对上述原因,主要的对策如下:

(1)筛选过敏原,提高中药注射剂安全性

面对中药注射剂所引发的不良反应这一安全性问题,我们应对中药注射剂临床前安全性评价予以高度重视。首先,寻找过敏原是降低中药注射剂不良反应的首要问题。在中药注射剂临床使用过程中所引发的变态反应(包括Ⅰ~Ⅳ型变态反应),目前,对中药注射剂的变态反应评价方法主要集中在被动皮肤过敏试验(PCA)和主动全身过敏试验(ASA),其他的过敏试验方法则几乎不曾见过,这是目前中药注射剂新药开发缺乏研究性的表现之一。由此可以推断,如果在临床前安全性评价过程中应用Ⅰ~Ⅳ型变态反应的实验进行评价,通过建立简单、灵敏的致敏原和有害物质的检测方法,筛选主要致敏原、次要致敏原、可能致敏原和辅助致敏物质以及其他有害物质,有针对性的设计合理的工艺路线,一定可以将这些有害物质或成分去除或将其限量在安全范围内。例如笔者所在课题组在PCA试验的基础上通过考察试验中各影响因素,建立了灵敏、可靠的中药注射剂过敏性检测方法——改良PCA,并将其应用于双黄连粉针的过敏性检测。其次,临床前安全性评价中动物模型的选择是关键问题,一般认为豚鼠是进行过敏性试验的最敏感动物,但因其与人类存在较大种属差异,不能完全反映人体情况,即临床前注射剂安全性评价中过敏反应的高阴性率与临床中存在的高阳性率存在很大的差异,相关性较差。但就目前而言,这种由变态反应的种属差异所造成的对药物临床毒副作用预测的偏差依然是一个世界范围内所面临的共同问题,目前尚无理想的方法。因此,要解决这一问题,目前的实验办法是尽可能地进行多方面的探索性研究,不仅有利于探索新方法,尚可提供更多毒副作用信息,使临床安全性预测的可靠性提高。

(2)提升、完善工艺水平和质量标准

选择和完善中药注射剂的制备工艺,最大的困难就是有效成分不完全清楚,因此,对中药注射剂有效成分的提取精制以及制备工艺的优化组合尚离不开对其有作用物质基础的深入研究。另外，我们要对药材与辅料进行优选，并加强中药注射剂制备工艺及工艺过程的控制，按照《中药天然药物注射剂的基本技术要求》进行生产，生产企业在生产过程中应严格执行 GMP。质量标准是药品不可或缺的重要指标，由于中药的化学成分极其复杂，加上原料药材、生产工艺存在许多不稳定因素，给严格制定质量标准带来很大困难。选用高效液相色谱等分析方法对中药注射剂的主要成分进行定量测定，如不符合要求，则应进一步完善质量标准。在此基础上，引进适合中药注射剂的指纹图谱控制项目，提高质量标准，增加可控指标，提高产品使用稳定性和安全性指标。

（3）提高临床用药的合理性

临床合理用药是保证中药注射剂安全性的最后一个环节，也是非常重要的一个环节，首先，进行广泛的配伍实验筛查，采用不溶性微粒、pH 及含量测定等实验方法和手段对多种常用药物进行配伍实验，如笔者所在课题组对双黄连粉针与多种药物配伍研究发现，双黄连粉针与头孢呋辛钠粉针配伍后，溶液立即出现混浊，放置出现白色沉淀，溶液的微粒数明显增多。原因是配伍后溶液 pH 升高，药物的溶解度降低，有沉淀析出；双黄连粉针与碳酸氢钠注射液配伍溶液颜色即刻变成黄色，且溶液的 pH 略微上升，含量明显下降，所以不宜配伍。因黄芩苷溶于碱水及氨水之后，水解产物是酮类化合物而显黄色，且黄芩苷在碳酸氢钠弱碱性溶液中，会使 pH 略有上升。而替硝唑葡萄糖注射液、葡萄糖酸钙注射液、盐酸肾上腺素注射液、西咪替丁注射液、硫酸镁注射液、甲磺酸帕珠沙星氯化钠注射液分别与双黄连粉针配伍后在 6h 内外观无改变，pH 无显著变化，吸收峰及吸收曲线、含量未发生显著改变，因此在 0.9% 氯化钠溶液中可以配伍使用。

其次，积极开展体现中医药特色的中药注射剂的多中心流行病学调查研究，对那些已发生严重不良反应的病例进行回顾性分析，从中找出规律，确定该注射剂的适应证和禁忌证，近几年我国已经开展了一些中药注射剂的流行病学研究，如国家药品不良反应监测中心开展的"双黄连注射剂的安全性研究"，北京市药品不良反应监测中心组织开展的"葛根素注射液安全性评价研究"和温州医学院开展的"葛根素注射剂与不明原因短期发热相关性的流行病学研究"等。这些研究各具特色，为以上品种的安全性再评价提供了宝贵信息，但未能体现中医药特色。笔者认为应设计体现中医辨证特色的流行病学调查表，选择《药品不良反应信息通报》中重点通报的中药注射剂品种为研究对象，开展多中心、前瞻性流行病学研究，并结合中医辨证理论，对研究结果进行探讨，如探讨热证、寒证患者使用清热解毒类中药注射剂不良反应发生率是否有显著性差异等研究，从而为深入揭示中药注射剂不良反应的发生原因提供科学依据。

第三，使用中药注射剂之前，要询问病人有无过敏史，并做皮试，对老人、儿童、肝肾功能异常患者等特殊人群和初次使用中药注射剂的患者应慎重使用，加强用药监护。

第四，应严格按说明书推荐剂量使用，切不可随意加大剂量，中药注射剂要依据注射剂本身的酸碱性等特点来选择适宜的溶媒稀释，尽量单独使用中药注射剂。

（4）开发中药注射剂的皮试诊断试剂

鉴于目前中药注射剂存在的安全性问题和隐患，为减少中药注射剂的过敏反应，提高患者临床用药的安全性，研究中药注射剂过敏原诊断技术，提高过敏体质病人的检出率和脱敏应急方法，开发中药注射剂过敏诊断试剂无疑是一种切实可行的方法，如翁维良等采用皮试的方法对黄芪多糖粉针等 4 种中药注射剂进行了过敏性检测,结果表明皮试对减少上述 4 种中药注射剂用药后过敏反应有一定意义,可作为临床减少不良反应的措施之一。这为安全合理用药提供了一种行之有效的方法,但是目前临床多是询问过敏史并加强输液观察,并不对常用中药注射制剂进行皮肤过敏试验,因此若在筛选出中药注射剂致敏成分后,科学地将其致敏成分制成过敏诊断试剂,有望成为解决中药注射剂不良反应的有效措施。

5.4.3　简评

该观点对中药注射剂的安全性问题提出了相对系统的技术分析,然而,在实施上具有较大的难度,因为缺乏重点。

忽视了类过敏反应在中药注射剂安全性问题的地位,试图通过筛选过敏原提高中药注射剂安全性属于一种被动应对,对中药注射剂安全性提高无实质性帮助,反而增加了临床用药负担,不利于中药注射剂的发展。

在提升、完善中药注射剂工艺水平和质量标准上没有针对性,想通过无针对性地提高生产标准和质量标准,可能会导致工艺和质量标准的性价比偏低(花了较大的经济和技术成本,而提升的质量却有限)。

提高临床用药合理性,这实际上是把中药注射剂安全性问题推向了临床,加重了临床医师、药师和护师的工作压力。在临床诊疗工作繁杂的今天,这显然不利于中药的发展。因为这样的话,中药注射剂只能作为临床疾病防治的备选药而非常用药。

对于开发中药注射剂的皮试诊断试剂来说,效用有限,试图找到并解决所有的中药注射剂过敏原几乎是不可能的。同样增加了临床中药注射剂使用中的麻烦性,不利于中药注射剂的发展。

因此,中药注射剂安全性问题的解决一定要针对生产特点和物质含量特点,找到针对性的突破口才有望实质性、针对性地提高中药注射剂安全性。

5.5　中药注射剂安全性问题关注的现状

学术界对中药注射剂的安全性和有效性关注较多,对造成中药注射剂安全性问题的原因也颇有关注,但进行相对较系统、深入地分析相对偏少。对于安全性问题的研究,目前可以分为两大类,一类是再评价研究;一类是再提高研究。

国家自然科学基金是国家公开设立的最高级别自然类研究基金,最早可检索的数据年份是 1997 年。以题目"中药注射剂"为关键词检索,共检索到 30 项,最早立项的研究是在 2007 年,表明中药注射剂共性的安全性问题登上科研的"大雅之堂"相对较晚(表 5-4,图 5-1)。2016 年及以后,中药注射剂的安全性研究则又进入了低谷,该年度 1 项中药注射剂方面的研究都没有被批准。

在这 30 项立项研究中,绝大多数属于再评价研究,这说明大多数研究者还是处在中药注射剂安全性研究的浅层,在于发现和确证问题的存在。乐观地说,再评价研究为质量再提高研究积累数据并提供依据，悲观地讲，因为再评价研究本质上没有触及质量再提高研究，特别是针对性的再提高研究，因此中药注射剂的安全性提高任重而道远。

表 5-4 国家自然科学基金历年支持的中药注射剂项目

序号	立项年	编号	申报代码	题目	主要属性
1	2007	90709051	H2817	基于免疫芯片的清开灵致敏成分的分析与确认研究	再评价
2	2007	30701109	H2806	主要基于生物热力学表达的中药注射剂不良反应早期快速筛查方法的研究	再评价
3	2007	90709040	H2812	中药注射剂（双黄连）不良反应中Ⅰ型变态反应的基础研究	再评价
4	2007	90709043	H2817	中药注射剂内毒素检测方法的研究	再评价
5	2009	30973859	H2803	皂苷类中药注射剂和Ⅰ型过敏不良反应的预警控制方法研究	再评价
6	2009	30973972	H2903	中药注射剂过敏物质检测新方法的研究	再评价
7	2009	30973934	H2817	中药注射剂类过敏反应机理和生物标志物的研究	再评价
8	2011	81141123	H2903	从血小板活化因子通路研究中药注射剂过敏反应机制	再评价
9	2011	81173659	H2819	Cocktail 探针药物法评价中药注射剂及其有效成分代谢体系的建立	再评价
10	2011	81173540	H2804	基于代谢组学研究中药注射剂过敏反应及类过敏反应	再评价
11	2011	81102885	H2817	基于免疫原特异分析技术的中药注射剂速发型变态反应致敏组分筛选体系构建	再评价
12	2011	81102732	H2903	基于降解网络模式的中药注射剂（血必净）安全性再评价新方法	再评价
13	2011	81160495	H2903	中药注射剂大分子物质监控的方法学研究	*再提高
14	2011	81173542	H2804	基于生物热动力学表征的中药注射剂无菌检查新方法研究	再评价
15	2012	81274070	H2804	探索增溶辅料对中药注射剂杂蛋白测定方法的影响	再评价
16	2012	81274078	H2804	基于活细胞指纹谱监测的中药注射剂过敏反应预警新方法研究	再评价
17	2012	81202578	H3110	以清开灵注射液为模板基于药效的中药注射剂多成分药代归一化研究	再评价
18	2012	81274163	H2812	中药注射剂双黄连Ⅰ型过敏反应预警体系的建立及过敏原筛查与确认	再评价
19	2012	81202993	H2817	基于T细胞介导炎性机制探讨中药注射剂的类过敏反应机制	再评价
20	2013	81373958	H2804	基于代谢组终端表象的中药注射剂暴露／反应模型建立及其应用研究	再评价
21	2013	81373939	H2803	基于蛋白质组学和代谢组学的皂苷类中药注射剂类过敏成分及监测方法研究	再评价
22	2013	81303140	H2903	基于体内过程"层间递进"的中药注射剂药效物质筛选方法	再评价
23	2014	81473547	H2930	基于三维立体数据和多维数据挖掘的中药注射剂致过敏反应关键影响因素研究	再评价
24	2014	81473514	H2902	中药注射剂不良反应随机森林信号模型建立及免疫毒理学评价方法研究	再评价
25	2015	81503239	H2804	中药注射剂（丹红注射液）"量-稳-活-代"多维"质控 markers"的辨析研究	再评价

续表

序号	立项年	编号	申报代码	题目	主要属性
26	2015	81503321	H2812	中药注射剂中黄芩苷致类过敏反应与 hMRGPRX2 受体关系研究	再评价
27	2015	81503244	H2804	基于潜在药效物质组的中药注射剂 PK-BN-PD 模型的构建与应用	再评价
28	2015	81503033	H3010	高表达 H1R 磁性细胞膜固相萃取材料的制备及其在中药注射剂过敏成分筛选中的应用	再评价
29	2015	81573547	H2803	整合代谢指纹图谱和靶标分析技术评价中注射剂（丹红）中植物初生成分的药效作用及机制研究	再评价
30	2015	81560645	H2804	从提取环节控制中药注射剂大分子杂质的方法学研究	*再提高
—	2016	—	—		—

注：数据来自国家自然科学基金网站（www.nsfc.gov.cn）。
* 主要属性是我们根据研究的主要内容判定的，其中只有两项研究的主要属性为"再提高"研究，该研究是我们团队开展的。

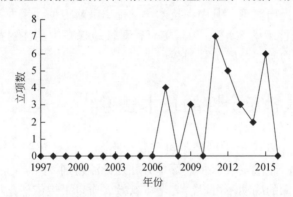

图 5-1　国家自然科学基金委对中药注射剂安全性研究的立项情况（数据截止到 2016 年）

5.6　小结

中药注射剂安全性问题的原因可以归结到管理和技术方面。对比同处方的口服剂型，中药注射剂安全性问题的根本应该是要从物质基础的角度去探讨。加强管理是药品行政人员的事情，而从物质基础层面解决问题才是一个真正的技术问题，也只有这样才能真正解决问题。根据中药传统口服起效的规律，中药注射剂的活性成分应该属于可口服吸收的小分子物质。目前中药注射剂的研究主要集中在安全性评价研究。

6 中药注射剂安全性问题的
"大分子物质"理论

为了提高中药注射剂的安全性,许多行业内的专家对中药注射剂安全性问题开出了"药方"。有的从药品管理的角度提出对策,有的从药品注册(历史问题)、生产、质量标准、流通保管和使用层面提出对策。其中在技术角度提出策略方面,黑龙江中医药大学李永吉教授的观点具有代表性(见5.4)。为了更有针对性地提高中药注射剂安全性,我们较系统地提出了"大分子物质(杂质)"的观点。

6.1 中药注射剂安全性的技术思考[1]

在中国医药界,中药注射剂已经不再是新生事物。2005年版《中国药典》一部就收录有灯盏细辛、清开灵、止喘灵及双黄连等单方和复方注射剂。中药注射剂在发展中药剂型,服务广大人民健康方面的确功不可没。安全、有效、质量可控依然是中药注射剂的基本质量要求。从技术上来讲,业界大体上已经解决了中药注射剂的有效性问题,对于安全性依然是业界难题。关于中药安全性的综述性文章已经很多[2,3],分析其安全性的原因也很多,但从技术角度提出有针对性的解决办法却较少。正因为如此,由于找不到中药注射剂安全性的解决办法,导致此问题日益突出。

6.1.1 中药注射剂的安全问题与给药途径有关

根据目前公开的不良反应资料,中药注射剂的不良反应可以累及各个系统和脏器,最严重的就是导致死亡[2,3]。和相应的中药口服剂型相比,口服剂型的不良反应很少,几乎没有死亡报告。采用注射方式将中药直接注射于机体,机体的屏障作用完全消失,因此,中药注射剂的安全性问题与给药途径密不可分。

6.1.2 中药注射剂的主要安全性问题是过敏或类过敏问题

很多关于中药安全性问题的研究论文无不将"过敏"列为中药注射剂不良反应的首位。"过敏"在免疫学中属于变态反应。根据目前中药不良反应研究,直接能判为过敏反应的几乎占半数;而其他不良反应,也与过敏相关。现代免疫学观点认为,过敏反应一共有四种类型,即Ⅰ、Ⅱ、Ⅲ和Ⅳ型变态反应。Ⅰ型变态反应属于速发型变态反应,出现快,反应强。使用中药注射剂后即刻就发生的过敏反应就属于此类型,严重时可以导致死亡。而Ⅱ、Ⅲ、Ⅳ型变态反应虽然发作不如Ⅰ型快,也很少立即导致死亡,但可以累及机体的各个系统和脏器,可导致严重的功能障碍。因此,中药注射剂的安全性问题很大程度上就是过敏反应。

除此以外,根据提出的类过敏概念,类过敏是一类与过敏反应的表现相似,但其机制是与过敏反应不同的不良反应,含大分子的注射液容易导致此类反应[4]。由于中药注射剂含有高分子成分,也可能导致类过敏反应。

除此之外,溶血、脉管炎、致痛等也是中药注射剂的常见安全性问题。

6.1.3 中药注射剂安全性与生产工艺有关

中药注射剂的生产原料就是中药提取物,具有生物提取物的性质,而且大多为总提取物。提取的主要方法是"水煮醇沉"或"醇提水沉"。由于中药活性成分至今尚未最终明确,醇水法能尽可能多地提取到化学成分,这对保证中药注射剂的有效性是很有益的。然而由于带入很多成分,其中必然有活性成分、无关成分,甚至还含有害成分;既有小分子成分,也可能含有大分子成分。如果注射剂尽可能多地保留活性成分而去除无效成分和杂质,则安全性可以有针对性地提高。

另外传统的中药注射剂提取大多属于热提取工艺,药材长时间加热,许多酯类、酰胺类等成分可能发生水解游离出有机酸(盐),而侧链较长的脂肪酸盐具有很强的表面活性作用(可能与溶血、血管反应等有关,如月桂酸钠具有很强的血管损伤作用[5]),甚至还可以修饰生物大分子(导致抗原形成)。而有些含酚羟基的成分在碱性条件下与空气接触可以发生氧化缩合,导致分子量增加溶液颜色加深。因此,为了减少游离有机酸的产生,防止成分氧化,除非有特别需要,提取工艺最好采用冷工艺,避免强酸强碱,减少与空气接触的时间。

6.1.4 中药注射剂的有效性和安全性的化学分析

传统中药的有效性几乎都是通过口服(汤剂)验证的。根据现代生理学和药理学观点,通过口服产生全身性作用的中药(包括复方),其作用的直接物质基础必然是小分子,否则由于不能吸收就无法起作用。据此分析,中药注射剂的有效成分是属于小分子类物质。

中药注射剂具有生物提取物的特征,因此在提取的过程中不可避免地带来一些生物大分子,如植物蛋白质、核酸等,还有可能带入鞣质、树脂、多糖等大分子。这些大分子口服是不能直接吸收的,必须经过消化道的降解才可能以小分子形式吸收。蛋白质是抗原性最强的常见物质,而且分子量越大抗原性越强,越容易引起过敏反应或类过敏。据此推测,中药注射剂含有的微量蛋白质是导致过敏或类过敏等特有不良反应的主要原因,其他大分子如多糖、核酸、鞣质、树脂等也可能参与了这些不良反应。因此中药注射剂的安全性很大程度上取决于所含的大分子成分。

在小分子化学成分中,钾、钠、氯、钙等无机阴阳离子几乎都属于无效成分甚至是杂质，而未经修饰的单糖、脂肪族有机酸等生物活性也很低。

在中药注射剂可能含有的成分中，大分子可能作为完全抗原或辅助抗原存在而诱发过敏反应，小分子有机酸可能参与大分子的修饰（酰化作用）成为半抗原，同样诱发过敏反应。而钾离子和鞣质是较强的致痛物质、长链有机酸（盐）和某些苷类可能是导致溶血的成分，而小分子多元酸如柠檬酸（盐）、草酸（盐）等是很强的阳离子络合剂，可能参与某些特殊的不良反应。

6.1.5 中药注射剂的质量标准偏低是导致安全问题的主要原因

当前的 2015 年版《中国药典》规定中药注射剂在控制有效性方面主要是指标成分（一个或多个）检测；在中药注射剂安全性方面主要进行蛋白质、鞣质、树脂、草酸盐、钾离子等杂质检测。蛋白质的检测采用的是磺基水杨酸沉淀法，而鞣质则采用蛋白沉淀法进行[6]。磺基水杨酸法对蛋白质产生可见沉淀（混浊）的限量在 10 ~ 20μg/ml[7]，而低于此限量的蛋白质也是能够引发过敏反应的，因而检测方法的限量较高。我们的初步研究也提示，95% 和 75% 的乙醇能够提取到微量蛋白质（高于 40μg/ml）。现行《中国药典》对鞣质的检测也存在限量过高或干扰问题。另外对于其他可能的大分子如核酸、多糖等却没有检测，这些也可能是导致过敏的促进因素，也可能参与了中药注射剂不良反应，而这些在现行 2015 年版《中国药典》未对其进行限量检查。有意思的是，自 2000 年版《中国药典》开始，中药注射剂中的蛋白质、鞣质和树脂类大分子物质的检查无明显改进。

6.1.6 提高中药注射剂杂质检查的范围和限量标准是增加安全性的技术支撑

中药的作用主要来自药材的小分子次生代谢物，而非大分子原生代谢物。大分子成分可能是导致中药注射剂"特有"不良反应的主要原因，因此中药注射剂应该尽可能少地、尽可能低地带入大分子物质，如蛋白质、多糖、核酸、鞣质、树脂等物质，特别是抗原性强的蛋白质，含量越低越好，尽可能地去除干净。

为了提高中药注射剂安全性方面的质量标准，建议采用更为灵敏的手段和方法来检测中药注射剂中可能带入的大分子杂质；而在生产工艺方面建议增加去除大分子，特别是去除蛋白质的工艺，比如将终产品进行纳滤处理。另外还必须去除某些常见的被证明几乎无活性的小分子。

中药注射剂的安全性一直是医药学界关注的重点问题和难点问题。研究思路的突破有望为解决中药注射剂的安全性问题提供思路。

6.2 中药注射剂有效性及"毒性"的物质基础分析[8]

中药注射剂的有效性和安全性以及质量稳定性都是有物质基础的，本部分从物质基础的角度进行理论分析[8]。

6.2.1 中药注射有效性和"毒性"是由所含化学成分决定的

目前的中药注射剂主要从口服剂型上升而来，具有生物提取物的特征，中药注射剂的有效性和"毒性"均有其物质基础。根据对机体的作用不同，可将中药注射剂中的成分分为有效（活性）成分、无效（无活性）成分、杂质、毒性成分。根据含量高低，可分为主要成分、微量成分。根据生物代谢来源可分为原生代谢物和次生代谢物，而根据分子量差异可以大体分为小分子成分和大分子成分。

要想彻底解决中药注射剂的有效性和"毒性"问题，就必须彻底研究清楚中药所有成分的结构和量以及对活性贡献的大小。由于中药的成分过于复杂，目前几乎还没有一味中药的所有成分以及与活性贡献的关系被彻底研究清楚（要彻底研究清楚也不现实）。尽管如此，随着多年研究积累，大多中药的主要活性成分或活性贡献成分大体是确定的，或已得到了业界认可。例如麻黄碱是中药麻黄平喘的主要活性成分[9]，灯盏细辛的黄酮类和咖啡因类成分是活血化瘀的主要活性成分[10]。这就为不影响中药注射剂有效性同时解决"毒性"问题打下了基础。

6.2.2 中药注射剂有效成分属于可吸收成分

中药的传统疗效来自口服和外用的用药经验。大多中药注射剂的研发也源自口服剂的疗效，如清开灵注射液、双黄连注射液、丹参注射液和灯盏细辛注射液。口服剂型中的中药成分可分为可吸收成分和不可吸收成分。由于口服吸收存在首过效应，某些可吸收成分在进入体循环前，可能部分已经被肝脏代谢转化成其他物质（或灭活或激活）。在中药注射剂的生产中，直接将中药成分提取制成注射剂，因此考虑的是中药可吸收成分的直接作用（非转化成分的作用）。

由此推断出：只有可吸收成分才可能是中药注射剂的活性成分，而不可吸收成分不可能属于中药注射剂的活性成分。

由于目前中药注射剂的制备流程没有明确的大分子物质去除工艺。因此，中药注射剂含有小分子物质和大分子物质。尽管大分子和小分子尚无统一的分子量界限，但学术界普遍认同"分子量越大口服越难吸收"的观点。以2010年版《中国药典》二部收载的2271个药物（品种）为例，在治疗全身性疾病的口服化学药中，分子量大于500的较少见，分子量超过1000的则罕见（只有环孢素、维生素 B_{12}、腺苷钴胺、依托红霉素4个），分子量超过3000的则没有。这实际上印证了分子量与吸收的关系。

分子量与吸收的关系实际上已经在药物设计方面已有广泛应用[11]，得到业界的认可。因此，中药注射剂的疗效来自所含的小分子物质，与大分子物质（如分子量大于3000）几乎无关。

6.2.3 中药注射剂含有大分子物质

中药注射剂具有生物提取物的特征，可能含有蛋白质、鞣质（缩合）、多糖、核酸、树脂等大分子物质。2000年版《中国药典》开始对其中的蛋白质、鞣质和树脂进行检查；

但到 2015 年版为止,《中国药典》检查方法基本上无明显改进(只在表述上做了适当调整)。另外, 历版《中国药典》对核酸和多糖都没有检查规定[12], 对蛋白质和鞣质的检查还存在限量偏高现象。

现行《中国药典》对中药注射剂的蛋白质检查沿用了以前的磺基水杨酸沉淀法[12], 限量为 37 ~ 110μg/ml(按牛血清白蛋白 BSA 计)[13]。一般异种蛋白质一次进入 20μg 就足够引发机体的免疫反应(如成人接种一次乙肝疫苗所需蛋白抗原量为 20μg), 如果一次接受 10ml 中药注射剂, 按照此标准, 进入机体的蛋白质可能超过 20μg。中药注射剂原料多采用 "醇水法" 制得, 采用 80% 乙醇沉淀蛋白质等物质。但我们的研究表明, 蛋白质在 80% 乙醇中的溶解度为 20 ~ 30μg/ml(以 BSA 计), 此浓度下的蛋白质不可能被磺基水杨酸沉淀法发现。

现行《中国药典》采用蛋白质(1% 蛋清或酸性明胶)沉淀法[12] 检查中药注射剂中的鞣质, 检查限量也偏高。据我们的实验结果,《中国药典》方法检查鞣质的限量大于 6mg/ml(即 6mg/ml 的焦性没食子酸进行氧化缩合在 410nm 吸光度超过 3 后, 尚检查不出阳性结果)。根据文献推算[14], 肌内注射 2ml 此浓度下的鞣质足以在局部产生硬结、肿胀、压迫和牵引痛等不良反应。

实际上, 已有许多学者反映中药注射剂质量标准存在偏低现象[15, 16], 甚至有学者[17, 18] 呼吁从严监控中药注射剂中的大分子物质。但由于分析不彻底, 尚未被人们普遍接受, 同时由于方法学的制约, 到目前仍未见切实可行的技术策略, 中药注射剂的质量从严控制多停留在药政管理层面。在质量控制上, 2005 年版以来的《中国药典》一部增加了 "中药注射剂安全性检查法应用指导原则"[19], 其思路基本上是采用 "药理 / 毒理" 法进行检查, 属于 "事后" 检查, 没有与物质基础建立直接联系, 对提高中药注射剂的安全性的指导意义有限, 对生产环节也缺乏直接的技术指导。

6.2.4 中药注射剂的 "毒性" 与大分子物质关系密切

根据公开资料分析, 中药注射剂的不良反应可以累及各个系统和脏器, 甚至导致死亡[16]。中药注射剂的 "毒性" 问题多表现为头晕、乏力、血压下降、荨麻疹, 甚至休克等, 这些 "毒性" 大多与原有的药理效应无关, 剂量关系也不明显[16-18], 发生的时间多(> 80%)在用药后 3 天内, 甚至在用药过程中也时有发生。其中, 静脉给药的安全性问题尤为突出[17, 18]。因此, 中药注射剂 "毒性" 的特点与超敏反应最为相似, 甚至有的直接表现为过敏(Ⅰ型超敏反应)[17, 18]。中药注射剂最突出的 "毒性" 问题为超敏反应, 此观点在业界也已达成共识。

超敏反应属于病理性免疫反应, 参与的抗原可分为完全抗原和半抗原。完全抗原多为大分子物质, 以蛋白质最为多见; 半抗原多属于小分子物质, 需与大分子物质结合才能构成完全抗原。大分子物质参与中药注射剂超敏反应也已经获得实验证实[20]。

中药注射剂在原料提取过程中会带来蛋白质、鞣质(缩合)、多糖、核酸、树脂等多种大分子物质。在这些大分子物质中, 蛋白质的抗原性最强, 属于完全抗原[1]。多糖大多具有免疫增强作用, 可作为免疫增强剂促进超敏反应发生。鞣质能与蛋白质形成复合物,可增强蛋白质的抗原性，另外鞣质还属于致痛物质[14]。因此这些大分子物质不宜留在注射剂中。

对于中药口服剂而言，只有小分子物质才有可能被吸收；而蛋白质、核酸、鞣质（缩合）、多糖、树脂等大分子物质是不能直接被吸收的，因而不会构成"毒性"问题。对于从口服制剂上升而来的中药注射剂（如清开灵和双黄连）而言，这些大分子物质则可以直接进入机体，由此带来了安全性问题。尽管现代药理研究表明植物中的某些蛋白质、多糖等大分子物质可能具有特殊的药理活性并有临床应用价值，但对于清开灵等从口服制剂上升而来的传统中药注射剂而言，则不属于此列。因此，如果没有特别的研究支持，中药注射剂中的大分子物质均属于可能带来安全性（"毒性"）问题的物质。

6.2.5 中药注射剂的超敏反应等"毒性"与小分子物质关系较少

目前有学者怀疑中药注射剂的"毒性"（特别是过敏）可能与绿原酸等小分子物质有关[21]。但根据已有知识分析，我们认为小分子对中药注射剂"毒性"的影响较小。小分子化学物质如青霉素类，当患者注射这些物质过敏时，口服也会同样过敏，只是程度相对轻微。而对于处方相同的中药口服剂和注射剂而言，小分子都能进入机体，只是进入的量稍有区别，但安全性问题几乎都发生在注射剂。而且从传统用药经验看，口服金银花（含绿原酸较高，人的口服绿原酸吸收率约为30%[22]）制剂几乎没有过敏报道。用药经验同时表明中药注射剂过敏患者口服同配方的制剂罕有过敏发生。

因此，尽管目前尚不能排除绿原酸等小分子物质参与超敏反应等"毒性"的可能性（实际上后来有文献证实绿原酸并无致敏性[20]），但大分子物质才是影响中药注射剂安全性的主要因素。

为此将以上成分分析归纳于表6-1中。

表6-1　中药注射剂中的可能成分分析

序号	成分类别	主要来源	分子量	口服直接吸收性	在注射剂中的贡献		备注
					活性	毒性	
1	无机物	药材	小	++	–		①
2	单糖类	药材	较小	+++	–		
3	多糖类	药材	大	–	–	免疫增强	
4	脂类	药材	较小	++	+		
5	氨基酸	药材	较小	+++			
6	核酸	药材	大	–	–	免疫增强	
7	蛋白质	药材	大			变态反应	
8	苷类	药材	较小	+	+		
9	苯丙素类	药材	较小	+	+		

续表

序号	成分类别	主要来源	分子量	口服直接吸收性	在注射剂中的贡献		备注
					活性	毒性	
10	醌类	药材	较小	+	+		
11	黄酮类	药材	较小	+	+		
12	萜类和挥发油类	药材	较小	+	+		
13	甾体类	药材	较小	+	+	皂苷类致溶血	②
14	生物碱	药材	较小	+	+		
15	鞣质(单体)类	药材	较小	+		致痛	
16	鞣质(缩合)类	药材	大	-	-	免疫增强、致痛	
17	热源	微生物	大	-	-	发热	
18	表面活性剂(吐温80等)	辅料	大	-	-	免疫增强、溶血	

注：①主要分析常见无机离子，一般认为无机微量元素不参与中药注射剂的主要作用；②甾体皂苷类口服吸收率很低，并具有一定的溶血作用，但可被肠道细菌的降解后吸收。

6.2.6　从严监控大分子物质有利于提高中药注射剂的安全性

　　鉴于中药注射剂质控的现状分析，建立灵敏度更高大分子物质检查方法，提高中药注射剂质量标准迫在眉睫。同时，在确保疗效无明显改变的前提下，建立有效去除中药注射剂大分子物质的方法，生产出安全性更高的中药注射剂才是最终目标。目前我们采用间接法初步证明，采用某些技术（如分子筛）去大分子后，中药注射剂的疗效不会发生明显疗效变化，但"毒性"明显减小[23]。

　　相信在物质观的指导下，随着技术的进步，中药注射剂的"毒性"问题一定会得到很好的解决。

6.3　监控大分子物质是提高中药注射剂安全性的重要策略[24]

　　中药注射剂含有多种物质，其药理作用有必然的物质基础，导致的安全性问题也必然有物质基础。根据我们前期的系统分析，认为从监控大分子杂质角度入手有望显著提升中药注射剂的安全性[24]。

6.3.1　中药注射剂的安全性问题主要来自大分子物质

　　中药注射剂的疗效是有物质基础的，同样，安全性问题必然存在物质基础。由于目前的绝大多数中药注射剂由口服制剂上升而来，因此业界逐渐意识到中药注射剂的安全性问题主要是大分子物质导致的 [1, 8]。理由如下：①中药注射剂的安全性问题的临床表现多与原有药理作用关系甚少，多表现为变态（样）反应，而诱发变态反应的直接抗原则属于大分子物质。②中药注射剂具有生物提取物的特征，含有微量的大分子物质。③同品种的口服剂安全性很高，但安全性问题几乎都出现在注射剂，这间接支持中药注射剂安全性问题的物质基础主要是大分子物质，因为消化道屏障的存在，大分子物质口服很难直接吸收。例如，小分子物质绿原酸曾是中药注射剂备受争议的过敏原 [21]。但研究证实不是过敏原 [20]，相反，提取物中的大分子物质才是引起过敏反应的物质 [20]。

以下将主要从大分子物质基础角度对中药注射剂相关物质检查、安全性检查和大分子物质去除提出相应的技术策略。

6.3.2　中药注射剂有关物质检查法技术指标偏低

根据以上的简要分析，作为生物提取物的中药注射剂可能含有的大分子物质有蛋白质、核酸、多糖、缩合鞣质、树脂等，也可能富含草酸（盐）、钾离子等小分子物质。除非有特别的研究支持，这些物质基本上对中药注射剂无疗效贡献，或者其贡献可以忽略。有文献提出某些植物蛋白质具有某些特定生物活性 [25, 26]，但对于从口服剂上升而来的中药注射剂而言应该不属于活性成分，因为蛋白质口服不被吸收；另外也有文献报道植物多糖具有多种生物活性 [27]，但对于从口服剂上升而来的中药注射剂而言，多糖是不易吸收的，甚至连分子量较小的蔗糖（MW = 342）也需水解成单糖才吸收，由此推测也不属于注射剂预定的活性成分。因此，提高中药注射剂大分子物质的质量标准有利于从物质基础方面提高中药注射剂的质量。

（1）蛋白质检查

蛋白质是强抗原，能诱发机体变态反应，且中药注射中的蛋白多属于植物蛋白或动物蛋白，与人的种属差异大，抗原性很强。微量的蛋白质能足够诱发免疫反应，例如成人使用乙肝疫苗一次所需的蛋白量为 $20\mu g$ [28]。《中国药典》自 2000 年版以来开始检查中药注射剂中的蛋白质，采用的方法是磺基水杨酸自然沉淀法。《中国药典》2005 年版和 2010 年版基本上沿用了 2000 年版，只是在表述上略作修改，无实质性提高。

磺基水杨酸自然沉淀法定量标准蛋白质的下限约为 $25\mu g/ml$，在大体积（10ml）比浊时，检查限可达 $12\mu g/ml$，而在小体积（2ml）比浊时，检查限约为 $37\mu g/ml$ [13]。《中国药典》采用的小体积比浊（1ml 注射液和 1ml 磺基水杨酸试剂），因此检查限不会低于 $37\mu g/ml$，中药注射剂的较深颜色，还会干扰比浊。中药注射剂的原料多采用醇水法制备，以牛血清白蛋白（BSA）为例，BSA 在 70% 以上的乙醇中的溶解度可达 $20 \sim 50\mu g/ml$，因此乙醇沉淀蛋白质是不彻底的，按照磺基水杨酸自然沉淀法检查，也很难查出阳性结果。

为此，直接提高中药注射剂蛋白质检查方法的策略：采用较大反应体系进行离心沉淀检查。例如采用 5ml 中药注射剂和 5ml 磺基水杨酸试剂混匀后于 5000rpm 离心 10min，不得出现沉淀。这样可以将检查限下降到 $1 \sim 4\mu g/ml$，同时中药注射剂的颜色也不会干扰。

另外，如果采用富集策略，可以极大地提高检查灵敏度。例如，将一定体积的中药注射剂通过 PVDF 膜小孔，PVDF 膜将特异性地吸附溶液中的蛋白质，随后用有机溶剂洗除中药注射剂的杂色（蛋白质无色），此时再用蛋白质特异性染色剂如考马斯亮蓝显色来检查蛋白质。我们的研究表明，根据此原理建立的方法，其检查限可达 ng/ml 级，同时具有较强的抗干扰能力，结果直观，原始结果可以长期保存 [29, 30]。

（2）缩合鞣质检查

《中国药典》检查的是鞣质，包括鞣质单体和缩合鞣质，因为单体鞣质和缩合鞣质均能被蛋白质（1% 鸡蛋清生理盐水溶液和明胶溶液）沉淀。自 2000 年版以来，《中国药典》对鞣质的检查仅有表述调整，无实质性提高。令人遗憾的是，《中国药典》方法对加入附加剂聚乙二醇和聚山梨酯的中药注射剂成品无法检查 [12]，使得某些成品中药注射剂超标的缩合鞣质无法受到监控。从原理上看，该方法也不太适合中药注射剂，因为越来越多的研究表明单体鞣质属于活性物质，如柯里拉京 [31]、儿茶素 [32] 等就具有较好的生物活性，也能被口服吸收。实际上只有缩合鞣质口服不被吸收，对中药注射剂无活性贡献，相反还会带来安全性问题。缩合鞣质颜色深、水溶性差，容易产生不溶微粒，也能与蛋白质形成复合沉淀，起到增强抗原的作用。因此，中药注射剂应检查缩合鞣质而非单体鞣质。

在鞣质的检查方面，由于《中国药典》采用蛋白质自然沉淀法，检查限量偏高，尽管文献声称此法对标准鞣质（鞣酸）的检查限可达 50 ~ 100µg/ml[33]。但我们以氧化缩合的没食子酸溶液（20mg/ml 没食子酸溶液，放置后 $A_{410} > 3$）为例，《中国药典》中方法的检出限 > 6mg/ml（表 6-2）。

表 6-2　不同检查方式的鞣质检查结果 *

管号	1	2	3	4	5	6	7
管中样品鞣质浓度（mg/ml）	6.00	2.00	0.67	0.22	0.07	0.02	0
检查体系终浓度（µg/ml）	1000	333	111	38	12	4	0
《中国药典》法观察沉淀	-	-	-	-	-	-	-
《中国药典》法离心后观察	+	-	-	-	-	-	-
蛋白质包被 PVDF 膜过滤截留法（0.5 ml）**	+	+	+	+	+	+/-	-

　+ 表示可见沉淀或浑浊，- 表示未见沉淀或浑浊；* 以氧化缩合的焦性没食子酸鞣质（A_{410}>3）计；** 将 0.5 ml 样品通过安装在 2 mm 孔径滤器上的蛋白质包被 PVDF 膜，检查的是缩合鞣质。

在提高检测灵敏度方面，如果采用离心沉淀法，检查限将会降低到 6mg/ml 左右（以上述没食子酸溶液计）。

如果进一步改进方法，采用蛋白质包被的 PVDF 膜来检测，对注射剂中的缩合鞣质检查限可达 70µg/ml（表 6-2）[34]。该法仍是利用蛋白质与鞣质形成复合物的原理。由于缩合鞣质与蛋白质形成的复合物仍具有颜色，而且几乎不溶于常见的有机溶剂（包括 DMSO），因此也会排除单体鞣质的干扰，检查的针对性增强。

（3）树脂检查

中药注射剂中的树脂也属于大分子物质，容易转化成不溶性颗粒，影响注射剂质量。天然树脂具有较高的脂溶性，《中国药典》采用盐酸自然沉淀法检查 [12]。自 2000 年版以来，

《中国药典》对树脂的检查仅有表述调整，仍未见实质性提高。同样，由于中药注射剂的颜色较深，对自然沉淀的观察有较大干扰，如果采用离心沉淀法观察，检查灵敏度将会增加2～3倍。

（4）核酸、多糖检查

由于中药注射剂属于生物提取物，大分子物质核酸和多糖也可能带入到中药注射剂中。核酸在无水乙醇中的溶解度约为15μg/ml，在70%乙醇中的溶解度约为90μg/ml。尽管一般资料都声称多糖不溶于乙醇，但中药注射剂还是可能会带入多糖类成分。然而，历版《中国药典》对这两类大分子未纳入检查。

植物核酸属于异源性核酸，目前尚未见药用活性报道，也不能直接吸收。因此对于从口服剂上升而来的中药注射剂而言，应不属于活性成分，相反，核酸也具有一定的抗原性（如临床上某些疾病能检测到抗DNA抗体[35]），也能增强其他抗原（如蛋白质）的抗原性。

多糖物质的活性报道较多，多集中在增强机体免疫方面[27]，如灵芝多糖[36]。但机体对多糖很难直接吸收，目前也很难找到植物多糖直接吸收的证据（也许多糖口服起作用不依赖吸收，或通过刺激消化道起作用），因此推测不属于中药注射剂的有效物质。如果将植物多糖注入体内，其增强免疫作用很可能就成为促进变态反应的作用，诱发机体变态反应。

因此，核酸和多糖大分子物质也应该纳入中药注射剂中的检查范围。

（5）草酸盐和钾离子检查

《中国药典》对中药注射剂中的草酸盐和钾离子也进行了检查。根据我们的实验结果（表6-3）推算，《中国药典》对中药注射剂草酸盐的最高容忍度约为2.47mmol/L（草酸盐和钙离子的结合是高强度的，摩尔比是1∶1，人体血总钙参考值为2.1～2.6mmol/L）。而对钾离子的最高容忍度为1mg/ml，相当于25mmol/L（人体血钾参考值为3.5～5.5mmol/L）。

表6-3　草酸盐氯化钙沉淀检查结果

管号	1	2	3	4	5	6	7	8	9	10
管中草酸铵终浓度（mmol/L）	200	66.7	22.2	7.41	2.47	0.823	0.274	0.091	0.030	0.010
自然沉淀法*（2ml体系）	+	+	+	+	+	+/–	–	–	–	–
离心沉淀法**（1ml体系）	+	+	+	+	+	+	–	–	–	–

+表示可见沉淀或浑浊，–表示未见沉淀或浑浊；*《中国药典》方法；**在《中国药典》方法的基础上进行10 000 g离心2min。

草酸盐的主要毒性是络合钙离子，心血管毒性明显，钾离子的毒性也主要表现在心血管系统。按照目前中药注射剂的草酸盐和钾离子的最高容忍度，如果采用静脉推注，可能会引发一过性低血压甚至低血压休克；而静脉滴注的速度较慢，对机体的不良反应相对较小[17]。如要提高标准，可以采用离心沉淀法（表6-3）或加大取样体积等进行检查，但是考虑到生产的难度（草酸盐和钾离子在生产中很难进行选择性去除），暂不建议提高标准（见后述）。为了减少用药风险，应该禁止中药注射剂静脉推注。

6.3.3 关于大分子物质的仪器检查

采用高灵敏度的仪器检查某些具体物质，具有很多优势，主要体现在检测灵敏度方面。比如 SDS-PAGE（十二烷基硫酸钠聚丙烯酰胺凝胶电泳）检查某种蛋白质的灵敏度也可达 ng 级，质谱检测也常能达到 ng 级，ELISA（酶联免疫吸附）检测可达 pg 级 [37]。然而，中药注射剂中大分子物质是由很多分子量不均一、理化性质也不均一的分子组成的，经 SDS-PAGE 分离后，每个蛋白质的含量可能都低于检测限，导致信号被噪声淹没；质谱检测也存在类似的问题，某一具体大分子物质因丰度不够仍可能被检测噪声淹没；普通 HPLC 由于采用分离检测原理，检测器多为 UV 检测器，大分子物质峰并不存在特异性，即使含量很高也会受其他指纹峰干扰而无法指认；ELISA 检测的信号放大率很高，但只针对某个特异性分子。因此仪器检查对具体大分子物质检测具有多种优势，但对中药注射剂的大分子物质检查优势不明显。

6.3.4 关于安全性检查

（1）目前中药注射剂安全性检查存在的主要缺陷

自 2005 年版，《中国药典》增加了《中药注射剂安全性检查法应用指导原则》，涉及异常毒性检查、降压物质检查、过敏反应检查、溶血与凝集检查以及细菌内毒素检查，也保留着中药注射剂的热原检查（表 6-4）。对比 2005 年版，此后多个版本《中国药典》对安全性检查无实质性提高。提高安全性检查的阳性率有利于发现并评估中药注射剂的安全性，为临床用药提供参考；而有效提高安全性检查的标准，有利于从生物学角度提高中药注射剂的质量。

表 6-4　《中国药典》的中药注射剂安全性检查项目

序号	项目	《中国药典》版本			
		2000	2005	2010	2015
1	异常毒性检查		√	√	√
2	降压物质检查		√	√	√
3	过敏反应检查		√	√	√
4	溶血与凝聚检查		√	√	√
5	热原检查	√	√	√	√
6	细菌内毒素检查		√	√	√

从原理上讲，安全性检查属于小概率检查，而药理作用研究属于大概率研究。小概率检查和大概率研究应该在方法学上有所区别。根据报道，目前临床上出现的中药注射剂不良反应的总体发生率为 2%（尽管某些反应很严重），大多品种的不良反应发生率在 5% 以下，少数超过 10%，个别可达 40%（华蟾素注射液）[38]。

在检查样本量上，目前《中国药典》方法进行安全性检查的思路仍沿用药理方法的思路。例如异常毒性只用 5 只小鼠，过敏反应检查只用 6 只豚鼠，降压物质检查只用 1 只猫（药典未明确规定是几只，但从表述上看应该是 1 只）[39]。

动物实验和化学实验的最大差别在于前者的个体差异较大，要想获得阳性结果，就必须有一定的样本量。由于药理作用一般属于大概率研究，小动物 10 只，大动物 3 ~ 6 只就能反映出其药理作用。相反，安全性检查属于小概率研究，小量动物很难排除某些不良反应不会发生，除非不良反应的发生率也成为大概率事件。在当前《中国药典》推荐的动物数下，对反应率为 5% 以下不良反应检出率很低（<30%），如果检出率要达到 80%，动物不良反应的理论出现率将成为非小概率事件了（表 6-5）。

表 6-5 不良反应发生率和检出率的推算

序号	项目	动物数*	假定 5% 反应率时的检出率（%）	当前动物数检出率达 80% 时不良反应理论发生率（%）	备注
1	异常毒性检查	5	22.6	30	小鼠
2	降压物质检查	1	5	80	猫
3	过敏反应检查	6	26.5	24	豚鼠
4	溶血与凝聚检查	—			相当于化学检测
5	热原检查	3	14.3	42	家兔
6	细菌内毒素检查	—			相当于化学检测

*《中国药典》推荐动物数。

（2）解决策略

要提高安全性检查的阳性率可以从三方面解决：①选用敏感动物模型；②增加检查动物数；③根据目前认识有针对性地富集中药注射剂某些成分。

目前《中国药典》方法已经是采用公认的敏感动物或较理想动物。要想获得更敏感的模型动物，牵涉到动物品种改造，短期内不大可行。

增加安全性检查阳性率的直接方法就是增加检查样本量，假定动物的不良反应率为 1%、5%、10% 时，不同动物数的检出率存在较大差别，但动物数的增加能够增加检出率（表 6-6），增加到多少，可以由相关专家确定。但必须清醒的是，增加动物数并不能无限增加小概率不良反应的检出率。因为经验告诉我们，即使在最佳的饲养环境中，动物仍存在一定的发病率或死亡率（尽管概率很小），动物自发的异常会干扰结果判断。

表 6-6 不同动物数对不同发生率不良反应的检出率（%）

动物数 ＼ 不良反应发生率	1%	5%	10%	20%
1	1.0	5.0	10.0	20.0
2	2.0	9.8	19.0	36.0

续表

动物数 \ 不良反应发生率	1%	5%	10%	20%
3	3.0	14.3	27.1	48.8
4	3.9	18.5	34.4	59.0
5	4.9	22.6	41.0	67.2
6	5.9	26.5	46.9	73.8
7	6.8	30.2	52.2	79.0
8	7.7	33.7	57.0	83.2
9	8.6	37.0	61.3	86.6
10	9.6	40.1	65.1	89.3
15	14.0	53.7	79.4	96.5
20	18.2	64.2	87.8	98.8
25	22.2	72.3	92.8	99.6
30	26.0	78.5	95.8	99.9

但增加检查样本量还将增加检查成本，特别是人力成本。为此，有必要提出新的检查策略。如果根据中药注射剂不良反应的特点，对中药注射剂中的某些物质富集，采用现有模型（不增加样本量或稍微增加样本量），也会显著提高安全性检查的阳性率。将微量大分子物质注射到体内是中药注射剂的显著特点，富集大分子有望增加安全性检查的阳性率。

对此，可以将纳滤技术结合起来，用纳滤膜将分子量>3000或5000的大分子物质富集，获得富含大分子注射剂，这种注射剂样品能大幅度增加检测的灵敏度。例如，我们将上市的清开灵注射液100ml，用10K超滤膜富集得到25ml富含大分子注射液（固体物总含量与原注射液一致），富含大分子注射液给小鼠腹腔注射则发生明显的扭体反应。相似地，双黄连注射液经处理后得到的富含大分子注射液能诱发豚鼠过敏反应。但用清开灵注射液和双黄连注射液原液和去大分子注射剂则未见异常发现。这说明，改进方法才能有望提高检查的灵敏性。

6.3.5　中药注射剂安全性提高的方法

（1）去除大分子物质

根据以上分析，要提高中药注射剂的安全性，去除中药注射剂中的大分子物质是一个有效的策略。除非有特别的研究支持，对于从口服剂上升而来的中药注射剂而言，大分子物质无疗效贡献，相反还可能带来了安全性问题。以2010年版《中国药典》二部收载的2271个药物（品种）为例，在口服治疗全身疾病的药物中，分子量大于500的较少，大于 1000 的只有少数几个，大于 3000 的则没有。因此中药注射剂中分子量大于 3000 的物质就不大可能是有效成分了。理论上讲，分子量大于 3000 的分子都必须去除，由于分子量越小，去除难度越大，因此厂家可以结合实际情况，选择分子量去除范围，或逐步实现去除 3000 以上分子量物质。我们初步的实验表明，去除大分子物质后对中药注射剂指纹图谱的影响很小（<5%），提示去除大分子物质后的中药注射剂无明显疗效改变（数据尚未发表）。

在生产方面，只要在目前工艺基础上增加一道分子筛工艺就可以实现大分子去除，去除的物质包括蛋白质、缩合鞣质、树脂、核酸、多糖、热原以及微生物等。尽管增加工艺会增加一定的生产成本，但从提高中药注射剂安全性角度考虑，适度增加成本是值得的。

（2）去除某些小分子物质

小分子物质是中药注射剂疗效的贡献者，但共性小分子草酸盐和钾离子对机体的疗效贡献小，且会带来心血管毒性。尽管草酸盐可以通过钙剂沉淀去除，但钙剂也可能沉淀其他活性分子如黄酮类成分，从而导致活性成分丢失，影响注射剂的有效性。而钾离子可以通过阳离子交换树脂进行去除，但此去除方式可能会影响到其他阳离子活性成分，如生物碱。目前也未见中药注射剂选择性去除草酸盐和钾离子的方法报道，且分子筛对这些小分子也无法选择性去除。因此，从生产环节进一步去除草酸盐和钾离子尚存难度。所以，单纯提高草酸盐和钾离子的质量标准，现实意义不大，但是为了减少草酸盐和钾离子的毒性，应该禁止中药注射剂静脉推注。

另外，在 2012 年 6 月 9 日召开的"2012 年全国中药注射剂安全性评价及质量控制学术研讨会"上获悉，适度采用离子交换或电渗析技术可以在不明显改变活性成分的基础上把钾离子控制在 2015 年版《中国药典》标准内。

必须指出的是，本文不否认不同中药注射剂中某些特别的小分子物质也参与了安全性问题。由于这属于中药注射剂品种的个性问题，本文不予讨论。

6.3.6 结语

中药注射剂从诞生到现在，经历了六七十个年头，随着科学技术的进步，生产技术也在不断改进。中药注射剂的安全性存在共性问题和个性问题，其问题不可能通过某一个技术全部解决。但相信从监控大分子物质为切入点，有利于解决中药注射剂的共性安全问题，将产品质量上升到一个更高的水平。

6.4 中药注射剂大分子杂质再认识

中药注射剂最早产生于 20 世纪 40 年代，由钱信忠等学者开创[40]，目前有 132 个品种[41]。中药注射剂能提升药效，在推进中药剂型发展、拓展应用范围、服务广大人民健康等方面的确功不可没。从技术上来讲，业界大体认同中药注射剂的有效性（如治疗某些肿瘤并发症[42]、心绞痛[43]、脑卒中[44]和心肺复苏后期反应[45]等；尽管作用机制尚不完全清楚），但安全性依然是业界关心的主要问题。中药注射剂是我国独特的品种，国内学者进行了大量研究，认为安全性问题涉及研发、生产、流通和使用等各个环节[46]。然而，中药注射剂的安全性必然存在物质基础，本节将从中药注射剂中大分子物质的角度进行阐述。

6.4.1　中药注射剂的严重不良反应以总提取物、静脉注射液品种为主

按照原料来源，中药注射剂可以分为类似化学药的（准）单体成分制剂，如灯盏花素注射液；有效部位制剂，如舒血宁注射液（固体物黄酮类）和鱼腥草注射液（挥发油类）；总提取物制剂，单方如红花注射液，复方如清开灵注射液。根据给药途径，中药注射剂可分为供静脉注射、肌内注射、局部注射用注射剂。按照制剂形式可以分为注射液和注射用粉针剂。已有的资料表明[47, 48]，不良反应突出的中药注射剂主要是具有总提取物特征的注射液品种。

6.4.2　中药注射剂的安全性问题主要表现为（类）过敏反应

根据临床报道，中药注射剂的不良反应绝大多数属于总提取物类静脉制剂[48]，而挥发油类制剂如鱼腥草注射液则可能更多地来自辅料问题，如聚山梨酯 80（吐温 80，详见下文）[49]。根据公开资料分析，中药注射剂的不良反应可以累及各个系统和脏器，甚至导致死亡[48]。中药注射剂的安全性问题（不良反应）多表现为头晕、乏力、血压下降、荨麻疹甚至休克等，这些不良反应大多与原有的药理效应无关，剂量关系也不明显[16, 48]。而且发生的时间多（＞80%）在用药后 2 小时内，甚至在用药过程中也时有发生；其中，静脉给药的安全性问题尤为突出[48]。因此，中药注射剂不良反应的特点与（类）过敏反应最为相似（过敏反应的临床表现和类过敏反应非常相似，主要差别是前者有抗体 IgE 参与，后者无），甚至有的直接表现为过敏（Ⅰ型超敏反应）[8, 50, 51]，此观点在业界已基本达成共识。

6.4.3　中药注射剂的（类）过敏反应与大分子物质有关

根据国家食品药品监督管理总局的记录[41]，现有 132 个中药注射剂品种，这些品种涉及的中药药材和辅料在食品和（或）医药领域均有广泛应用。对比含相关组分的口服剂和注射剂，（类）过敏反应几乎都发生在注射剂，根据口服剂的吸收规律，大分子物质是不直接吸收的，因此中药注射剂的（类）过敏反应与大分子物质有关[24]。值得注意的是，对于（类）过敏反应，小分子物质口服和注射往往没有质的差别，注射导致过敏的药物也存在口服过敏风险，反之亦然，典型的如青霉素。因存在肠道屏障，大分子物质注射会过敏，口服则未必过敏[52]。对于这些品种涉及的中药注射剂组分，罕见口服类过敏反应发生；而文献所列举的类过敏反应几乎都发生在注射液（特别是静脉注射）[53, 54]。因此，不明大分子物质保留在中药注射剂中增加了安全风险。

（1）来自主药的大分子物质

经典的中药注射剂（单体制剂和组分制剂除外）是混合物，具有生物提取物的特征。结构不明的大分子物质应多为杂质（表 6-7），详情可参见我们的前期分析[24]。来源于主药的

大分子物质一部分来自动植物的原生代谢物如蛋白质、缩合鞣质、核酸、多糖、树脂等，可归为内源性大分子；另一部分则来自药材或饮片的微生物，以脂多糖为代表，可归为污染性大分子。另外药品的储运过程也可能产生大分子物质，主要是小分子氧化缩合或聚合[55]。

表 6-7　中药注射剂中的大分子物质分析[8, 24]

杂质名称	来源	口服吸收性	体内降解性	可能导致的安全性问题
蛋白质	药材、微生物污染	不	可	超敏反应
缩合鞣质	药材	不	不	与蛋白质形成超分子，促进超敏反应；能变性蛋白质，具有刺激性；通过氧化缩合形成
核酸	药材、微生物污染	不	可	免疫增强；促进过敏
多糖*	药材、微生物污染	不	不	免疫增强；促进过敏
树脂	药材、工艺	不	不	免疫增强；促进过敏
脂多糖	微生物污染、内生微生物	不	可	发热、过敏，是细菌内毒素
添加剂中的高聚物	人为添加	不	不	可引起（类）过敏反应

*就已有的认识看，多糖不存在药理意义上的吸收，尽管认为这类成分是口服中药的活性成分，理由：①多糖以单糖形式吸收是消化生理的共识；②目前未见完整多糖分子的吸收数据；③多糖分解为单糖吸收后不大可能在机体再次合成为原有的多糖。

（2）辅料（吐温 80）中的大分子

鱼腥草注射液的活性成分为挥发油，属于小分子物质。挥发油脂溶性高，常加入吐温 80 增溶，确保制剂的稳定性。鱼腥草挥发油口服也是容易吸收的，且民间食用量也大，但作为食品和口服药品的鱼腥草（制剂）均未见（类）过敏反应报道，由此可推断鱼腥草注射液的安全性问题不大可能来自挥发油本身，更可能来自辅料吐温 80（该注射液含吐温 80　0.5%）[56]。除鱼腥草注射液外，含吐温 80 辅料的至少还有 35 种（表 5-3）。根据公开的资料，含吐温 80 中药注射剂的不良反应发生情况大体与其日最大摄入量呈正相关。

化学药和疫苗也常添加吐温 80，但制剂使用的总量较小，临床用量较小，疗程也较短，因此进入人体的总量较小，所以问题不那么突出。

吐温 80 是中药注射剂的重要辅料，是一种不均一聚合物，理论分子量为 1309.65（图 6-1）。结构通式中不含 π-π 共轭，也无长距离的 p-π 共轭体系，因此不可能有可见光吸收。

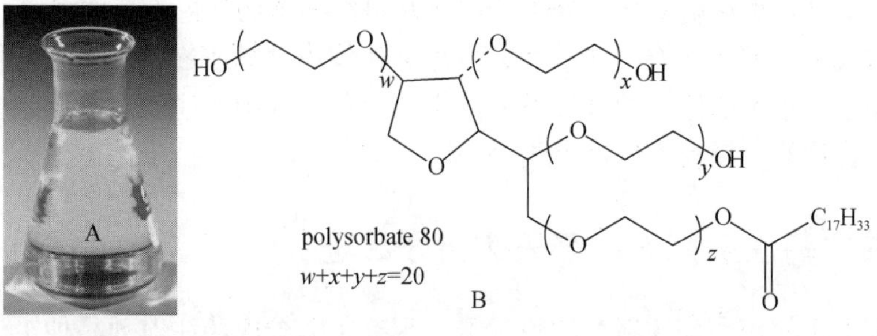

polysorbate 80
$w+x+y+z=20$

图 6-1　吐温 80

A. 吐温 80 溶液（金黄色油状物）；B. 吐温 80 结构式（$C_{64}H_{124}O_{26}$），理论 WT=1309.65

但实际上商用（药用）吐温 80 为金黄色油状物，表明吐温 80 含有有色杂质。我们的实验发现，去大分子后的吐温 80 溶液是无色的。

6.4.4　中药注射剂的大分子物质是活性成分还是杂质

大多中药注射剂基于口服疗效研发，其中只有小分子能直接吸收，因此可能是主要的活性成分。多糖类（包括长链糖苷和肽糖）甚至某些肽类（包括蛋白质）也认为是中药活性成分，但这些物质口服不吸收，可能在消化系统的作用下转化成"正真"的活性成分[57]或直接刺激肠道黏膜而起作用[58]。然而，口服疗效的中药开发成注射剂，本身就假定了"活性物质不需经过消化系统而直接起作用"，因此认为这些物质是注射剂的活性成分是不合理的。

大分子物质的空间结构复杂，来自中药的高纯度均一大分子几乎没有获得过，因此中药注射剂中结构不明的大分子更应该是杂质而不是活性成分，除非有非常明确的直接证据。正因为如此，《中国药典》自 2005 年版起，就对中药注射剂中的蛋白质、鞣质、树脂等物质进行限量检查[24]。

在我们的前期研究中发现，去除中药注射剂大分子物质的确能有效提高中药注射剂的安全性（外观性状明显改善、过敏毒性、非特异性毒性明显减轻），并保持原有的有效性（指纹图谱无明显变化，主要功效不变，稳定性提高）[55, 59, 60]，这也支持大分子物质是中药注射剂杂质的观点。

6.4.5　中药注射剂的部分大分子不可降解而可能导致"蓄积"毒性

表 6-7 所列的部分大分子物质为可降解大分子，有些则是不可降解大分子。根据已有的认识，进入机体后肯定能降解的大分子是蛋白质、核酸，因为机体有相应的降解酶。可能被降解的是多糖和脂多糖，因为它们可能被网状内皮系统吞噬，从而降解[52]。多糖中的纤维素是不被降解的；另外多糖和脂多糖有较好的水溶性，有望能直接通过肾脏排出体外，但分子量必须小于 10K（分子量大于 70K 则完全不能直接排出）。不容易降解的还有缩合鞣质、树脂和吐温 80 等聚合物。特别注意的是，缩合鞣质和蛋白质能形成更大的非共价聚合物，这种聚合物的形成一方面增加了分子量，另一方面也降低了蛋白质的可降解性。在实验中常发现注射富含大分子注射液漏出可导致局部色素长期沉着。

不可降解大分子有可能在机体蓄积，也可能在体内"随波逐流"从而沉积在网状内皮系统和肾小球上，损害机体。如果长期使用富含大分子的中药注射剂有可能会产生蓄积作用，主要损害肾功能，尽管临床报道较少[61]。

6.4.6　目前中药注射剂无明确去大分子工艺

查阅公开的 127 份中药注射剂质量标准（现有 132 个中药注射剂品种），其提取物制备大体上有两种方法。一类是水蒸气蒸馏法，以挥发油为制剂中间体，品种较少，典型的是柴胡注射液和鱼腥草注射液。这种注射剂的安全性问题，应与内源性和污染性大分子关系较小，更多的是添加剂（如吐温 80）造成的 [51, 62, 63]。另一类是基于口服剂研制的，即通过"水醇法"制备的总提取物或组分，代表性单方制剂是丹参注射液，复方制剂则是清开灵注射液。

目前"水醇法"制备的总提取物大多采用"回流"方式。这实际上是一种较为"剧烈"的提取方法，药材细胞结构得到了充分破坏，活性成分和杂质均得到了"充分"提取。这种提取方式对口服剂影响不大，因为"充分"提取的大分子杂质会被消化系统"过滤"掉。但对注射剂而言，大分子杂质对后续工序带来了处理压力，不利于控制成品中大分子杂质。

同样通过查询《中国药典》并咨询生产企业，中药注射剂生产均无严格的去大分子杂质环节，如果有那就是大孔树脂吸附、活性炭吸附、除菌膜过滤。显然这些方法可以减少某些杂质，但无法有效去除大分子杂质。

6.4.7 系统去除中药注射剂大分子

为了推动中药注射剂安全性问题的解决，李连达院士在 2012 年和 2013 年的"全国中药注射剂安全性评价学术会议"上指出，中药注射剂品种既要进行"再评价"研究，更要进行"再提高"研究。"再评价"是出发点，"再提高"才是目的，两项工作应该相互促进 [64, 65]。系统去除大分子物质为"再提高"研究提供了技术性思路。

（1）减少中药注射剂原料的污染性大分子物质

中药种植（含养殖）一般比较关注次生代谢物和生物总量的稳定性和均一性，也关注重金属农药残留等化学污染现象，这对一般中药材来说的确已经够了。但中药注射剂的原料种植除了遵循 GAP 标准外，还应注意生物污染。

生物污染分为两种，一种是病虫害，这种情况一般当作不合格药材处理了；另一种是附着在药材表面但尚不侵入到药材内部的污染。后一种污染常被忽视，容易流入市场。地上部分的药材往往表面积比较大，如红花，如果生长在路旁或空气环境较差、粉尘较多的情况下就容易附着多种微生物，这些微生物的存在为中药注射剂的提取物制备留下了隐患，导致热原（脂多糖）去除压力较大。当然，地下部分的药材也有类似的情况。

（2）减少制剂饮片的污染性大分子物质

中药注射剂制剂饮片应该比一般中药饮片有更高的要求。药材制成饮片后，表面积增加，特别容易导致饮片表面的微生物和某些化学物污染。理论上，中药注射剂制剂饮片炮制、环境要求和储存要求均应高于一般口服剂用的饮片。

（3）优化工艺减少提取物的大分子物质

对于用于中药注射剂的提取物而言，其制备要求应高于一般口服外用剂。由于大分子物质要在中药注射剂中得到严控，要充分优化生产工艺条件，在保证小分子物质充分提取的前提下，减少大分子物质的溶出或增加大分子去除，以降低成品工艺去大分子物质的压力。

因此中药注射剂在原料提取时最好能对药材进行预处理，较大程度地减少污染性杂质的摄入。在提取温度上应该进行优化，减少细胞内大分子物质的释放。减少提取溶媒中的氧含量，以减少提取过程中缩合鞣质的形成等。

（4）去除制剂辅料吐温 80 的大分子物质

吐温 80 是很多中药注射剂的增溶辅料，短期内要提高其质量标准不大可行。号称最好生产商出产的吐温 80 也是金黄色浓稠液体，其 10% 的溶液也同样很难通过 30K 分子筛。但中药注射剂生产厂家可以在使用时进行一些前处理，减少或杜绝大分子缩合物进入成品。

（5）去除成品中的大分子物质

中药注射剂的生产工艺应该增加去大分子工艺。现在很多中药注射剂仍采用或保留了热压灭菌，根据中药注射剂的性质，这种方法是不可取的，最好采用多种膜处理保证成品无菌。因为在热压灭菌过程中会加速多酚类等物质的氧化聚合，增加大分子物质的生成。我们前期研究也证实，"分子筛"技术能有效去除中药注射剂中的大分子杂质[59]。去大分子所用的是膜处理工艺，除菌用的也是膜处理工艺，这两种工艺均不涉及高温，值得工业上串联使用。

6.4.8　结语

未知结构大分子物质是影响中药注射剂安全性的重要物质基础。这些大分子物质的监控是一个系统工程，本章提出的一些观点是理论上的，还需要进一步的实验研究支持，希望能对中药注射剂安全性提高起到一些实质性的作用。诚然，中药注射剂的安全性提高最终要得到国家药监部门的支持并由制药企业来实现，可能还有较长的路要走。

6.5　小结

根据口服药的用药规律，中药注射剂的安全性问题更可能是口服不能吸收物质引起的。而具有生物提取物性质的中药注射剂需明确不能吸收的是大分子类物质，包括主要来自药材的蛋白质、缩合鞣质、多糖、核酸、树脂等物质，污染药材的微生物及相应成分（如脂多糖），和人为添加的大分子物质如吐温 80 聚合物。结合第 4 章所述及安全性内容，这些大分子物质和安全性（不良反应）具有较好的关联性。监控大分子物质是目前提高中药注射剂安全性最快捷有效的方式。

结合目前的认识，3K 分子量以上的大分子物质参与中药注射剂活性贡献寥寥，但考虑到实际情况，去除 10K 分子量以上大分子杂质是值得建议的。

参 考 文 献

[1] 段为钢. 中药注射剂安全性的技术思考. 云南中医学院学报, 2009, 32(06): 12-13.

[2] 董宪法, 杨之煜, 洪向东, 等. 154 例中药注射剂不良反应报告分析. 安徽医药, 2008, 12(10): 998-1000.

[3] 张惠霞, 陈建玉, 宋成. 3414 例中药注射剂不良反应分析. 药物警戒, 2006, 3(4): 232-235.

[4] 谢毓晋. 类过敏反应. 武汉医学杂志, 1980, 4(2): 155-160.

[5] Toshima Y, Satoh S, Ikegaki I, et al. A new model of cerebral microthrombosis in rats and the neuroprotective effect of a Rho-kinase inhibitor. Stroke, 2000, 31(9): 2245-2250.

[6] 国家药典委员会. 中华人民共和国药典 2005 年版（一部）. 2005, 北京: 化学工业出版社, 附录 56.

[7] 张耀廷, 郭岩, 辛暨华, 等. 应用磺基水杨酸法测定蛋白含量. 中国生物制品学杂志, 2001, 14(4):

247-248.

[8] 段为钢,李奇峰,柯瑾.中药注射剂有效性及"毒性"的物质基础分析.医学与哲学(临床决策论坛版),2011, 32(08): 56-57,60.

[9] 丁丽丽,施松善,崔健,等.麻黄化学成分与药理作用研究进展.中国中药杂志,2006, 31(20): 1661-1664.

[10] 段为钢,饶高雄,郑明华.灯盏细辛抗血小板活性成分研究进展.云南中医学院学报,2009, 32(03): 59-67.

[11] 杨二冰,李正名.药物分子设计中的 Lipinski 规则.化学通报,2006(1): 16-19.

[12] 国家药典委员会.中华人民共和国药典 2010 年版(一部).2010, 北京:中国医药科技出版社,附录 60.

[13] 李奇峰,柯瑾,段为钢,等.PVDF 膜吸附染色法检测中药注射剂微量蛋白.云南中医学院学报,2010, 33(06): 43-46.

[14] 钟立贤.中药注射剂的质量问题.中成药研究,1981(6): 14-16.

[15] 曾聪彦,梅全喜.从"鱼腥草注射液事件"看中药注射剂不良反应产生的根源.中国药房,2007, 18(6): 401-403.

[16] 魏晶,王瑜歆,潘卫三,等.中药注射剂不良反应与质量标准完善.中国新药杂志,2010, 19(6): 464-467,53.

[17] 马辉,金丹,耿凤英,等.1190 例中药注射剂不良反应报告分析.中国实用医药,2009, 4(20): 8-10.

[18] 张惠霞,陈建玉,宋成.3414 例中药注射剂不良反应分析.中国药物警戒,2006, 3(4): 232-235.

[19] 国家药典委员会.中华人民共和国药典 2010 年版(一部).2010, 北京:中国医药科技出版社,附录 131-132.

[20] 吴晓冬,杨华蓉,林大胜,等.绿原酸致敏性的综合研究与评价.中国中药杂志,2010, 35(22): 3357-3361.

[21] 黄芳华.绿原酸及其中药注射剂的安全性问题状况分析.中国中药杂志,2008, 33(22): 2716-2719.

[22] Olthof MR, Hollman PC, Katan MB. Chlorogenic acid and caffeic acid are absorbed in humans. J Nutr, 2001, 131(1): 66-71.

[23] 段为钢,柯瑾,张陆勇,等.中药注射剂安全性提高方法(发明专利).申请号:201110055780.6

[24] 段为钢,张陆勇.提高中药注射剂安全性的技术策略.中成药,2012, 34(11): 2201-2205.

[25] 宋华梅,黄利鸣,王艳林,等.天花粉蛋白对宫颈癌 Caski 细胞 DNMT1 基因的表达和酶活性的影响.中国药理学通报,2010, 26(10): 1312-1315.

[26] 张美莉,侯文娟,杨立风.植物蛋白源生物活性肽的研究进展.中国食物与营养,2010(11): 33-36.

[27] 申利红,王建森,李雅,等.植物多糖的研究及应用进展.中国农学通报,2011, 27(2): 349-352.

[28] 崔忠太,林淑霞,闫岩.接种不同剂量国产重组酵母乙肝疫苗效果分析.保健医学研究与实践,2011, 8(1): 46-47,49.

[29] Duan W, Que L, Ke J, et al. Detection of Trace Protein in Chinese Materia Medica Injections by Soaking PVDF Membrane. RSETE 2011-proceedings, 2011,6718-6720.

[30] DUAN W, Li Q, KE J. Detection of Trace Protein in Chinese Materia Medica Injections by Use of Polyvinylidene Fluoride Membrane. CEPPH2011-Proceedings, 2011, 19-21.

[31] 熊富良,张雪琼,刘莹,等.HPLC 测定解毒保肝分散片中柯里拉京含量.中成药,2009, 31(10): 附 3-4.

[32] 刘振丽,宋志前,巢志茂,等.HPLC 测定何首乌中抗氧化有效成分没食子酸和儿茶素在炮制前后含量的变化.中成药,2009, 31(9): 1392-1394.

[33] 王晓春,杨建春,徐军辉.中药注射剂中裸质检查法的探讨.中国药品标准,2002, 3(2): 30-31.

[34] 段为钢,柯瑾,李奇峰,等.蛋白质包被 PVDF 膜吸附法检查中药注射剂缩合鞣质.中成药,2011,

33(11): 80-83.

[35] 汤春园, 陶瑕, 李山. 抗核抗体、抗双链 DNA 抗体研究与实验室检测的进展. 内科, 2008, 3(3): 421-423.

[36] 李晓冰, 赵宏艳, 郭栋. 灵芝多糖药理学研究进展. 中成药, 2012, 34(2): 332-335.

[37] 郭青, 吴晓燕, 史清水, 等. 中药注射剂质量评价的有关研究思路、方法和建议. 药物评价研究, 2010, 33(5): 351-360.

[38] 吴嘉瑞, 张冰. 基于群案信息分析的中药注射剂不良反应发生率研究. 中药新药与临床药理, 2009, 20(4): 391-394.

[39] 国家药典委员会. 中华人民共和国药典 2010 年版(一部). 2010, 北京: 中国医药科技出版社. 附录 131-132.

[40] 施怀生, 冯俊婵. 中药注射液创制考源. 中华医史杂志. 1995, 25(2): 107.

[41] 国家食品药品监督管理总局. http://app2.sfda.gov.cn/datasearchp/gzcxSearch.do?formRender=cx [2017-5-2].

[42] Yanju B, Yang L, Hua B, et al. A systematic review and meta-analysis on the use of traditional Chinese medicine compound kushen injection for bone cancer pain. Support Care Cancer, 2014, 22(3): 825-836.

[43] Luo J, Shang Q, Han M, et al. Traditional Chinese medicine injection for angina pectoris: an overview of systematic reviews. Am J Chin Med, 2014, 42(1): 37-59.

[44] Wu J, Zhang X, Zhang B. Qingkailing injection for the treatment of acute stroke: a systematic review and meta-analysis. J Tradit Chin Med, 2014, 34(2): 131-139.

[45] Zhang Q, Li C. The roles of traditional chinese medicine: shen-fu injection on the postresuscitation care bundle. Evid Based Complement Alternat Med, 2013, 2013: 319092.

[46] 吴露露, 陆叶. 中药注射剂质量管理研究进展. 上海医药, 2015, 36(19): 59-61.

[47] 国家食品药品监督管理总局. 国家药品不良反应监测年度报告(2015 年). http://www.sfda.gov.cn/WS01/CL0844/158940.html[2017-5-2].

[48] 朱峰, 郭代红, 袁凤仪, 等. 3695 例中药注射剂不良反应分析. 药物流行病学杂志, 2015, 24(3): 158-160.

[49] 张美玉, 李连达, 李贻奎, 等. 鱼腥草注射液新制剂致敏性评价实验研究. 中国新药杂志, 2010, 19(9): 780-784,796.

[50] 徐煜彬, 窦德强. 中药注射剂类过敏研究进展. 中国中药杂志, 2015, 40(14): 2765-2773.

[51] 闫位娟, 李连达, 张美玉, 等. 7 种中药注射剂对 Beagle 犬类过敏反应研究. 中国新药杂志, 2010, 19(20): 1895-1898,1910.

[52] 云宇, 王蕾, 段为钢. 从机体处理物质的方式认识代谢和免疫的一致性. 医学争鸣, 2017, 8(1): 24-27.

[53] 高建波. 类过敏反应的研究进展. 中国药物警戒, 2014, 11(6): 344-346.

[54] 曾祥麒, 陈晓露, 李粒. 中药注射剂引起过敏反应和类过敏反应研究进展. 亚太传统医药, 2015, 11(9): 35-37.

[55] 云宇, 侯肖霖, 殷华, 等. 4 种去大分子中药注射剂的稳定性研究. 云南中医学院学报, 2016, 39(4): 20-25.

[56] 孙伟伟, 李贻奎, 张金艳, 等. 吐温 80 及其配制的鱼腥草注射液致豚鼠过敏反应的实验研究. 中药新药与临床药理, 2011, 22(1): 47-51.

[57] 门薇, 陈颖, 李玉洁, 等. 肠道菌群对中药有效成分的生物转化研究进展. 中国实验方剂学杂志, 2015, 21(2): 229-234.

[58] 张旭力, 张丽娟. 中药对肠道黏膜免疫功能的调节. 实用药物与临床, 2017, 20(4): 480-483.

[59] 柯瑾, 张陆勇, 殷华, 等. 大分子物质对中药注射剂的安全性影响. 中成药, 2014, 36(04): 855-859.

[60] 殷华, 王俊杰, 司季青, 等. 4 种去大分子中药注射液与原液的主要疗效对比实验研究. 中医药导报,

2017, 23(3): 62-65.

[61] 蔡琴.中药注射剂致急性肾损伤文献分析.中南药学, 2014, 12(1): 86-88.

[62] 梁爱华.中药注射剂的安全性关键问题研究.创新成果, 2014, 9(95): 91-93.

[63] 孙伟伟,李贻奎,张金艳,等.吐温80及其配制的鱼腥草注射液致豚鼠过敏反应的实验研究.中药新药与临床药理, 2011, 1: 47-51.

[64] 李连达,李贻奎,李峰杰.中药临床再评价的特殊性.中国中药杂志, 2014, 1: 3-4.

[65] 李连达.正确认识中药不良反应,努力提高中药质量、安全性及有效性.中国中药杂志, 2011, 14: 1841.

7 大分子物质去除与中药注射剂的安全性提高

中药注射剂中的大分子物质本质上属于杂质的范畴。由于中药注射剂的安全性提高是在目前状态下进行的，因此用直接的动物模型等很难反映中药注射剂的安全性变化。为此，本章主要以大分子杂质为主要思路，一方面证明富含大分子物质的注射剂安全性更差来间接表明去大分子后的中药注射剂安全性更好。或与原液相比，同时佐证用传统方法也无法发现去大分子中药注射剂的安全性。必要时，在考察富含大分子注射液毒性增强时，要兼顾其固体物的变化程度。

为此，本章主要以清开灵注射液、双黄连注射液、丹参注射液和灯盏细辛注射液等四种中药注射剂为研究对象，考察上市中药注射剂经去大分子和富含大分子操作后的安全性变化。这四种中药注射剂在临床有较广泛的应用，两种为复方，两种为单方，均具有总提取物特征，因此具有较好的代表性。采用的检查方法主要是《中国药典》规定的方法，也尝试增加了细胞层面的安全性检查方法。

7.1 去除大分子物质提高中药注射剂的安全性 [1]

7.1.1 材料方法

（1）一般材料

HPLC 系统型号为安捷伦 1100，由安捷伦科技有限公司生产，凝胶成像系统 ChemiDoc RX 为美国 Bio-Rad 公司产品，AB204-S 电子分析天平为 Mettler-Toledo 公司产品，Centrifuge 5415D 高速离心机为德国 Eppendorf 公司产品，UV-1600 型紫外 - 可见分光光度计为北京瑞利分析仪器公司产品，TECAN 多功能酶标仪（Infinity 200 pro+）为奥地利 TECAN 公司产品。电子红外耳温计（IRT 4520 型）符合医用标准，产自美国 Kaz USA. Inc. 公司。

所用的水为 MilliPore 超纯水系统制得，符合三蒸水标准。3K、10K、30K 分子筛（超滤管）为 MilliPore 公司产品。清开灵注射液（批号 1003272）和双黄连注射液（批号 20100324）均从市场购得，符合《中国药典》规定。

（2）去大分子中药注射剂的制备

将中药注射剂加入到截留大分子物质的超滤管中，于4℃、3000rpm离心获得超滤，滤液即为去大分子中药注射剂，同时也获得富含大分子中药注射液（上层截留液）。操作过程按照无菌操作进行，获得的样品保存在4℃或-20℃。注射液的固体物含量测定采用冷冻干燥称重法进行。精确取1ml样品，冻干至恒重后用分析天平称重计算各样品的固体物含量。

（3）指纹图谱检测

清开灵注射液的指纹图谱检测按照文献[2]条件进行，双黄连注射液的指纹图谱检测按照文献[3]条件进行。进样量为20μl。以原始注射液为参照，计算各指纹峰的相对峰面积变化和总峰面积变化。

（4）外观质量检测

将获得的去大分子注射液和富含大分子注射液装载在一次性无菌透明塑料试管（10ml）中，将装有注射液的试管按一定顺序摆放在试管加上，在自然照明充足的条件下进行拍照，观察各试管颜色变化。另取各样品30μl，加入到透明384孔板中，置于TECAN多功能酶标仪扫描400～800 nm的吸收光谱变化。

（5）清热作用检测

清开灵注射液和双黄连注射液均具有清热作用。参照文献方法[4]，选用符合《中国药典》规定[5]的家兔复制脂多糖（LPS）家兔发热模型。每只家兔经耳缘静脉注射0.5μg/kg LPS（1μg/ml，用注射用生理盐水配置），注射后1min同耳注射生理盐水或注射液原液或去大分子注射液，用红外耳温计记录注射LPS前家兔的耳温，注射LPS后每0.5 h记录另一耳的耳温。以注射LPS前的耳温为参考，计算注射LPS后家兔耳温的变化。

（6）一般毒性检查和过敏毒性检查

一般毒性检查按照2010年版《中国药典》一部附录91进行，过敏毒性检查按照2010年版《中国药典》一部附录92进行。

7.1.2 结果

（1）去大分子中药注射剂的指纹图谱无明显变化

清开灵注射液原液的指纹图谱与文献[2]相似，有4个较明显的峰，色谱图参见图7-1。

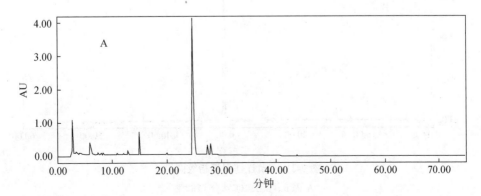

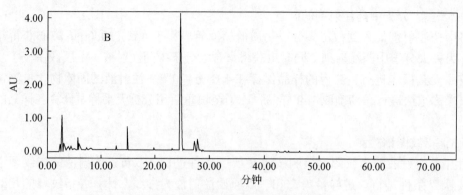

图 7-1 清开灵注射液指纹图谱

A. 原液；B. 去 10K 大分子注射液

将这 4 个色谱峰进行峰面积积分，以原液的对应峰为参照，计算去大分子注射液的相对峰面积，结果参见表 7-1。将原液色谱图的总峰面积为参照，计算去大分子注射液的总的相对峰面积，结果参见表 7-2。

双黄连注射液原液的指纹图谱与文献[3]相似，有 6 个较明显的峰，色谱图参见图 7-2。将这 6 个色谱峰进行峰面积积分，以原液的对应峰为参照，计算去大分子注射液的相对峰面积，结果参见表 7-1。将原液出峰的总峰面积为参照，计算去大分子注射液的总的相对峰面积，结果参见表 7-2。

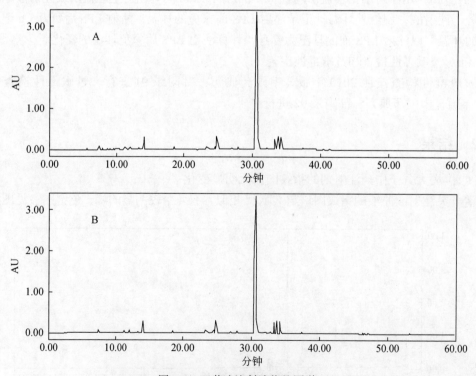

图 7-2 双黄连注射液指纹图谱

A. 原液；B. 去 10K 大分子注射液

表 7-1 清开灵注射液和双黄连注射液主要峰峰面积变化（Mean ± SD, $n=3$）

品名	出峰序号	保留时间(s)	原液 峰面积(mA·s)	3K 峰面积(mA·s)	相对峰面积 A (3K/原液)	10K 峰面积(mA·s)	相对峰面积 B (10K/原液)	30K 峰面积(mA·s)	相对峰面积 C (30K/原液)
清开灵注射液	1	3.073	8439839±236321	5152930±261452	0.611±0.038	8322011±392360	0.986±0.037	8237395±342123	0.976±0.034
	2	5.205	3630490±124384	7773042±342180	2.141±0.041	3584630±172432	0.987±0.04	3587338±154231	0.988±0.038
	3	13.813	5340525±192315	6087597±310263	1.14±0.038	5239044±214030	0.981±0.038	5175528±243564	0.969±0.040
	4	24.658	84731662±963251	28706556±740533	0.339±0.021	81169503±2412428	0.958±0.020	80165581±1245621	0.946±0.013
双黄连注射液	1	14.054	2023185±82369	1869327±94207	0.924±0.045	2057987±103254	1.017±0.046	2071763±101423	1.024±0.046
	2	24.788	3805485±42356	534121±16345	0.14±0.021	3595130±112540	0.945±0.020	3232343±116591	0.849±0.020
	3	30.596	63558370±743510	11274528±342568	0.177±0.023	62840868±2110232	0.989±0.022	58523910±1843368	0.921±0.020
	4	33.302	1479253±15364	269884±25142	0.182±0.030	1446803±72415	0.978±0.030	1297319±42378	0.877±0.019
	5	33.715	2336005±96541	330499±21213	0.141±0.045	2294816±110232	0.982±0.044	2047043±91564	0.876±0.038
	6	34.212	1854556±82563	232642±13652	0.125±0.046	1797900±86345	0.969±0.045	1562694±73356	0.843±0.039

结果表明，两种中药注射液去除大分子物质后，指纹图谱未见质的改变，但3K分子筛选处理的单个峰面积变化较大。结合单个峰面积（表 7-1）和总峰面积（表 7-2）变化，得知截留去除 10K 分子量后获得的中药注射剂的指纹图谱变化最小，相对总峰面积大于0.95（表 7-2）。

表 7-2　两种中药注射液去大分子物质和总峰面积变化（Mean ± SD，*n*=3）

	处理方式	总峰面积（mA·s）	相对总峰面积（/原液峰面积）	固体物含量（mg/ml）	相对固体物含量（/原液固体物含量）
清开灵注射液	原液	102142516 ± 1516271	1.000 ± 0.015	41.6 ± 0.6	1.000 ± 0.015
	3K	63839073 ± 2213262	0.625 ± 0.022	31.1 ± 1.1	0.748 ± 0.026
	10K	99895381 ± 3242542	0.978 ± 0.032	39.6 ± 1.3	0.952 ± 0.031
	30K	100099666 ± 2045490	0.98 ± 0.020	40.4 ± 0.8	0.971 ± 0.020
双黄连注射液	原液	75056854 ± 1062703	1.000 ± 0.014	19.0 ± 0.3	1.000 ± 0.015
	3K	21241090 ± 751111	0.283 ± 0.010	11.6 ± 0.4	0.611 ± 0.022
	10K	71428272 ± 2503699	0.952 ± 0.033	18.1 ± 0.6	0.953 ± 0.033
	30K	72478386 ± 2392232	0.966 ± 0.032	18.9 ± 0.6	0.995 ± 0.033

（2）去大分子后能明显提高中药注射剂的外观质量

将两种中药注射剂原液、去除大分子中药注射液和富含大分子注射液装在 10ml 透明塑料试管中，排列在试管架上拍照，参见图 7-3[①]。各截留液来自 4 倍体积的原液。图 7-3结果表明，滤过液的颜色均较原液浅，以 3K 滤过液颜色最浅；而截留液以 3K 截留液（富含大分子）颜色最深。可见光谱扫描结果（图 7-4）也证明去除大分子物质后能改善中药注射剂外观质量。

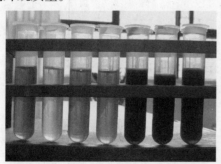
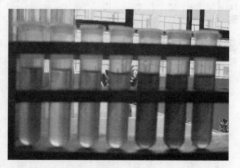

　　　　　　A　　　　　　　　　　　　　　　　　　　　B

图 7-3　中药注射剂去除大分子物质后的颜色变化（照片）

A 为清开灵注射液；B 为双黄连注射液。从左至右依次为原液、3K 滤液、10K 滤液、30K 滤液、3K 截留液、10K 截留液和
30K 截留液；截留液均来自 4 倍体积的原液

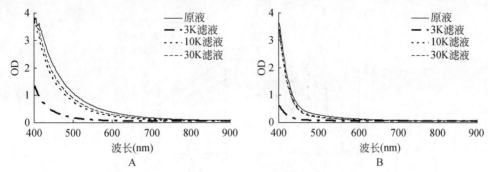

图 7-4 中药注射剂去除大分子物质后的吸收光谱的变化

A 为清开灵注射液；B 为双黄连注射液

（3）去大分子清开灵注射液的清热作用无下降

0.5μg/kg 的 LPS 能诱发家兔发热，约 1h 到达高峰，维持约 4h，4h 后体温趋向恢复。清开灵注射液原液和去大分子注射液均有一定的降体温作用，并有大体的量效相关性。经多因素方差分析，去大分子注射液的解热作用总体上略优于原注射液（$P < 0.05$，双因素方差分析），参见图 7-5。

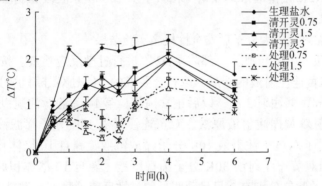

图 7-5 两种清开灵注射液对 LPS 发热家兔体温的影响（$n=3$）

给药量 1ml/kg，"清开灵" 为清开灵注射液的原液，"处理" 为 10K 分子筛去大分子清开灵注射液，0.75、1.5、3 分别指给药体积（ml/kg），ΔT 为升高的温度，单位为℃

（4）去大分子双黄连注射液的清热作用无下降

0.5μg/kg 的 LPS 能诱发家兔发热，约 1.5h 到达高峰，维持约 3.5h，随后体温趋向恢复。双黄连注射液原液与去大分子注射液均有一定的降体温作用（$P < 0.05$）。去大分子注射液的解热作用不低于原注射液，参见图 7-6。

（5）清开灵注射液去大分子后安全性提高实验结果

按照 2010 年版《中国药典》一部附录 91 要求配制以上 5 种来自清开灵注射液的样品，取符合要求的 35 只小鼠随机分为 5 组，每只小鼠腹腔注射 0.5ml，观察 20 分钟，结果发现注射清开灵注射液原液、清开灵注射液 10K 分子筛滤液、清开灵注射液 30K 分子筛滤液样品的小鼠未见明显变化，而注射了清开灵注射液 10K 分子筛截留液（源自 10 倍体积原液，固体物含量 0.0622g/ml）和 30K 分子筛截留液（源自 10 倍体积原液，

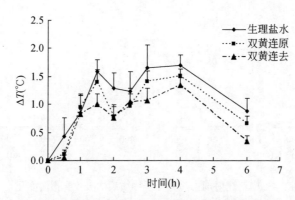

图 7-6　两种双黄连注射液对 LPS 发热家兔体温的影响（*n*=7）

"双黄连原"为双黄连注射液原液，"双黄连去"为 10K 分子筛去大分子双黄连注射液，给药体积：1ml/kg，ΔT 为升高的温度单位（℃）

固体物含量 0.0516g/ml）样品的小鼠分别有 5 和 4 只发生扭体反应。表明富含大分子组分中药注射剂的安全性较低，从而间接表明去除大分子物质后的注射剂安全性得到提高。因当前实验只能将 3K 截留液浓缩 4 倍（相当于从 100ml 原液截滤制备 25ml 截留液），未观察到阳性结果。

（6）双黄连注射液去大分子后安全性提高实验结果

按照 2010 年版《中国药典》一部附录 92[10] 进行过敏反应检查。按照附录 92 要求配制以上 4 种来自双黄连注射液的样品，取符合要求的 24 只豚鼠随机分为 4 组，每只豚鼠隔天腹腔注射 0.5ml，共注射 3 次，以后正常饲养。第 14 天静脉注射以上样品各 0.5ml，30 分钟内发现注射双黄连注射液原液、双黄连注射液 10K 分子筛滤液样品的豚鼠未见明显变化，而注射了双黄连注射液 10K 分子筛截留液（源自 10 倍体积原液，固体物含量 0.0266g/ml）和双黄连注射液 30K 分子筛截留液（源自 10 倍体积原液，固体物含量 0.0231g/ml）样品的豚鼠分别有 3 只呈现明显的过敏反应（竖毛、发抖）。表明富含大分子组分中药注射剂的安全性较低，易导致过敏反应，从而间接表明去除大分子物质后的注射剂安全性得到提高。

7.1.3　讨论

近年来，中药注射剂的安全性是业界关注的主要问题之一。尽管中药注射剂的安全性问题的解决是一个系统工程，涉及标准、生产、流通和使用等环节[6-9]；但根据中药注射剂现阶段的生产特点和标准要求，我们认为其核心环节应该是标准制定环节和生产环节。由于标准与生产直接相关，因此中药注射剂的安全性问题本质上是生产方面的质量问题。中药注射剂的安全性是有物质基础的[10]，根据前期分析，现阶段首要控制的就是中药注射剂的大分子物质。根据此指导思想，我们采用分子筛处理以往市场流通较多的两个品种，将获得的去大分子注射液和富含大分子注射液分别进行实验，结果表明通过一定分子筛处理，可以在保证疗效的前提下提高其安全性。

清开灵注射液和双黄连注射液均具有清热解毒之功效，临床用量较大，也是引发安全性问题频次较高的注射剂[11, 12]。我们的前期研究表明，本实验所用的两种注射液含有微量大分子（蛋白质和缩合鞣质）[13-16]。本研究发现去除一定大分子物质后，注射剂的指纹图谱会发生改变，截留分子量越小，对指纹图谱的影响越大。理论上，分子量大于3000的成分不可能成为中药注射剂的活性成分，截留3K分子量获得的新注射液应当有更高的安全性，但由于对指纹图谱的改变较大，提示可能严重改变了中药注射剂的物质基础，从而严重干扰疗效。由此推测，截留分子不宜过小。根据我们的研究结果，截留分子量在10K左右值得推荐，因为指纹图谱各峰的改变量较小和总的改变总量在5%以内，而且疗效（清热作用）基本不变或略有提高，但安全性却明显提高。

中药注射剂安全性提高的直接证据很难获得，因为上市注射剂是符合《中国药典》规定的，采用《中国药典》方法很难直接证明其安全性更高。本研究则采用"反证法"，即：根据"大分子不是传统意义上中药注射剂的有效成分"这一观点，采用分子筛富集中药注射剂中的大分子物质，证明富集的大分子物质具有明显的"毒性"，从而间接证明去除大分子物质的中药注射剂则安全性明显提高。由于在实验中发现，3K分子筛容易阻塞，很难将大分子物质富集到10倍，而且3K分子筛处理的药液指纹图谱改变较大，因此没有考察此类富含大分子注射液的安全性和去大分子注射液的有效性或未获得较好结果。

根据原料来源，中药注射剂主要有两类，一类是以挥发油成分为主的注射液如鱼腥草注射液，另一类是以固体物为主的注射液。前者多采用水蒸气蒸馏法制得，理论上不含大分子物质（暂不考虑辅料），后者多采用"水醇法"提取制得，理论上可以提取到微量大分子物质，实际上也能提取到大分子。本研究中的两种中药注射剂属于后者。对于"水醇法"提取制备的中药注射剂而言，我们的初步结果提示，去除一定的大分子物质，能够在保证有效性的前提下提高中药注射剂的安全性。

7.2 富含大分子中药注射剂的重复给药毒性[17]

7.2.1 材料方法

（1）材料

清开灵注射液、双黄连注射液、丹参注射液和灯盏细辛注射液均为上市产品，批号分别为1003272、20100324、1005104和20130533。纤维过滤器（10K）由美国Millipore公司生产。ZC系列全自动血细胞分析仪（ZC-960型，医用）由吉林省紫宸光电技术有限责任公司生产，电子红外耳温仪（GLEW-2型）由美国格朗公司生产，TECAN多功能酶标仪由奥地利TECAN公司生产。实验中用到的其他试剂（分析纯）、试剂盒和耗材均为国产。

清洁级新西兰白兔，雌雄各半，体重在1.5 ~ 2.0kg，购于四川省实验动物养殖中心，许可证号：SCXK（川）2014-16。常规条件饲养，自由饮水进食。动物房定时通风消毒，模拟自然光照，室温保持在23 ~ 25℃，湿度30% ~ 70%，适应环境3天后进行实验。

（2）四种大分子富集液的制备

采用分子筛原理，将四种中药注射液分别取 10ml 加入到分子筛超滤管中，配平。低温离心（4℃、3000rpm）以获得中药注射剂大分子富集液（上层截留液）1ml 和去大分子中药注射液（滤膜下液）9ml，重复该操作以制备足够的大分子富集液。操作过程严格执行无菌操作，样品保存于 –40℃，使用前恢复到室温。

（3）动物实验

动物分 9 组，参见表 7-3。每组家兔 6 只，雌雄各半。给药前人工固定家兔，用红外耳温仪记录家兔耳温，称体重。上午经耳缘静脉注射生理盐水、中药注射液原液或大分子富集液，随后进行观察，给药剂量根据注射剂原液的临床剂量计算，见表 7-3。给药后 2 小时测量给药对侧耳温，连续给药 5 天并观察。5 天后经耳缘静脉采集血样，并每组随机处死 3 只动物收集脏器（心、肝、脾、肺、肾），剩余动物不给药继续观察 5 天，然后处死动物收集血样和脏器。

表 7-3　动物分组及给药剂量

序号	组别	药物	给药剂量（ml/kg）
1	空白组	生理盐水	2.31
2	QKL 原液组	清开灵注射液原液	2.31
3	QKL10K 组	清开灵大分子富集液	2.31
4	SHL 原液组	双黄连注射液原液	2.31
5	SHL10K 组	双黄连大分子富集液	2.31
6	DS 原液组	丹参注射液原液	0.46
7	DS10K 组	丹参大分子富集液	0.46
8	DZXX 原液组	灯盏细辛注射液原液	2.31
9	DZXX10K 组	灯盏细辛大分子富集液	2.31

（4）指标检测

给药 5 天后 2 小时和恢复 5 天后抽血检测全血血常规和肝肾功能。血常规检测用全自动血细胞分析仪 2 小时内完成检测；肝功能检测谷丙转氨酶（GPT）活性、血清谷草转氨酶（GOT）和血清胆红素。肾功能检测血清尿素氮（BUN）和血肌酐（Cr）。脏器称重，计算脏器系数（= 脏器重 / 体重 × 100%）。部分脏器组织用 10% 甲醛溶液固定后进行常规石蜡切片和 HE 染色检查。体重变化采用"相对体重"进行衡量，即将给药第一天的家兔体重定义为"1"，以获得同一只家兔的体重变化。

（5）统计学分析

实验数据用 Mean + SD 表示，符合正态分布且方差齐性者使用单因素方差分析，组间比较用 LSD 检验，若方差不齐进行 Tamhane's T^2 检验，以 $P < 0.05$ 表示具有统计学意义。

7.2.2 结果

（1）四种大分子富集液对家兔体重的影响

空白组家兔的体重呈增加趋势，原液组体重下降程度较轻，而大分子富集液组体重下降明显；停药 5 天后，各组家兔体重有一定程度恢复，见图 7-7。

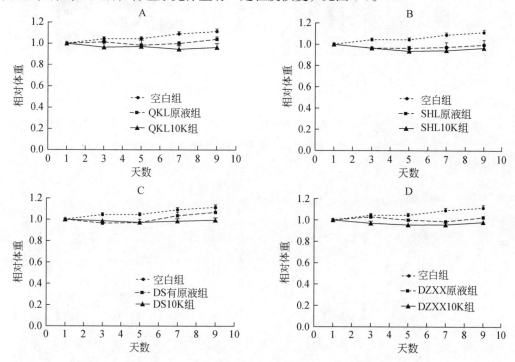

图 7-7 清开灵大分子富集液（A）、双黄连大分子富集液（B）、丹参大分子富集液（C）和灯盏细辛大分子富集液（D）对家兔体重的影响（Mean+SD，前 5 天 $n=6$；后 5 天 $n=3$），"相对体重"是将给药第 1 天的家兔体重定义为"1"以计算同一只家兔体重的相对变化，无单位

（2）四种大分子富集液对血常规的影响

血常规共检测了 20 项指标，其中大分子富集液给药 5 天对白细胞（图 7-8A）、粒细胞（图 7-9A）和血小板（图 7-10A）影响较明显；停药 5 天后有一定程度恢复（图 7-10B）。

（3）四种大分子富集液对家兔体温的影响

对照组家兔的体温变化值（ΔT）较小，各原液组有一定的体温升高作用，而大分子富集液在给药期间较原液有进一步的体温增加趋势，见图 7-11。

（4）四种大分子富集液对家兔脏器系数的影响

四种大分子富集液对家兔心、肝、脾、肺、肾均有一定影响，但总体上对肝（图 7-12）、肾（图 7-13）脏器指数的影响较为明显。给药 5 天，丹参、清开灵和灯盏细辛的大分子富集液组的肝脏指数均具有升高趋势（图 7-12A），双黄连和灯盏细辛大分子富集液组的肾脏指数也有升高（图 7-13A）；停药 5 天有所恢复，但双黄连大分子富集液组的肝脏指数（图 7-12B），双黄连和灯盏细辛大分子富集液的肾脏指数（图 7-13B）仍较高。

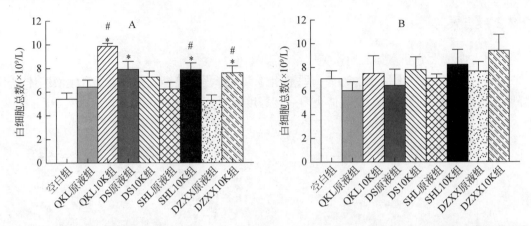

图 7-8　四种大分子富集液给药 5 天后（Mcan + SD, $n = 6$）和停药 5 天后（$n = 3$）对家兔血常规白细胞的影响，与空白组相比，$^*P < 0.05$；大分子富集液组与原液组相比 $^#P < 0.05$

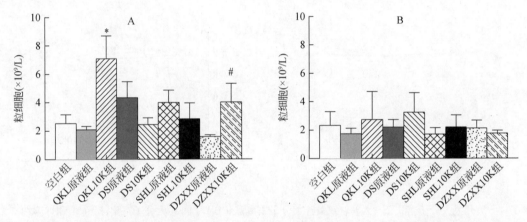

图 7-9　四种大分子富集液给药 5 天后（Mean + SD, $n = 6$）和停药 5 天后（$n = 3$）对家兔血常规粒细胞的影响，与空白组相比，$^*P < 0.05$；大分子富集液组与原液组相比 $^#P < 0.05$

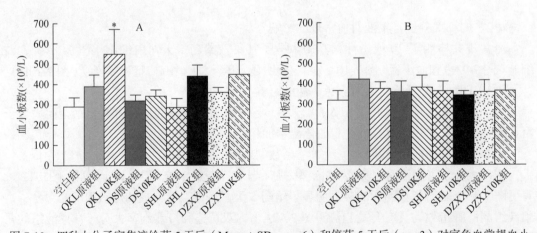

图 7-10　四种大分子富集液给药 5 天后（Mean + SD, $n = 6$）和停药 5 天后（$n = 3$）对家兔血常规血小板数的影响，与空白组相比，$^*P < 0.05$

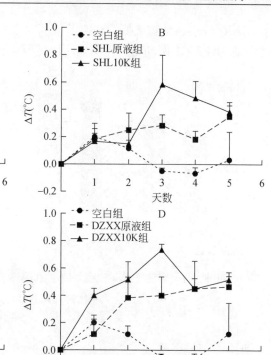

图 7-11　清开灵大分子富集液（A）、双黄连大分子富集液（B）、丹参大分子富集液（C）和灯盏细辛大分子富集液（D）对家兔体温的影响（Mean + SD，n = 6）

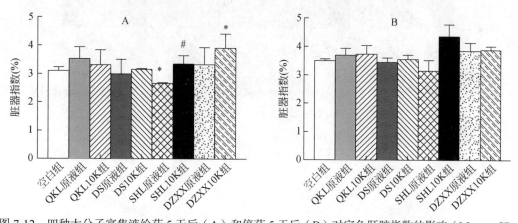

图 7-12　四种大分子富集液给药 5 天后（A）和停药 5 天后（B）对家兔肝脏指数的影响（Mean + SD，n = 3），与空白组相比，*P < 0.05；大分子富集液组与原液组相比 #P < 0.05

（5）四种大分子富集液对家兔肝功能的影响

四种大分子富集液对家兔的总胆红素有影响，但均在参考值范围之内。对于 GPT 而言，用药 5 天，清开灵原液组有个别动物的血清值超出参考值（图 7-14A）；恢复 5 天后，清开灵原液组、清开灵大分子富集液组、丹参原液组、双黄连大分子富集液组和灯盏细辛大分子富集液组均有 1 例超出参考值（> 45 U/L）（图 7-14B）。对于 GOT，用药 5 天，四种注射液原液组各动物的值均在参考值范围之内（图 7-15A）；但在恢复期，清开灵原液组、丹参 10K 组各有 1 例动物的检测值超出范围（＞ 35 U/L）（图 7-15B）。

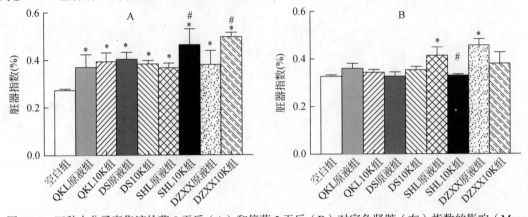

图 7-13　四种大分子富集液给药 5 天后（A）和停药 5 天后（B）对家兔肾脏（左）指数的影响（Mean ＋ SD，$n = 3$），与空白组相比，$^*P < 0.05$；大分子富集液组与原液组相比 $^\#P < 0.05$

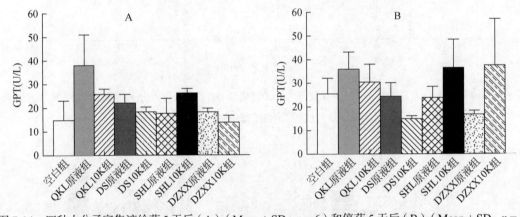

图 7-14　四种大分子富集液给药 5 天后（A）（Mean ＋ SD，$n = 6$）和停药 5 天后（B）（Mean ＋ SD，$n = 3$）对血清 GPT 的影响，各组间未见统计学差异

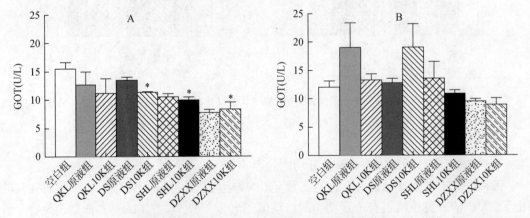

图 7-15　四种大分子富集液给药 5 天后（A）（Mean+SD，$n=6$）和停药 5 天后（B）（Mean+SD，$n=3$）对血清 GOT 的影响，与空白组相比，$^*P < 0.05$

（6）四种大分子富集液对家兔肾功能的影响

用药5天后，四种大分子富集液对家兔血尿素氮（BUN）的影响都在参考值范围之内（＜7.1 mmol/L）（图7-16A），但有升高趋势；停药5天后有一定恢复，但丹参大分子富集液组仍恢复不完全（图7-16B）。对于血肌酸酐（Cr），用药5天和停药5天的值均在参考值范围之内（＜133μmol/L）（图7-17）。

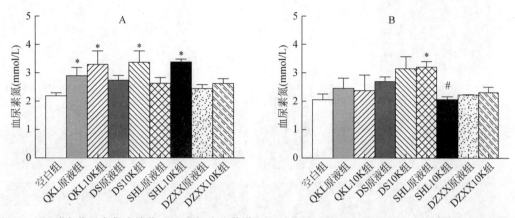

图7-16　四种大分子富集液给药5天后（A）和停药5天后（B）（Mean＋SD，$n=3$）对家兔BUN的影响，与空白组相比，$^*P<0.05$；大分子富集液组与原液组相比 $^\#P<0.05$

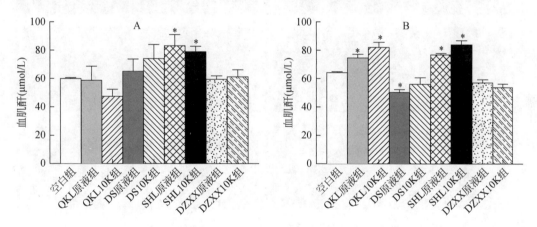

图7-17　四种大分子富集液给药5天后（A）和停药5天后（B）（Mean＋SD，$n=3$）对家兔Cr的影响，与空白组相比，$^*P<0.05$

（7）四种大分子富集液对家兔脏器的显微病理观察

四种注射剂的原液和大分子富集液对脾脏未见明显影响，对心和肺可见轻度病理改变，但对肝脏和肾脏的病理改变较为明显。用药5天后对家兔肝脏均产生从水肿、脂肪变性或伴有炎症细胞浸润等不同程度的病理改变，总体上大分子富集液组较严重，甚至停药5天也未能较好地恢复（图7-18）。四种注射剂原液和富含大分子液给药注射后，各组肾脏的肾小球和肾小管均出现不同程度的显微病理变化，总体上以大分子富集液组病理改变较重，停药5天也未能较好恢复（图7-19）。

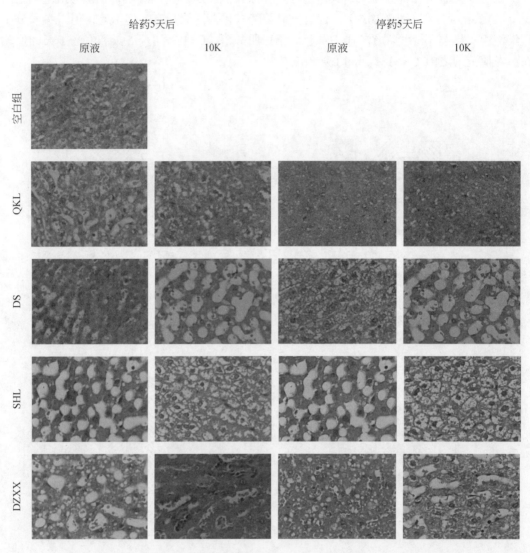

图 7-18　四种中药注射液对肝脏的病理影响（400×，图片：125μm × 90μm）

用药 5 天后，QKL 原液组肝细胞普遍中度水肿变性，大泡及小泡混合型脂肪变性；QKL 10K 组肝细胞普遍中重度水肿变性；DS 原液组肝细胞普遍轻至中度水肿变性，广泛脂肪变性；DS 10K 组肝细胞普遍轻至中度水肿变性；SHL 原液组肝细胞普遍轻度水肿变性，个别汇管区少数几个炎症细胞浸润；SHL 10K 组肝细胞普遍中重度水肿变性；DZXX 原液组，肝细胞普遍轻度水肿变性，广泛脂肪变性；DZXX 10K 组肝细胞普遍轻度水肿变性，个别汇管区少数几个炎症细胞浸润。停药 5 天后，QKL 原液组肝细胞普遍轻至中度水肿变性，轻度脂肪变性；QKL 10K 组肝细胞普遍轻至中度水肿变性；DS 原液组肝细胞普遍中重度水肿变性，轻度脂肪变性；DS 10K 组肝细胞普遍轻度水肿变性，广泛脂肪变性；SHL 原液组肝细胞轻度脂肪变性；SHL 10K 组肝细胞普遍重度水肿变性；DZXX 原液组肝细胞普遍轻度水肿变性，广泛脂肪变性；DZXX 10K 组肝细胞普遍轻至中度水肿变性，汇管区少数几个炎症细胞浸润

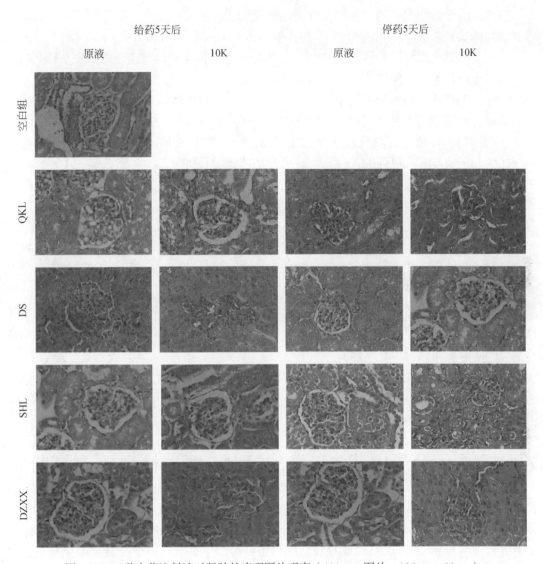

图 7-19　四种中药注射液对肾脏的病理图片观察（400×，图片：125μm×90μm）

给药 5 天后，QKL 原液组肾小球结构正常，多分布于皮质部；QKL 10K 组肾小球及肾间质淤血，肾小管上皮细胞轻度水肿，可见肾小管内见红染渗出物；DS 原液组，肾小球结构正常，肾小球及肾间质淤血，肾小管上皮细胞轻度水肿；DS 10K 组肾小球及肾间质淤血，个别肾小球溶解，肾小管上皮细胞轻度水肿；SHL 原液组肾小球结构正常，肾小球及肾间质淤血，肾小管上皮细胞轻度水肿；SHL 10K 组肾小球及肾间质淤血，肾小管上皮细胞轻度水肿；DZXX 原液组肾小球结构正常，肾小球及肾间质淤血，肾小管上皮细胞轻度水肿；DZXX 10K 组肾小球及肾间质淤血，肾小管上皮细胞轻度水肿。停药 5 天后，QKL 原液组未见明显异常；QKL 10K 组肾小球及肾间质淤血，肾小管上皮细胞轻度水肿，可见肾小管内见红染渗出物；DS 原液组肾小球结构正常，肾小球及肾间质淤血，肾小管上皮细胞轻度水肿；DS 10K 组肾小球结构正常，肾小球及肾间质淤血，肾小管上皮细胞轻度水肿；SHL 原液组肾小球及肾间质淤血，肾小管上皮细胞轻度水肿；SHL10K 组肾小球及肾间质淤血，个别发生溶解，肾小管上皮细胞轻度水肿；DZXX 原液组肾小球及肾间质淤血，肾小管上皮细胞轻度水肿；DZXX 10K 组肾小管上皮细胞轻度水肿，肾间质少数散在炎症细胞浸润

7.2.3　讨论

目前认为中药注射剂的主要安全性问题表现为（类）过敏反应，中药注射剂的其他脏器毒性风险关注较少[18]。由于大多中药注射剂的开发是基于口服疗效的，因此大分子物质更可能是杂质而非活性成分[19]。实际上，去除大分子物质后，可明显提升安全性[1]，而有效性也能得到很好的保留[20]，外观质量和稳定性[21]均能明显提高。

然而，中药注射剂大分子物质的重复给药毒性反应未见报道。本研究中，大分子物质不是拟研究中药注射剂的活性成分和主要成分，这些注射液的去大分子液和10倍富集大分子注射液的固体物浓度变化较小（10%以内）[1]。通过10倍富集，本研究证实中药注射剂的大分子物质具有更强的毒性，可导致动物体重增长缓慢甚至体重减轻，主要影响白细胞、粒细胞和血小板数量，对肝脏和肾脏的毒性相对明显。本研究还发现个别家兔的心肌也有显微病理改变，提示大分子物质的潜在心脏毒性也是不容忽视的[22]。显然，这些毒性单次用药不容易发现。

中药注射剂具有生物提取物的特征，可能含有蛋白质、（缩合）鞣质、树脂以及核酸和多糖等大分子物质[13, 19, 23, 24]。大分子物质除了会引起（类）过敏反应，也可在体内代谢或作用于相应的靶组织或靶细胞产生效应[25]。例如，脂多糖[26]和鞣质[27]具有一定的肝毒性，会引起GPT、GOT升高。对于肾脏而言，大分子物质[28]有可能阻塞肾小球而导致肾小球淤血甚至肾小球溶解，也可能损伤肾小管；由于肾小球具有不可再生性，大分子物质对肾小球的毒性应当格外重视。

总之，对于基于传统疗效开发的中药注射剂来说，大分子物质不是活性成分，更可能是杂质，不但可能会引起（类）过敏反应，也具有较大的肝肾毒性风险；而去除大分子物质则有望减轻此类反应。

7.3　富含大分子中药注射液的溶血与凝聚检测

检测方法系参照《中国药典》规定的中药注射剂溶血与凝聚安全性检查法，对富含大分子注射液进行检测。将注射液的富含大分子液、去大分子液和原液与2%的兔红细胞混悬液混合，温育3h后，观察药液对红细胞状态是否产生影响。由于注射液本身有颜色，其色泽可能对血红素的最大吸收有干扰，所以特设供试品阴性对照管，以排除干扰。

7.3.1　材料

（1）实验动物

清洁级实验兔，♂，体重1.7 ~ 3.0 kg，购于四川省实验动物专委会养殖场，许可证号SCXK（川）2013-14，合格证号0021366。

（2）主要仪器

正置显微镜（Eclipse50i），日本Nikon公司；Milli-Q超纯水机，美国Millipore公司；TECAN多功能酶标仪，奥地利TECAN公司；智能数显恒温水浴锅（HH-4），巩义予华仪器有限责任公司。

（3）主要试剂

氯化钠注射液（0.9%），昆明南疆制药有限公司，批号 A140710C1；清开灵注射液（10ml），吉安益盛药业股份有限公司，批号 1003272；双黄连注射液（20ml），哈尔滨珍宝制药有限公司，批号 20100324；丹参注射液（10ml），四川升和制药有限公司，批号 1005104；灯盏细辛注射液（10ml），云南生物谷药业股份有限公司，批号 20130533。

（4）0.2% 兔红细胞混悬液的制备

家兔固定于卧位，心脏采血 5ml，放入锥形玻璃瓶中，用玻璃棒缓慢搅动血液，除去纤维蛋白原，使新鲜兔血变成脱纤血液，加入 10 倍体积的 0.9% 氯化钠溶液摇匀，置于 50ml 离心管内，1000rpm/min 离心 15 分钟，温度设定在 10℃，除去上清液，沉淀的红细胞再用 0.9% 氯化钠溶液按上述方法洗涤 4 次，使上清液不显红色。将所得沉淀红细胞用 0.9% 氯化钠溶液配制成 0.2% 的兔红细胞混悬液，保存备用。

（5）四种富含大分子和去大分子注射液制备

前述已经制备，临用前 –40℃冰箱取出融化待用。

7.3.2　方法

（1）样品分组与溶液配制方法

取洁净玻璃试管 16 支，编号。1 ~ 7 号管为供试品管，依次为清开灵注射液 3K 截留液、3K 滤液、10K 截留液、10K 滤液、30K 截留液、30K 滤液、原液；8 号管为阴性对照管（0.9% 氯化钠溶液）；9 号管为溶血阳性对照管（蒸馏水）；10 ~ 16 管为供试品阴性对照管，依次为清开灵注射液 3K 截留液、3K 滤液、10K 截留液、10K 滤液、30K 截留液、30K 滤液、原液。依次加入 2% 兔红细胞混悬液、0.9 氯化钠溶液、蒸馏水或供试品溶液，混匀后，立即置于 37℃ ±0.5℃的数显恒温水浴锅中进行温育。3h 后观察溶血与凝聚反应。加样顺序见表 7-4。

表 7-4　四种中药注射液溶血与凝聚检测溶液配比（ml）

试管编号	1 ~ 7	8	9	10 ~ 16
2% 红细胞混悬液（ml）	2.5	2.5	2.5	—
0.9% 氯化钠溶液（ml）	2.2	2.5	—	4.7
蒸馏水（ml）	—	—	2.5	—
供试品溶液（ml）	0.3	—	—	0.3

（2）溶血肉眼观察法

将上述试管在 37℃ ±0.5℃环境下进行温育 3h 后，如果试管中的溶液呈现澄明红色，管底无细胞残留或只有少量红细胞残留，则表明有溶血现象发生；如果红细胞全部下沉，上清液无色澄明，或上清液虽然有色但澄明，1 ~ 7 号供试品管与对应的 10 ~ 16 号供试品阴性对照管进行比色无显著性差异，则表明肉眼观察无溶血现象发生。

（3）溶血比色观察法

由于中药注射剂本身就有颜色，常规的肉眼观察法可能存在干扰与误差。所以在肉眼观察法的基础上进行比色法检查。为了避免离心的速度和温度对红细胞产生影响，导致非药物性溶血，则将各管以 1000rpm/min 离心 10 分钟。每支试管取上清液 50μl，加入 384 孔板中，在酶标仪 400 ～ 800nm 波长下测得各孔 OD 值，若溶血百分率大于 5% 则表明有溶血发生。按公式（7-1），计算溶血百分率。

$$溶血百分率（\%）= \frac{OD_{供试管} - OD_{阴性对照管}}{OD_{溶血阳性管} - OD_{阴性对照管}} \times 100\% \tag{7-1}$$

（4）凝聚肉眼观察法

取上述温育 3h 后的 1 ～ 7 号供试品管进行肉眼观察其凝聚现象，若溶液中有棕红色或红棕色絮状沉淀物，用 2ml 吸管轻轻吹打 5 ～ 10 次后仍不分散者，则表明有红细胞凝聚现象发生，为真凝聚；能均匀分散者为假凝聚。判定红细胞凝聚程度与分级（表 7-5）。

（5）凝聚显微镜观察法

若肉眼观察不能判定是否有凝聚现象发生时，则将吹打后的含有凝聚物的红细胞混悬液取出一滴滴于玻片上，再加入 1 滴 0.9% 氯化钠溶液混匀后，置于显微镜下观察。凝聚红细胞能被冲散且红细胞呈单个散在状态者为假凝聚；若是经过反复晃动凝聚物仍不能被冲散，并出现红细胞堆积状态者，为真凝聚。判定红细胞凝聚程度与分级（表 7-5）。

表 7-5 红细胞凝聚程度 * 与分级

检查法	0 级	I 级	II 级	III 级
肉眼观察法	未见絮状沉淀 分层不明显	少见絮状沉淀 分层不明显	明显棕色或红棕色絮状沉淀 分层不明显	红细胞全部沉入管底且吹打后不能完全分散
显微观察法	任一视野均未见红细胞凝聚 红细胞呈单个散在状态	视野中有少量红细胞二、三个粘集在一起后呈串状	视野中大量红细胞粘集在一起	红细胞凝聚严重，即见到大量的红细胞堆积在一起后呈片状

* 中药注射剂红细胞凝聚程度与分级结果最后需要结合两种检查方法进行判定。

7.3.3 结果

（1）不同清开灵注射液肉眼观察溶血

温育 3h 后，不同清开灵注射液溶血结果（表 7-6 和图 7-20）。通过与供试品阴性对照管、溶血阳性对照管肉眼相比色后，发现富含大分子清开灵注射液颜色明显加深，管内上清液有色澄明，而去大分子清开灵注射液管内颜色与温育前无明显变化。

表 7-6 肉眼观察法测富含大分子清开灵注射液溶血结果

组别		温育 3h 离心后	肉眼观察结果
供试品组	1	深褐色，与自身阴性对照颜色明显加深	+
	2	浅黄色，与自身阴性对照无变化	−

组别		温育 3h 离心后	肉眼观察结果
供试品组	3	深褐色，与自身阴性对照颜色加深	+
	4	浅黄色，与自身阴性对照无变化	−
	5	深褐色，与自身阴性对照颜色加深	+
	6	浅黄色，与自身阴性对照无变化	−
	7	浅黄色，与自身阴性对照无变化	−
阴性对照组		澄明，淡粉色	−
阳性对照组		澄明，红色	+

注：1～7 号管为供试品管，依次为清开灵注射液 3K 截留液、3K 滤液、10K 截留液、10K 滤液、30K 截留液、30K 滤液、原液；"+"表示溶血阳性，"−"表示溶血阴性。

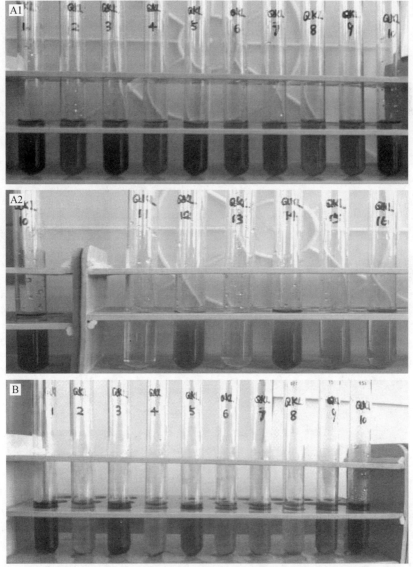

图 7-20　富含大分子清开灵注射液溶血与凝聚实验温育前后变化

A 为温育前（A1，前 10 管，A2 后 6 管），B 为温育 3h 离心后

（2）不同双黄连注射液肉眼观察溶血

温育 3h 后，不同孔径处理后的双黄连注射液溶血结果（表 7-7 和图 7-21）。通过与供试品阴性对照管、溶血阳性对照管肉眼比色后，发现除阳性管外，其余各管红细胞全部下沉，上清液无色，澄明，或上清液虽然有色但澄明，但 1 ~ 7 号供试品管与对应的 10 ~ 16 号供试品阴性对照管进行比色后发现无明显差异，表明原液、富含大分子组和去大分子组均无溶血现象发生。

表 7-7　肉眼观察法测富含大分子双黄连注射液溶血结果

组别		温育 3h 离心后	肉眼观察结果
供试品组	1	深褐色，与自身阴性对照无变化	−
	2	浅黄色，与自身阴性对照无变化	−
	3	深褐色，与自身阴性对照无变化	−
	4	浅黄色，与自身阴性对照无变化	−
	5	浅黄色，与自身阴性对照无变化	−
	6	浅黄色，与自身阴性对照无变化	−
	7	浅黄色，与自身阴性对照无变化	−
阴性对照组		澄明，淡粉色	−
阳性对照组		澄明，红色	+

注：1 ~ 7 号管为供试品管，依次为双黄连注射液 3K 截留液、3K 滤液、10K 截留液、10K 滤液、30K 截留液、30K 滤液、原液；"+"表示溶血阳性，"−"表示溶血阴性。

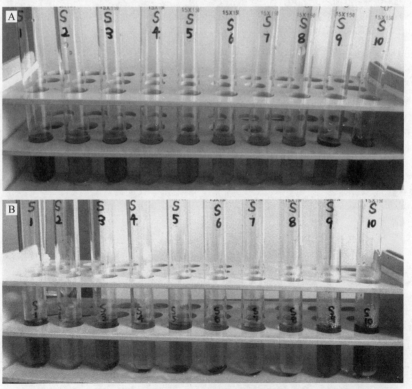

图 7-21　富含大分子双黄连注射液溶血与凝聚实验温育前后变化

A 为温育前，B 为温育 3h 离心后

（3）不同丹参注射液肉眼观察溶血

原液、富含大分子组和去大分子组均无溶血现象发生（表7-8和图7-22）。

表 7-8   肉眼观察法测富含大分子丹参注射液溶血结果

组别		温育 3h 离心后	肉眼观察结果
	1	深褐色，与自身阴性对照无变化	–
	2	浅黄色，与自身阴性对照无变化	–
	3	深褐色，与自身阴性对照无变化	–
供试品组	4	浅黄色，与自身阴性对照无变化	–
	5	浅黄色，与自身阴性对照无变化	–
	6	浅黄色，与自身阴性对照无变化	–
	7	浅黄色，与自身阴性对照无变化	–
阴性对照组		澄明淡粉色	–
阳性对照组		澄明红色	+

注：1～7号管为供试品管，依次为丹参注射液 3K 截留液、3K 滤液、10K 截留液、10K 滤液、30K 截留液、30K 滤液、原液；"+"表示溶血阳性，"–"表示溶血阴性。

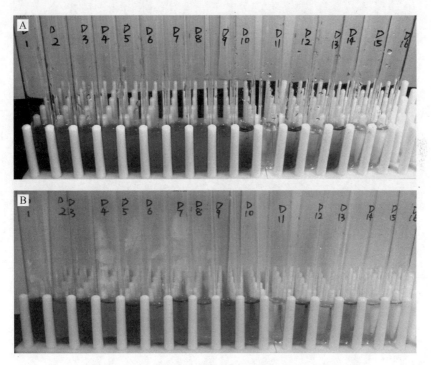

图 7-22   富含大分子丹参注射液溶血与凝聚实验温育前后变化

A 为温育前，B 为温育 3h 离心后

（4）不同灯盏细辛注射液肉眼观察溶血

原液、富含大分子组和去大分子组均无溶血现象发生（表7-9和图7-23）。

表 7-9　肉眼观察法测富含大分子灯盏细辛注射液溶血结果

组别		温育 3h 离心后	肉眼观察结果
供试品组	1	深褐色，与自身阴性对照无变化	–
	2	浅黄色，与自身阴性对照无变化	–
	3	深褐色，与自身阴性对照无变化	–
	4	浅黄色，与自身阴性对照无变化	–
	5	浅黄色，与自身阴性对照无变化	–
	6	浅黄色，与自身阴性对照无变化	–
	7	浅黄色，与自身阴性对照无变化	–
阴性对照组		澄明淡粉色	–
阳性对照组		澄明红色	+

注：1 ~ 7 号管为供试品管，依次为灯盏细辛注射液 3K 截留液、3K 滤液、10K 截留液、10K 滤液、30K 截留液、30K 滤液、原液 "+" 表示溶血阳性，"–" 表示溶血阴性。

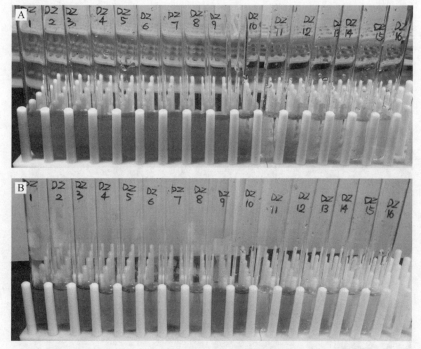

图 7-23　富含大分子灯盏细辛注射液溶血与凝聚实验温育前后变化

A 为温育前，B 为温育 3h 离心后

（5）不同清开灵注射液比色法观察溶血

依照红细胞破裂时所释放的血红素在 575nm 有最大吸收的原理，计算其溶血百分率，结果（表 7-10）显示富含大分子清开灵注射液溶血率均大于 5%，其中 3K 孔径富含大分子清开灵注射液溶血率大于 38%，表明富含大分子各组均发生溶血。去大分子清开灵注射液及原液的溶血率均小于 5%，表明去大分子及原液组无溶血发生。

表 7-10　比色法检测富含大分子清开灵注射液溶血结果

组别	OD	溶血百分率（%）
1	0.4206	37.70
2	0.1826	—
3	0.3081	11.92
4	0.1945	—
5	0.2758	4.52
6	0.2137	—
7	0.1606	—
8	0.2561	—
9	0.6924	100.00

注：1 ~ 7 号管为供试品管，依次为清开灵注射液 3K 截留液（富含大分子）、3K 滤液（去大分子）、10K 截留液、10K 滤液、30K 截留液、30K 滤液、原液。8 号管为阴性对照管（0.9% 氯化钠溶液）；9 号管为溶血阳性对照管（蒸馏水）。

（6）不同双黄连注射液比色法观察溶血

依照红细胞破裂时所释放的血红素在 575nm 有最大吸收的原理，计算其溶血百分率，结果（表 7-11）除 10K 富含大分子双黄连注射液和 30K 滤液外，其余各样品溶血百分率均大于 5%，表明其余富含大分子、去大分子各组均发生不同程度溶血现象。

表 7-11　比色法检测富含大分子双黄连注射液溶血结果

组别	OD	溶血百分率（%）
1	0.2514	–
2	0.1389	–
3	0.2498	–
4	0.4629	–
5	0.1507	–
6	0.0809	–
7	0.0848	–
8	0.699	–
9	0.9800	100.00

注：1 ~ 7 号管为供试品管，依次为双黄连注射液 3K 截留液（富含大分子）、3K 滤液（去大分子）、10K 截留液、10K 滤液、30K 截留液、30K 滤液、原液。8 号管为阴性对照管（0.9% 氯化钠溶液）；9 号管为溶血阳性对照管（蒸馏水）。

（7）不同丹参注射液比色法观察溶血

依照红细胞破裂时所释放的血红素在 575nm 有最大吸收的原理，计算其溶血百分率，结果（表 7-12）显示除 10K、30K 富含大分子丹参注射液和原液外，溶血率均大于 5%，表明原液未发生溶血现象，而去大分子各组、3K 富含大分子组发生溶血现象，但是分析原始数据，其数值明显低于溶血阳性组。

表 7-12　比色法检测富含大分子丹参注射液溶血结果

组别	OD	溶血百分率（%）
1	0.3341	30.13
2	0.1052	2.12
3	0.3160	27.91
4	0.0980	1.24
5	0.3246	28.96
6	0.1099	2.69
7	0.1695	9.99
8	0.0879	—
9	0.9051	100.00

注：1～7 号管为供试品管，依次为丹参注射液 3K 截留液、3K 滤液、10K 截留液、10K 滤液、30K 截留液、30K 滤液、原液。8 号管为阴性对照管（0.9% 氯化钠溶液）；9 号管为溶血阳性对照管（蒸馏水）。

（8）不同灯盏细辛注射液比色法观察溶血

依照红细胞破裂时所释放的血红素在 575nm 有最大吸收的原理，计算其溶血百分率，结果（表 7-13）显示除 10K、30K 富含大分子注射液和原液外，溶血率均大于 5%，表明有溶血发生。

表 7-13　比色法检测富含大分子灯盏细辛注射液溶血结果

组别	OD	溶血百分率（%）
1	0.3873	49.20
2	0.3379	41.28
3	0.2041	19.83
4	0.2225	22.78
5	0.2174	21.96
6	0.1630	13.24
7	0.1073	4.31
8	0.0804	—
9	0.7042	100.00

注：1～7 号管为供试品管，依次为灯盏细辛注射液 3K 截留液、3K 滤液、10K 截留液、10K 滤液、30K 截留液、30K 滤液、原液。8 号管为阴性对照管（0.9% 氯化钠溶液）；9 号管为溶血阳性对照管（蒸馏水）。

（9）不同清开灵注射液凝聚结果

肉眼观察结果（表 7-14），3K 截留组、30K 滤液组红细胞全部沉入管底且吹打后不能完全分散，30K 截留组、原液均发生少见絮状沉淀分层不明显，其余各组均未见凝聚现象；镜下观察结果（图 7-24），富含大分子清开灵注射液不同孔径均有不同程度的红细胞凝聚发生，尤以 3K 孔径富集的富含大分子清开灵注射液红细胞凝聚严重，大量的红细胞凝聚堆积在一起呈片状。

表 7-14　不同处理方式的清开灵注射液凝聚结果

组别	肉眼观察	镜下观察
3K 截留液	Ⅲ级	Ⅲ级
3K 滤液	0级	0级
10K 截留液	0级	Ⅰ级
10K 滤液	0级	0级
30K 截留液	Ⅰ级	Ⅱ级
30K 滤液	Ⅲ级	Ⅲ级
原液	Ⅰ级	Ⅰ级

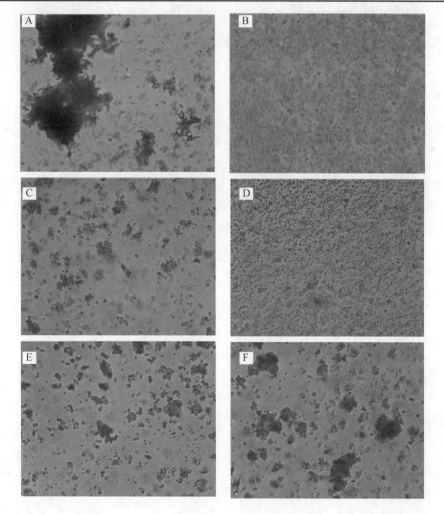

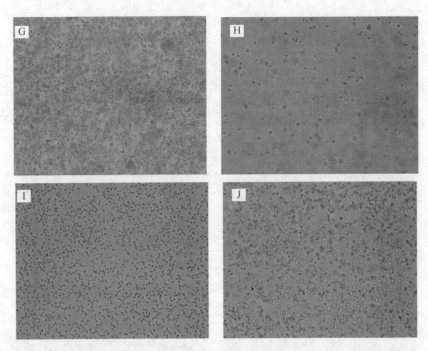

图 7-24　不同处理方法的清开灵注射液对 2% 红细胞混悬液的形态学观察（20×）

A. 3K 截留液，严重凝聚，见到大量的红细胞堆积在一起后呈片状；B. 3K 滤液，任一视野均无凝聚，红细胞呈单个散在状态；
C. 10K 截留液，Ⅰ级凝聚，红细胞二、三个粘集在一起后呈串状；D. 10K 滤液，任一视野均无凝聚，红细胞呈单个散在状态；
E. 30K 截留液，Ⅱ级凝聚，视野中大量红细胞粘集在一起成片状；F. 30K 滤液，严重凝聚，大量的红细胞堆积在一起呈片状；
G. 原液，Ⅰ级凝聚，红细胞二、三个粘集在一起后呈串状；H. 蒸馏水，任一视野均无凝聚，红细胞呈单个散在状态；I. 空白，
任一视野均无凝聚，红细胞呈单个散在状态；J. 生理盐水，任一视野均无凝聚，红细胞呈单个散在状态

（10）不同双黄连注射液凝聚结果

　　肉眼观察均未发现凝聚（表 7-15）；镜下观察（图 7-25）显示去滤液组、原液组任一视野下红细胞呈单个散在状态，表明无凝聚发生，而截留组 10K、30K 视野中有少量红细胞二、三个粘集在一起后呈串状，表明有凝聚发生。

表 7-15　不同处理方式的双黄连注射液凝聚结果

组别	肉眼观察	镜下观察
3 K 截留液	0 级	0 级
3 K 滤液	0 级	0 级
10K 截留液	0 级	Ⅰ级
10K 滤液	0 级	0 级
30K 截留液	0 级	Ⅰ级
30K 滤液	0 级	0 级
原液	0 级	0 级

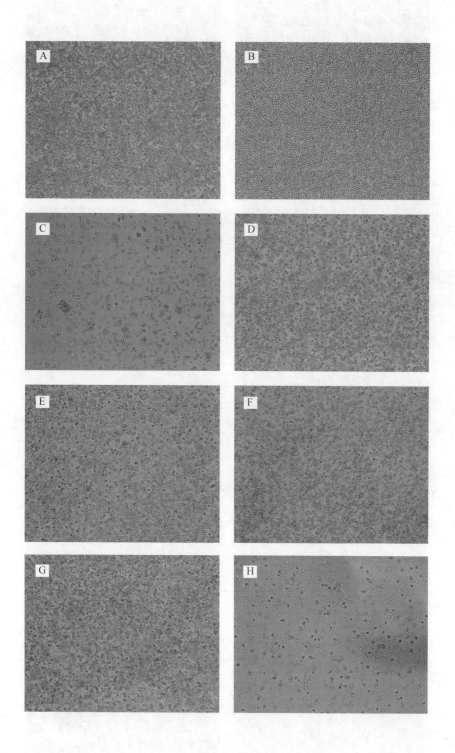

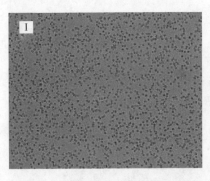
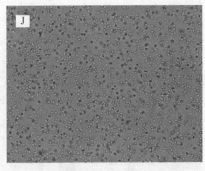

图 7-25　不同处理方法的双黄连注射液对 2% 红细胞混悬液的形态学观察（20 ×）

A. 3K 截留液，任一视野均无凝聚，红细胞呈单个散在状态；B. 3K 滤液，任一视野均无凝聚，红细胞呈单个散在状态；
C. 10K 截留液，Ⅰ级凝聚，红细胞二、三个粘集在一起后呈串状；D. 10K 滤液，任一视野均无凝聚，红细胞呈单个散在状态；
E. 30K 截留液，Ⅰ级凝聚，红细胞二、三个粘集在一起后呈串状；F. 30K 滤液，任一视野均无凝聚，红细胞呈单个散在状态；
G. 原液，任一视野均无凝聚，红细胞呈单个散在状态；H. 蒸馏水，任一视野均无凝聚，红细胞呈单个散在状态；I. 空白，任
一视野均无凝聚，红细胞呈单个散在状态；J. 生理盐水，任一视野均无凝聚，红细胞呈单个散在状态

（11）不同丹参注射液凝聚结果

肉眼观察结果（表 7-16），30K 截留液组少见絮状沉淀分层不明显，发生凝聚；镜下观察结果（图 7-26），不同孔径处理后各截留组均发生大量红细胞粘集在一起，而滤液组和原液组均未见凝聚现象。综合结果表明富含大分子组安全性较低，从而间接证明将大分子物质去除的丹参注射液安全性得以明显提高。

表 7-16　不同处理方式的丹参注射液凝聚结果

组别	肉眼观察	镜下观察
3 K 截留液	0 级	Ⅱ 级
3 K 滤液	0 级	0 级
10K 截留液	0 级	Ⅱ 级
10K 滤液	0 级	0 级
30K 截留液	Ⅰ 级	Ⅱ 级
30K 滤液	0 级	0 级
原液	0 级	0 级

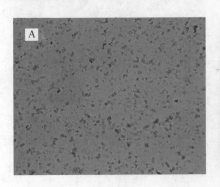
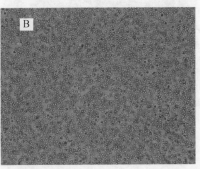

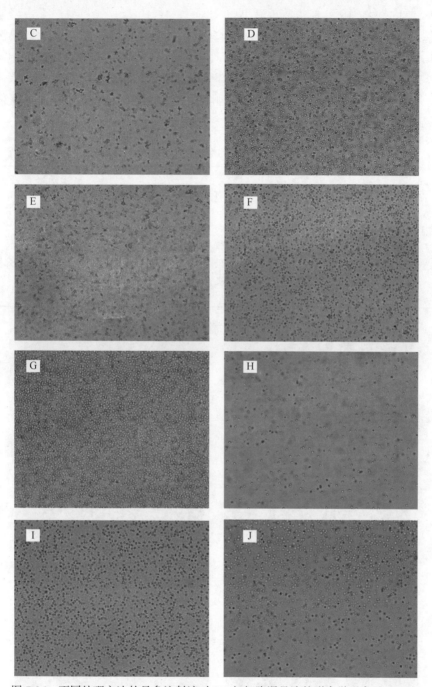

图 7-26　不同处理方法的丹参注射液对 2% 红细胞混悬液的形态学观察（20 ×）

A. 3K 截留液，Ⅱ级凝聚，视野中大量红细胞粘集在一起成片状；B. 3K 滤液，任一视野均无凝聚，红细胞呈单个散在状态；C. 10K 截留液，Ⅱ级凝聚，视野中大量红细胞粘集在一起成片状；D. 10K 滤液，任一视野均无凝聚，红细胞呈单个散在状态；E. 30K 截留液，Ⅱ级凝聚，视野中大量红细胞粘集在一起成片状；F. 30K 滤液，任一视野均无凝聚，红细胞呈单个散在状态；G. 原液，任一视野均无凝聚，红细胞呈单个散在状态；H. 蒸馏水，任一视野均无凝聚，红细胞呈单个散在状态；I. 空白，任一视野均无凝聚，红细胞呈单个散在状态；J. 生理盐水，任一视野均无凝聚，红细胞呈单个散在状态

（12）不同灯盏细辛注射液凝聚结果

肉眼观察结果（表 7-17）发现，所有样品均未发生凝聚现象，未见絮状沉淀且分层不明显；镜下观察结果（图 7-27）发现，3K 滤液组发生凝聚现象，视野中有少量红细胞二、三个粘集在一起后呈串状。而滤液组和原液组均未见凝聚现象。综合结果表明富含大分子组安全性较低，从而间接证明将大分子物质去除的灯盏细辛注射液安全性得以明显提高。

表 7-17　不同处理方式的灯盏细辛注射液凝聚结果

组别	肉眼观察	镜下观察
3K 截留液	0 级	0 级
3 K 滤液	0 级	I 级
10K 截留液	0 级	0 级
10K 滤液	0 级	0 级
30K 截留液	0 级	0 级
30K 滤液	0 级	0 级
原液	0 级	0 级

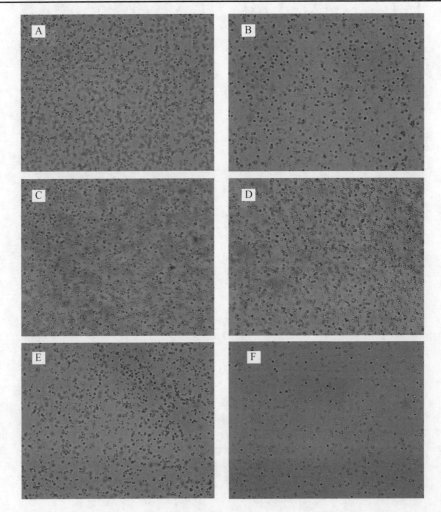

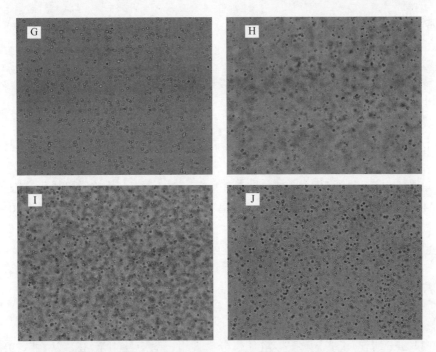

图 7-27　不同处理方法的灯盏细辛注射液对 2% 红细胞混悬液的形态学观察（20 ×）

A. 3K 截留液，任一视野均无凝聚，红细胞呈单个散在状态；B. 3K 滤液，I 级凝聚，红细胞二、三个粘集在一起后呈串状；C. 10K 截留液，任一视野均无凝聚，红细胞呈单个散在状态；D. 10K 滤液，任一视野均无凝聚，红细胞呈单个散在状态；E. 30K 截留液，任一视野均无凝聚，红细胞呈单个散在状态；F. 30K 滤液，任一视野均无凝聚，红细胞呈单个散在状态；G. 原液，任一视野均无凝聚，红细胞呈单个散在状态；H. 蒸馏水，任一视野均无凝聚，红细胞呈单个散在状态；I. 空白，任一视野均无凝聚，红细胞呈单个散在状态；J. 生理盐水，任一视野均无凝聚，红细胞呈单个散在状态

7.3.4　简评

　　根据中药注射剂发生不良反应的特点，对中药注射剂运用分子筛技术富集大分子物质，进行溶血与凝聚实验。实验发现，中药注射剂的颜色，特别是富含大分子中药注射剂的颜色会干扰比色法溶血试验，因此镜下观察可能更有说服力。综合实验结果分析，发生溶血与红细胞凝聚现象的大部分是富集大分子物质的样品。其中，3K 截留液溶血与凝聚反应最严重。实验间接证明了去大分子物质后的中药注射液的安全性得以提高，证实运用分子筛技术去除中药注射剂中大分子物质的方法行之有效。

7.4　四种富含大分子中药注射液异常毒性检查

　　参照 2010 年版《中国药典》二部附录XI C 异常毒性检查法，对四种品类富含大分子中药注射液进行判定。该异常毒性检查法有别于药物本身所具有的毒性特征，是指由生产过程中引入或加入其他原因所导致的毒性反应。如果供试品不合格，表明药品中含有超过正常产品的毒性杂质，临床用药将可能增加急性不良反应的发生。

7.4.1 材料

（1）实验动物

SPF 级昆明种小鼠，♂，体重 18 ~ 22g，购于成都达硕生物科技有限公司，许可证号 SCXK（川）2013-24，合格证号 0014559。

（2）主要试剂

氯化钠注射液（0.9%），昆明南疆制药有限公司，批号 A140710C1；清开灵注射液（10ml），吉安益盛药业股份有限公司，批号 1003272；双黄连注射液（20ml），哈尔滨珍宝制药有限公司，批号 20100324；丹参注射液（10ml），四川升和制药有限公司，批号 1005104；灯盏细辛注射液（10ml），云南生物谷药业股份有限公司，批号 20130533。

（3）富含大分子和去大分子清开灵注射液制备

前述已经制备，临用前 –40℃冰箱取出融化待用。

7.4.2 方法

（1）动物分组与饲养

将 40 只 SPF 级昆明种小鼠按体重随机分为 8 组，对应注射液 3K 截留液、3K 滤液、10K 截留液、10K 滤液、30K 截留液、30K 滤液、原液和阴性（生理盐水）组。标记，每组 5 只，适应性饲养 3 天。试验前期及试验观察期内，均按照正常饲养条件饲养。

（2）给药

按照注射剂的用药特点，给药途径选取鼠尾静脉注射，每只小鼠分别给予供试品溶液 0.3ml。

具体步骤：捏住鼠尾将其提起放入自制的小鼠固定器内，固定，使鼠尾暴露在外；扭转鼠尾，使静脉向上，取 75% 乙醇棉球擦拭注射部位，使其扩张并消毒。一手捏住鼠尾，一手持注射器，针尖与鼠尾成一适宜角度刺入静脉，在 4 ~ 5s 内匀速注入供试品溶液。注射完毕后，拔出针头，用消毒棉按住注射部位，防止药液外漏；止血后，将小鼠放入鼠笼中，观察即时反应与 48h 内反应。

7.4.3 结果

（1）清开灵富含大分子注射液动物状态观察

各组给药后的即时反应结果，除 3K 截留液组外，其余各组饮食及二便正常，活动灵活。3K 截留液组中，5 只小鼠均出现即时反应，其中 2 只扭体转圈持续 2 分钟；2 只活动差、呼吸快；1 只呼吸急促。

各组给药后 48h 内的反应结果，除 3K 截留液组死亡 1 只外，其余各组饮食及二便正常，活动灵活。

（2）双黄连富含大分子注射液动物状态观察

各组给药后的即时反应结果，除 3K 截留液组和 30K 滤液外，其余各组饮食及二便正常，活动灵活。3K 截留液组中，3 只小鼠均出现即时反应，其中 2 只活动差；1 只呼吸急促、竖毛。30K 滤过液组，1 只动物尿失禁。

各组给药后 48h 内的反应结果，所有动物未见死亡。

（3）丹参富含大分子注射液动物状态观察

各组给药后的即时反应结果，除 3K 截留液组外，其余各组饮食及二便正常，活动灵活。3K 截留液组中，2 只活动差。

各组给药后 48h 内的反应结果，所有动物未见死亡。

（4）灯盏细辛富含大分子注射液动物状态观察

各组给药即时和给药后 48h 内均未出现异常反应，饮食及二便正常，活动灵活。

7.4.4 简评

经异常毒性检查实验结果发现，四种中药注射液除灯盏细辛组外，3K 截留液组均出现即时反应，其中 1 只死亡，出现《中国药典》规定的阳性结果，提示 3K 截留液中的残余大分子物质可能是引发注射液不良反应的原因。实验结果同时也间接证明了去除大分子物质，可以提高药物安全性。

7.5 四种富含大分子中药注射液过敏反应及物质基础研究

本法系参照《中国药典》规定的中药注射剂过敏反应检查法对四种富含大分子中药注射液进行检查。本实验为注射给药的全身主动过敏反应实验。系将一定量供试品溶液注入豚鼠体内，间隔一定时间后静脉注射供试品进行激发，观察动物出现过敏反应的情况，以判定富含大分子注射液是否引起动物全身过敏反应，并采用双抗体一步夹心酶联免疫吸附法测定豚鼠血清 IgE、组胺水平，有望寻找到过敏物质基础。

7.5.1 材料

（1）实验动物

SPF 级豚鼠，♀♂各半，体重 250 ~ 350g；购于成都达硕生物科技有限公司，许可证号 SCXK（川）2013-24。

（2）主要仪器

−80℃超低温冰箱，海尔公司；TECAN 多功能酶标仪，奥地利 TECAN 公司；高速冷冻离心机（LGR10-4.2），北京京立离心机有限公司。

（3）主要试剂

氯化钠注射液（0.9%），昆明南疆制药有限公司，批号 A140710C1；清开灵注射液（10ml），吉安益盛药业股份有限公司，批号 1003272；双黄连注射液（20ml），哈尔滨珍宝制药有限公司，批号 20100324；丹参注射液（10ml），四川升和制药有限公司，批号 1005104；灯盏细辛注射液（10ml），云南生物谷药业股份有限公司，批号 20130533；Guinea pig-HIS ELISA 试剂盒，美国 R&D 公司，批号 2013/10（96T）；Guinea pig-IgE

ELISA 试剂盒，美国 R&D 公司，批号 2013/10（96T）。

（4）富含大分子和去大分子清开灵注射液制备

前述已经制备，临用前 –40℃冰箱取出融化待用。

7.5.2　方法

（1）动物分组与饲养

将 48 只 SPF 级豚鼠按体重随机分为 8 组，对应 3K 截留液、3K 滤液、10K 截留液、10K 滤液、30K 截留液、30K 滤液、原液和阴性（生理盐水）组。标记，每组 6 只，适应性饲养 3 天。在实验前及实验观察期内，均按照正常条件饲养。

（2）致敏

将上述豚鼠，隔日每只每次腹腔注射 0.3ml，共 3 次，进行致敏。

（3）激发

将致敏后的各组豚鼠均分为 2 组，每组 3 只。第 1 组在首次注射后第 14 日由腹腔注射供试品溶液 0.6ml 进行激发，观察静脉注射后 30 分钟内豚鼠出现的症状。第 2 组在首次注射后第 21 日，由静脉注射供试品溶液 0.6ml 进行激发，观察静脉注射后 30 分钟内豚鼠出现的症状。静脉注射供试品溶液 30 分钟后，观察动物按 13 分法评分，并进行记录。13 分法评分标准参见表 7-18。

表 7-18　豚鼠过敏反应 13 分评分法

1 竖毛	6 干呕	11 痉挛或抽搐
2 发抖	7 发绀	12 休克
3 频繁搔鼻	8 呼吸困难	13 死亡
4 连续喷嚏 3 声	9 二便失禁	
5 连续咳嗽 3 声	10 步态不稳或倒地	

（4）致敏血清 IgE、HIS 检测

血清的制备：激发观察后豚鼠心脏取血，用普通采血管收集免疫豚鼠血液，室温血液自然凝固 30 分钟，1000rpm 离心 15 分钟，收集上清，分装后冷藏至 –80℃冰箱保存，待用。

标准品的稀释：准备小试管 6 支，依次编好号码，先在各小试管中加入标准品稀释液 100μl，然后取原浓度标准品 100μl 加入 1 支已编好号的试管中，充分混匀；再在该试管中取 100μl 加入第 2 支试管中，充分混匀；在该试管中取 100μl 加入第 3 支试管中，充分混匀；随后在该试管中取 100μl 加入第 4 试管中，充分混匀；再在该试管中取 100μl 加入第 5 支试管中，充分混匀；然后在该试管中取 100μl，弃掉。第 6 支试管作为 0 号标准品。稀释后各管浓度分别是 600ng/ml、300ng/ml、150ng/ml、75ng/ml、37.5ng/ml、0。在酶标包被板上设标准品孔，依次加入不同浓度的标准品 50μl（每个浓度做 2 个平行孔）。

温育、配液、洗涤：用封板膜封板后置 37℃温育 30 分钟。30 倍浓缩洗涤液用蒸馏水

30 倍稀释后备用。温育结束后，小心揭掉封板膜，弃去液体，甩干，每孔加满洗涤液，静置 30 秒后弃去，如此重复 5 次，拍干。

加酶、温育、洗涤、显色、测定：每孔加入酶标试剂 50μl，空白孔除外。每孔先加入显色剂 A 50μl，再加入显色剂 B 50μl，轻轻震荡混匀，37℃避光显色 15 分钟；每孔加终止液 50μl，终止反应（此时蓝色立转为黄色）。空白孔调零，450nm 波长依序测量各孔的吸光度（OD 值）。测定应在加终止液后立即进行。

（5）统计学分析

实验数据符合正态分布且方差齐性者使用单因素方差分析，组间比较用 LSD 检验；实验数据符合正态分布但是方差不齐者用 Tamhane's T^2 检验。

7.5.3 结果

（1）富含大分子清开灵注射液体内致敏

第一次腹腔给药后 14 日进行激发，除 10K、30K 滤液组外，其余各组动物均出现症状。轻者出现竖毛、发抖，严重者见有频繁搔鼻、大小便失禁等症状；给药后 21 日再次激发后同样出现症状。根据 13 分法评分标准计算每组豚鼠的过敏症状积分，结果见图 7-28，3K 截留液组的过敏症状积分明显升高，与阴性组对照，差异具有统计学意义。10K、30K 滤液组过敏症状积分为 0，与原液相比，差异具有统计学意义，间接证明富含大分子的截留液组安全性差，去大分子后的滤液组安全性问题来源于原液。

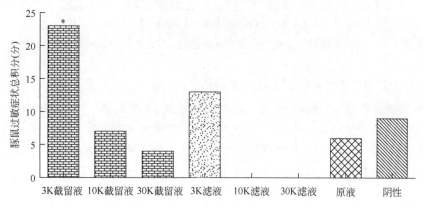

图 7-28　富含大分子清开灵注射液豚鼠过敏症状总积分，与阴性组相比，$^*P < 0.05$

（2）富含大分子清开灵注射液致敏血清 IgE、HIS 体外检测结果

在激发结束后，动物血清中 IgE、HIS 经测定，含量出现不同程度的升高。豚鼠血清中 IgE 过敏指标含量结果见图 7-29，3K、10K 截留液组和 30K 滤液组含量明显上升，与阴性组相比，差异具有统计学意义；3K、10K 滤液组含量均比原液低。HIS 过敏指标含量结果见图 7-30，3K、10K 截留液组与阴性组相比，差异具有统计学意义，10K 滤液与原液相比低，间接证明安全性得以提高。

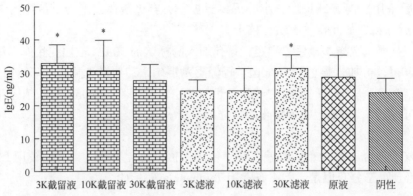

图 7-29 清开灵注射液对豚鼠血清 IgE 含量的影响，与阴性组相比，$^*P < 0.05$

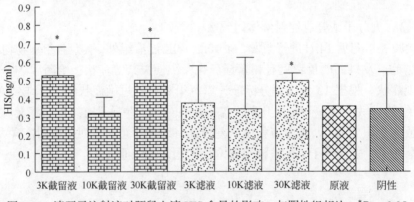

图 7-30 清开灵注射液对豚鼠血清 HIS 含量的影响，与阴性组相比，$^*P < 0.05$

（3）富含大分子双黄连注射液体内致敏

第一次腹腔给药后 14 日进行激发，除 10K 截留液、10K 滤液、30K 滤液组和阴性组外，其余各组动物均出现症状。轻者出现竖毛、发抖，严重者见有频繁搔鼻、大小便失禁等症状；给药后 21 日再次激发后同样出现症状。根据 13 分法评分标准计算每组豚鼠的过敏症状积分，结果见图 7-31，10K 截留液、3K 滤液和 10K 滤液组优于原液。

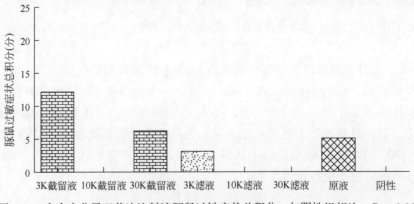

图 7-31 富含大分子双黄连注射液豚鼠过敏症状总积分，与阴性组相比，$P > 0.05$

（4）富含大分子双黄连注射液致敏血清 IgE、HIS 体外检测结果

在激发结束后，测定豚鼠血清中 IgE、HIS 两个过敏指标含量，结果参见图 7-32 和图 7-33，所有截留液组 IgE 含量均比阴性组低，差异具有统计学意义，且阴性组含量是最高。所有截留液组 HIS 含量与阴性组相比，差异具有统计学意义。

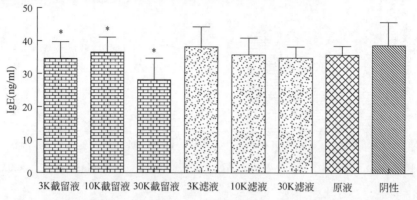

图 7-32　双黄连注射液对豚鼠血清 IgE 含量的影响，与阴性组相比，$^*P > 0.05$

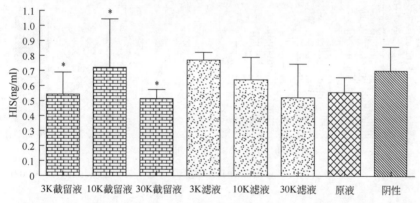

图 7-33　双黄连注射液对豚鼠血清 HIS 含量的影响，与阴性组相比，$^*P > 0.05$

（5）富含大分子丹参注射液体内致敏

第一次腹腔给药后 14 日进行激发，除阴性组外，其余各组动物均出现症状。轻者出现竖毛、发抖，严重者见有频繁搔鼻、大小便失禁等症状；给药后 21 日再次激发后同样出现症状。根据 13 分法评分标准计算每组豚鼠的过敏症状积分，结果见图 7-34，30K 截留组明显升高，与阴性组对比，差异具有统计学意义。10K 滤液组明显低于原液组，安全性优于原液，间接证明去大分子后安全性得以提高，且各截留液组症状积分均高于原液，说明富含大分子的丹参注射液安全性差。

（6）富含大分子丹参注射液致敏血清 IgE、HIS 体外检测结果

在激发结束后，测定豚鼠血清中 IgE、HIS 两个过敏指标含量，结果见图 7-35 和图 7-36。各组 IgE 含量变化差异小，只有 30K 截留液组与阴性对照组差异具有统计学意义，并且比其低，而且经处理后 10K 截留液组含量比原液组低；各组 IgE 含量均比阴性对照组低。各

组激发后 HIS 含量升高不明显，且各截留液组与其对应的滤液组 HIS 含量几乎相同，10K 截留液、10K 滤液组 HIS 含量低于原液组，表明其安全性优于原液。

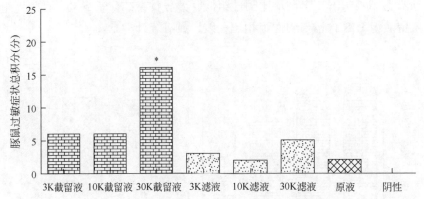

图 7-34　富含大分子丹参注射液豚鼠过敏症状总积分，与阴性组相比，$^*P > 0.05$

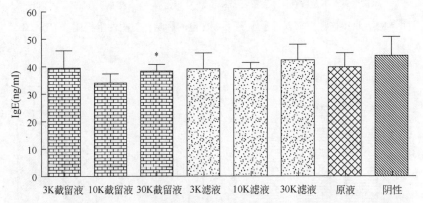

图 7-35　不同丹参注射液对豚鼠血清 IgE 含量的影响，与阴性组相比，$^*P < 0.05$

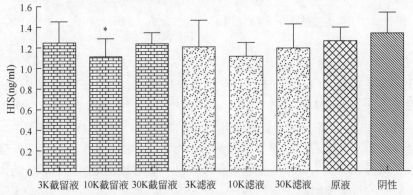

图 7-36　不同丹参注射液对豚鼠血清 HIS 含量的影响，与阴性组相比，$^*P < 0.05$

（7）富含大分子灯盏细辛注射液体内致敏

第一次腹腔给药后 14 日进行激发，除各滤液组、阴性组外，其余各组动物均出现症状。轻者出现竖毛、发抖，严重者见有频繁搔鼻、大小便失禁等症状；给药后 21 日再次激发后同样出现症状。根据13分法评分标准计算每组豚鼠的过敏症状积分，结果如图7-37所示。30K 截留组过敏症状积分明显升高，与阴性对照组相比，差异具有统计学意义。

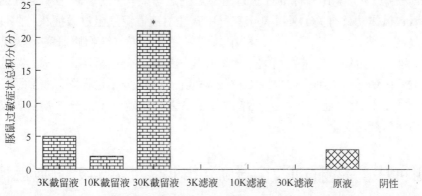

图 7-37　富含大分子灯盏细辛注射液豚鼠过敏症状总积分，与阴性组相比，$^*P < 0.05$

（8）富含大分子灯盏细辛注射液致敏血清 IgE、HIS 体外检测结果

在激发结束后，测定豚鼠血清中 IgE、HIS 两个过敏指标含量，结果参见图7-38 和图7-39，各组 IgE 含量变化：除 30K 截留液组外，其余各组含量升高，与阴性对照组的差异具有统计学意义。各组激发后 HIS 含量均比原液组低，间接证明去大分子后安全性得以提高。

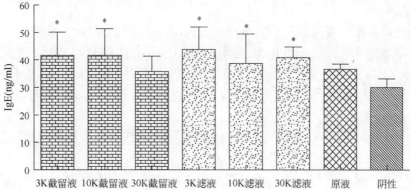

图 7-38　灯盏细辛注射液对豚鼠血清 IgE 含量的影响，与阴性组相比，$^*P < 0.05$

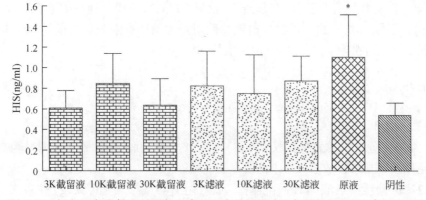

图 7-39　灯盏细辛注射液对豚鼠血清 HIS 含量的影响，与阴性组相比，$^*P < 0.05$

7.5.4　简评

首先，根据 13 分法评分标准计算每组豚鼠的过敏症状积分，除双黄连注射液（与清热解毒，清宣风热功效有关）外，其余三种中药注射液截留液组过敏症状与阴性对照组比较，差异具有显著意义。其次，对四种中药注射液进行了致敏物质研究，发现 10K 分子量以上截留液发生过敏反应基数增大。为了对具体致敏成分进行鉴定，通过酶联免疫法追踪检测注射液中诱导肥大细胞发生脱颗粒效应的组分具体分子量界限，得到了致敏原的分子量范围在 10K 以上，证实在工艺上增加分子筛去除过敏原（大分子物质）工艺，有利于提高中药注射剂的安全性。

7.6　四种中药注射剂及分子筛处理液对 A549 细胞毒性检查

用 CCK-8 法检查富含大分子注射液与去大分子注射液对细胞抑制率的差异，观察注射剂分子筛处理液对 A549 细胞生长影响，进而验证中药注射剂去大分子后对细胞的安全性有所提高。

7.6.1　材料

（1）仪器

立式全自动高压灭菌锅，日本 Tomy Digital Biology 公司；鼓风干燥箱，日本 SANYO 公司；Milli-Q 超纯水机，美国 Millipore 公司；TECAN 多功能酶标仪，奥地利 TECAN 公司；低速离心机，上海安亭科学仪器厂；智能数显恒温水浴锅（HH-4），巩义予华仪器有限责任公司；二氧化碳恒温培养箱，赛默飞世尔科技公司；倒置显微镜，上海光学仪器六厂。

（2）主要试剂

F-12k 培养基，美国 sigma 公司；优级胎牛血清，浙江天杭生物科技有限公司；磷酸二氢钾、氯化钠、氯化钾、二甲基亚砜（DMSO），天津市化学试剂三厂；十二水合磷酸氢二钠，四川西陇化工有限公司；乙二胺四乙酸（EDTA），天津市天达净化材料精细化工厂；胰酶 -250，美国 Genview 公司；Cell Counting Kit-8，北京鼎国生物科技公司；清开灵注射液，吉安益盛药业股份有限公司，批号 1003272；双黄连注射液，哈尔滨珍宝制药有限公司，批号 20100324；丹参注射液，四川升和制药有限公司，批号 1005104；灯盏细辛注射液，云南生物谷药业有限公司，批号 20130533。

7.6.2　方法

（1）试剂配制

A549 细胞完全培养液配制：取 450ml F-12k 培养基，加 50ml 胎牛血清轻轻吹打混匀，0.2μm 滤头滤菌，封口，放于 4℃冰箱保存。

pH 7.2 磷酸盐缓冲溶液（PBS）配制：称取氯化钠 4.00g、氯化钾 0.1g、磷酸二氢钾 0.1g、十二水合磷酸氢二钠 0.98g 于 200ml 纯水中震摇溶解，加纯水至 500ml，调节 pH 至 7.2，120℃高压灭菌 30min，封口，放于 4℃冰箱保存。

细胞消化液配制：称取 0.25g 胰酶、0.02g EDTA 于 100ml 上述缓冲液中，轻轻震摇至溶解，0.2μm 滤头滤菌，封口，放于 4℃冰箱保存。

细胞冻存液配制：取 A549 细胞完全培养液 45ml，加 5ml DMSO，混匀，封口，放于 4℃冰箱保存。

注射液样品处理：清开灵注射液、灯盏细辛注射液、双黄连注射液、丹参注射液以及上述注射液的 3K、10K、30K 分子筛处理液（大分子富集液和去大分子液）用 PBS 2 倍梯度稀释 8 次，于 4℃冰箱保存，待用（其中各注射液的去大分子液用 0.2μm 滤头滤菌后稀释）。

（2）A549 细胞培养

将冻存的 A549 细胞在 37℃恒温水浴锅中快速溶解，抽取溶解后的细胞于培养瓶中，加 5ml 完全培养液，放于 5% CO_2、37℃恒温培养箱中培养，过夜，抽去旧的培养液，加入新的培养液；待细胞增殖至培养瓶面积 80% 左右时，用胰酶消化传代，一瓶传 2 ~ 3 瓶。

取其中细胞形态鲜明的细胞，胰酶消化。终止消化后去细胞混悬液与 10ml 离心管中，1000r/min 离心 5 ~ 10min，弃去上清液，再加入一定量的完全培养液重复上述步骤。抽取 3ml 细胞冻存液，将细胞混匀，把混悬液移入冻存管中，拧紧盖口，封膜，放于程序降温盒中，移入 –80℃冰箱，12h 后将细胞转移出降温盒，放于 –80℃冰箱中。

（3）细胞抑制率检查

将培养好的 A549 细胞用胰酶消化，加完全培养液稀释至一定浓度，轻轻吹打混匀。在 96 孔板最外围一圈各孔中加入 200μl PBS，中间 60 孔中加入 100μl 细胞混悬液，加入细胞混悬液的各孔从左到右加入 20μl 梯度稀释的注射液样品，样品的每个浓度设 3 个复孔，最后一排孔中加入 20μl 的 PBS 做空白对照，各孔再加 80μl 完全培养液使样品最终浓度为 10%，轻微震荡培养板，使药物混匀。5% CO_2、37℃恒温培养箱培养至空白孔中细胞增殖到几乎覆盖整个孔为止。抽去旧的培养液，加入 200μl 的 PBS 清洗各孔；抽取 5.4ml 的 PBS，加入 0.6ml 的 CCK-8 混匀，每孔加 100μl CCK-8 稀释液，5% CO_2、37℃恒温培养箱放置 3h，用酶标仪在 450nm 处测各孔吸光度，分析数据。

细胞抑制率计算方式：抑制率（%）=（空白组吸光度—样品吸光度）/ 空白组吸光度 ×100%。

7.6.3 结果

（1）清开灵注射液及其分子筛处理液的细胞抑制率

以清开灵注射液原液、3K 分子筛截留液与滤液、10K 分子筛截留液与滤液、30K 分子筛截留液与滤液为样品，用 CCK-8 法检查加样后细胞抑制率。结果显示清开灵注射液分子筛截留液对 A549 细胞抑制率整体上明显比原液和滤液高，其中 3K 截留液抑制率最高，其他依次为 10K 截留液、30K 截留液、原液、30K 滤液、10K 滤液、3K 滤液，且同一样品抑制率与其浓度在一定范围内呈正相关，其中 30K 滤液原始浓度组抑制率异常偏高，原因不明。在高浓度范围内（13‰ ~ 100‰）清开灵注射液 3K 截留液、原液、3K 滤液的细胞抑制率逐渐减小，组间差异具有统计学意义（$P < 0.05$），低浓度范围内各组样品对细胞的抑制率较低，且差异较小。结果参见图 7-40 和表 7-19。

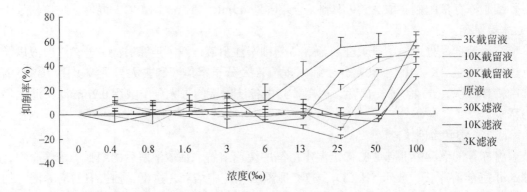

图 7-40　清开灵注射液各样品细胞抑制率，原始浓度为 0.1（100‰）。

表 7-19　清开灵注射液各样品 CCK-8 检查 OD 值

浓度（‰）	100	50	25	13	6	3	1.6	0.8	0.4	0
	0.1256	0.1274	0.1375	0.1847	0.2456	0.2205	0.2255	0.2323	0.2474	0.2348
3K 截留液	0.0964	0.0991	0.1050	0.1402	0.1874	0.2288	0.2270	0.2330	0.2580	0.2315
	0.0950	0.0947	0.1086	0.1503	0.1977	0.2155	0.2295	0.2288	0.2386	0.2583
Mean	0.1057	0.1071	0.1170	0.1584	0.2102	0.2216	0.2273	0.2314	0.2480	0.2415
SD	0.0173	0.0177	0.0178	0.0233	0.0311	0.0067	0.0020	0.0023	0.0097	0.0146
	0.0778	0.0802	0.0958	0.1456	0.1614	0.1609	0.1509	0.1476	0.1513	0.1446
10K 截留液	0.0788	0.0814	0.1037	0.1692	0.1614	0.1677	0.1623	0.1481	0.1517	0.1609
	0.0773	0.0818	0.0998	0.1568	0.1882	0.1774	0.1492	0.1534	0.1489	0.1486
Mean	0.0780	0.0811	0.0998	0.1572	0.1703	0.1687	0.1541	0.1497	0.1506	0.1514
SD	0.0008	0.0008	0.0040	0.0118	0.0155	0.0083	0.0071	0.0032	0.0015	0.0085
	0.0775	0.0990	0.1322	0.1661	0.1573	0.1757	0.1680	0.1601	0.1584	0.1645
30K 截留液	0.0788	0.0942	0.1361	0.1689	0.1657	0.1646	0.1718	0.1648	0.1528	0.1794
	0.0803	0.1009	0.1464	0.1836	0.1640	0.1771	0.1615	0.1687	0.1702	0.1717
Mean	0.0789	0.0980	0.1382	0.1729	0.1623	0.1725	0.1671	0.1645	0.1605	0.1719
SD	0.0014	0.0035	0.0073	0.0094	0.0044	0.0068	0.0052	0.0043	0.0089	0.0075

浓度（‰）	100	50	25	13	6	3	1.6	0.8	0.4	0
	0.0844	0.1030	0.1827	0.1535	0.1630	0.1471	0.1508	0.1943	0.1700	0.1604
原液	0.0937	0.1070	0.1816	0.1576	0.1728	0.1825	0.1471	0.1661	0.1620	0.1609
	0.0974	0.1090	0.1697	0.1678	0.1589	0.1588	0.1532	0.1571	0.1549	0.1564
Mean	0.0918	0.1063	0.1780	0.1596	0.1649	0.1628	0.1504	0.1725	0.1623	0.1592
SD	0.0067	0.0031	0.0072	0.0074	0.0071	0.0180	0.0031	0.0194	0.0076	0.0025
	0.1169	0.2895	0.3076	0.2739	0.2687	0.2713	0.2702	0.3105	0.2640	0.2951
30K 滤液	0.1251	0.2903	0.3174	0.2850	0.2728	0.2837	0.2792	0.7040	0.2725	0.2884
	0.1093	0.2740	0.2927	0.2766	0.2513	0.2678	0.2589	0.2815	0.2746	0.3061
Mean	0.1171	0.2846	0.3059	0.2785	0.2643	0.2743	0.2694	0.4320	0.2704	0.2965
SD	0.0079	0.0092	0.0124	0.0058	0.0114	0.0084	0.0102	0.2360	0.0056	0.0089
	0.0896	0.1514	0.1418	0.1369	0.1373	0.1526	0.1432	0.1403	0.1446	0.1435
10K 滤液	0.0911	0.1517	0.1550	0.1393	0.1448	0.1394	0.1328	0.1382	0.1432	0.1412
	0.0843	0.1462	0.1486	0.1435	0.1479	0.1396	0.1402	0.1486	0.1378	0.1429
Mean	0.0883	0.1498	0.1485	0.1399	0.1433	0.1439	0.1387	0.1424	0.1419	0.1425
SD	0.0036	0.0031	0.0066	0.0033	0.0055	0.0076	0.0054	0.0055	0.0036	0.0012
	0.1156	0.1726	0.2063	0.1530	0.1569	0.1337	0.1398	0.1418	0.1492	0.1645
3K 滤液	0.1500	0.1424	0.2118	0.2172	0.1851	0.1417	0.1483	0.1485	0.1475	0.1606
	0.1181	0.1887	0.1739	0.1797	0.1793	0.1390	0.1475	0.1631	0.1867	0.2547
Mean	0.1279	0.1679	0.1973	0.1833	0.1738	0.1381	0.1452	0.1511	0.1611	0.1933
SD	0.0192	0.0235	0.0205	0.0323	0.0149	0.0041	0.0047	0.0109	0.0222	0.0532

注：原始浓度为 0.1（100‰），表中数据用 Mean ± SD 表示。

（2）双黄连注射液及其分子筛处理液的细胞抑制率

以双黄连注射液原液、3K 分子筛截留液与滤液、10K 分子筛截留液与滤液、30K 分子筛截留液与滤液为样品，用 CCK-8 法检查加样后细胞抑制率。结果显示双黄连注射液 3K、10K、30K 截留液整体上均对细胞有抑制作用，在药物浓度 > 50‰ 时，3K、10K、30K 截留液对细胞的抑制率明显比原液和去大分子液抑制率高，组间差异具有统计学意义（$P < 0.05$）。30K 分子筛去大分子液对细胞生长有异常促进作用，且浓度越高促进作用越明显（较其他组异常）。结果参见图 7-41、图 7-42 和表 7-20。

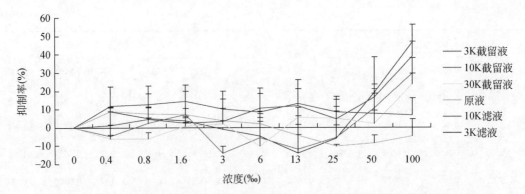

图 7-41 双黄连注射液各样品细胞抑制率，样品原始浓度为 0.1（100‰）

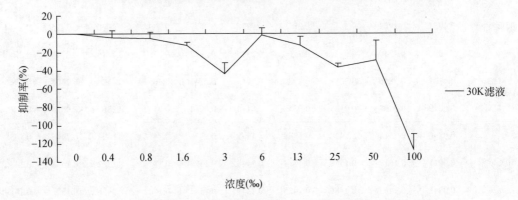

图 7-42 双黄连注射液 30K 滤液细胞抑制率，样品原始浓度为 0.1（100‰）

表 7-20 双黄连注射液各样品 CCK-8 检查 OD 值

浓度（‰）	100	50	25	13	6	3	1.6	0.8	0.4	0
3K 截留液	0.0815	0.1159	0.1485	0.1462	0.1442	0.1528	0.1409	0.1445	0.1345	0.1513
	0.0817	0.1315	0.1723	0.1769	0.1770	0.1538	0.1481	0.1448	0.1403	0.1530
	0.0831	0.1251	0.1659	0.1739	0.1600	0.1568	0.1471	0.1473	0.1433	0.1540
Mean	0.0821	0.1242	0.1622	0.1657	0.1604	0.1545	0.1454	0.1455	0.1394	0.1528
SD	0.0009	0.0078	0.0123	0.0169	0.0164	0.0021	0.0039	0.0015	0.0045	0.0014
10K 截留液	0.1024	0.1324	0.1404	0.1449	0.1383	0.1344	0.1317	0.1350	0.1668	0.1655
	0.1001	0.1310	0.1677	0.1617	0.1456	0.1493	0.1391	0.1521	0.1509	0.1340
	0.1102	0.1405	0.1592	0.1654	0.1834	0.2194	0.1373	0.1436	0.1456	0.1414
Mean	0.1042	0.1346	0.1558	0.1573	0.1558	0.1677	0.1360	0.1436	0.1544	0.1470
SD	0.0053	0.0051	0.0140	0.0109	0.0242	0.0454	0.0039	0.0086	0.0110	0.0165
30K 截留液	0.1016	0.1217	0.1277	0.1277	0.1266	0.3311	0.1330	0.1447	0.1444	0.1360
	0.1006	0.1369	0.1283	0.1268	0.1618	0.1320	0.1341	0.1430	0.1431	0.1408
	0.1113	0.1393	0.1388	0.1350	0.1580	0.1339	0.1338	0.1334	0.1380	0.1345

续表

浓度（‰）	100	50	25	13	6	3	1.6	0.8	0.4	0
Mean	0.1045	0.1326	0.1316	0.1298	0.1488	0.1990	0.1336	0.1404	0.1418	0.1371
SD	0.0059	0.0095	0.0062	0.0045	0.0193	0.1144	0.0006	0.0061	0.0034	0.0033
原液	0.1933	0.2131	0.2148	0.2055	0.2021	0.6702	0.1830	0.1849	0.1802	0.1957
	0.2134	0.2013	0.2032	0.2030	0.1932	0.1947	0.1743	0.1750	0.1791	0.1851
	0.2082	0.2143	0.2344	0.2061	0.1936	0.1862	0.1846	0.1869	0.1940	0.2103
Mean	0.2050	0.2096	0.2175	0.2049	0.1963	0.3504	0.1806	0.1823	0.1844	0.1970
SD	0.0104	0.0072	0.0158	0.0016	0.0050	0.2770	0.0055	0.0064	0.0083	0.0127
30K 滤液	0.5706	0.3291	0.3427	0.2839	0.2576	0.4192	0.3056	0.2649	0.4111	0.2725
	0.8490	0.4521	0.5092	0.2979	0.2715	0.3590	0.2909	0.2676	0.2658	0.2484
	0.5774	0.3234	0.3458	0.2854	0.2552	0.3078	0.2608	0.2617	0.2588	0.2372
Mean	0.6657	0.3682	0.3992	0.2891	0.2614	0.3620	0.2858	0.2647	0.3119	0.2527
SD	0.1588	0.0727	0.0952	0.0077	0.0088	0.0558	0.0228	0.0030	0.0860	0.0180
10K 滤液	0.0932	0.1281	0.1457	0.1281	0.1333	0.1495	0.1521	0.1447	0.1517	0.1885
	0.0922	0.1355	0.1426	0.1411	0.1465	0.1420	0.1424	0.1413	0.1491	0.1511
	0.1023	0.1170	0.1269	0.1310	0.1275	0.1469	0.1473	0.1448	0.1490	0.1509
Mean	0.0959	0.1269	0.1384	0.1334	0.1358	0.1461	0.1473	0.1436	0.1499	0.1635
SD	0.0056	0.0093	0.0101	0.0068	0.0097	0.0038	0.0049	0.0020	0.0015	0.0217
3K 滤液	0.2204	0.2292	0.1981	0.2165	0.2262	0.2318	0.2147	0.2242	0.2180	0.2266
	0.2332	0.3631	0.2299	0.2236	0.2327	0.2274	0.2121	0.2219	0.2177	0.2796
	0.2527	0.2358	0.2329	0.2191	0.2340	0.2171	0.2218	0.2159	0.2296	0.2483
Mean	0.2354	0.2760	0.2203	0.2197	0.2310	0.2254	0.2162	0.2207	0.2218	0.2515
SD	0.0163	0.0755	0.0193	0.0036	0.0042	0.0075	0.0050	0.0043	0.0068	0.0266

注：原始浓度为 0.1（100‰），表中数据用 Mean ± SD 表示。

（3）丹参注射液及其分子筛处理液的细胞抑制率

以丹参注射液原液、3K 分子筛截留液与滤液、10K 分子筛截留液与滤液、30K 分子筛截留液与滤液为样品，用 CCK-8 法检查加样后细胞抑制率。结果显示丹参注射液的分子筛截留液与原液在原始浓度对细胞有明显抑制作用，其中 3K 分子筛截留液抑制作用最高、10K 分子筛截留液次之；在高浓度范围内（50‰ ~ 100‰）富含大分子截留液与去大分子滤过液相比对细胞有明显较高的抑制率，差异具有统计学意义（$P < 0.05$）。随着浓度降低，各样品抑制率降低，其中原液和去大分子滤液在一定浓度范围内对细胞生长有促进作用，其中 3K 滤液在高浓度范围内对细胞生长表现出较高的促进作用，随着浓度降低，

促进作用降低，参见图 7-43 和表 7-21。

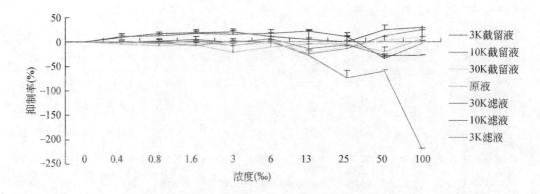

图 7-43　丹参注射液各样品抑制率，原始浓度为 0.1（100‰）

表 7-21　丹参注射液各样品 CCK-8 检查 OD 值

浓度（‰）	100	50	25	13	6	3	1.6	0.8	0.4	0
	0.1208	0.1477	0.1796	0.2008	0.1483	0.1444	0.1464	0.1456	0.1637	0.1687
3K 截留液	0.1363	0.1340	0.1615	0.1695	0.1585	0.1515	0.1505	0.1546	0.2051	0.1948
	0.1268	0.1360	0.1778	0.1543	0.1741	0.1401	0.1349	0.1479	0.1619	0.1797
Mean	0.1280	0.1392	0.1730	0.1749	0.1603	0.1453	0.1439	0.1494	0.1769	0.1811
SD	0.0078	0.0074	0.0100	0.0237	0.0130	0.0058	0.0081	0.0047	0.0244	0.0131
	0.1068	0.1155	0.1461	0.1810	0.1396	0.1479	0.1646	0.1497	0.1479	0.1652
10K 截留液	0.1088	0.1271	0.1635	0.1803	0.1422	0.1592	0.1444	0.1503	0.1454	0.1359
	0.1109	0.1450	0.1686	0.1779	0.1432	0.1563	0.1431	0.1403	0.1433	0.1439
Mean	0.1088	0.1292	0.1594	0.1797	0.1417	0.1545	0.1507	0.1468	0.1455	0.1483
SD	0.0021	0.0149	0.0118	0.0016	0.0019	0.0059	0.0121	0.0056	0.0023	0.0151
	0.1212	0.1205	0.1492	0.1635	0.1290	0.1373	0.1401	0.1410	0.1487	0.1388
30K 截留液	0.1208	0.1300	0.1436	0.1532	0.1395	0.1415	0.3118	0.1298	0.1347	0.1331
	0.1151	0.1345	0.1452	0.1720	0.1374	0.1445	0.1359	0.1283	0.1359	0.1339
Mean	0.1190	0.1283	0.1460	0.1629	0.1353	0.1411	0.1959	0.1330	0.1398	0.1353
SD	0.0034	0.0071	0.0029	0.0094	0.0056	0.0036	0.1004	0.0069	0.0078	0.0031
	0.1432	0.1827	0.1591	0.1519	0.1672	0.1700	0.1611	0.1632	0.1593	0.1768
原液	0.1648	0.1816	0.1430	0.1588	0.1679	0.1834	0.1589	0.1551	0.1579	0.1512
	0.1125	0.1697	0.1618	0.1666	0.1702	0.1862	0.1649	0.1707	0.1559	0.1541

浓度（‰）	100	50	25	13	6	3	1.6	0.8	0.4	0
Mean	0.1402	0.1780	0.1546	0.1591	0.1684	0.1799	0.1616	0.1630	0.1577	0.1607
SD	0.0263	0.0072	0.0102	0.0074	0.0016	0.0087	0.0030	0.0078	0.0017	0.0140
30K 滤液	0.3993	0.3493	0.2847	0.3161	0.2533	0.2508	0.2581	0.2686	0.2724	0.2717
	0.3482	0.3467	0.2878	0.3047	0.2553	0.2791	0.2585	0.2652	0.2662	0.2498
	0.3359	0.3203	0.2969	0.4828	0.2612	0.2726	0.2908	0.3005	0.2965	0.2926
Mean	0.3611	0.3388	0.2898	0.3679	0.2566	0.2675	0.2691	0.2781	0.2784	0.2714
SD	0.0336	0.0160	0.0063	0.0997	0.0041	0.0148	0.0188	0.0195	0.0160	0.0214
10K 滤液	0.1665	0.2744	0.1548	0.1379	0.1377	0.2124	0.1439	0.1441	0.1458	0.1736
	0.1773	0.1933	0.1525	0.1351	0.1413	0.1451	0.1527	0.1536	0.1650	0.1758
	0.1963	0.2341	0.1708	0.1411	0.1450	0.1487	0.1447	0.1516	0.1556	0.1493
Mean	0.1800	0.2339	0.1594	0.1380	0.1413	0.1687	0.1471	0.1498	0.1555	0.1662
SD	0.0151	0.0406	0.0100	0.0030	0.0037	0.0379	0.0049	0.0050	0.0096	0.0147
3K 滤液	0.6404	0.2824	0.2593	0.1742	0.1414	0.1585	0.1544	0.1438	0.1419	0.1478
	0.4608	0.1718	0.2367	0.1801	0.1395	0.1397	0.1616	0.1407	0.1491	0.1422
	0.2447	0.2279	0.2489	0.1884	0.1445	0.1403	0.1387	0.1436	0.1445	0.1386
Mean	0.4486	0.2274	0.2483	0.1809	0.1418	0.1462	0.1516	0.1427	0.1452	0.1429
SD	0.1981	0.0553	0.0113	0.0071	0.0025	0.0107	0.0117	0.0017	0.0036	0.0046

注：原始浓度为 0.1（100‰），表中数据用 Mean ± SD 表示。

（4）灯盏细辛注射液及其分子筛处理液的细胞抑制率

以灯盏细辛注射液原液、3K 分子筛截留液与滤液、10K 分子筛截留液与滤液、30K 分子筛截留液与滤液为样品，用 CCK-8 法检查加样后细胞抑制率。结果显示 3K、10K、30K 截留液的原始浓度细胞抑制率高，且随着分子筛孔径增大抑制率减小，差异具有统计学意义（$P < 0.05$），随着浓度稀释，上述 3K 分子筛滤液在一定范围内能促进细胞生长，10K、30K 截留液对细胞生长整体呈抑制作用，抑制率与浓度之间关系不明显。原液与 30K 滤液在高浓度范围内对细胞生长起促进作用，抑制率与浓度之间线性关系不明显；10K 截留液对细胞整体上呈抑制作用，且整体上抑制率与浓度正相关；3K 截留液、滤液和 10K 滤液对细胞整体上呈抑制作用，抑制作用不强，且抑制率随浓度变化不大。结果参见图 7-44 和表 7-22。

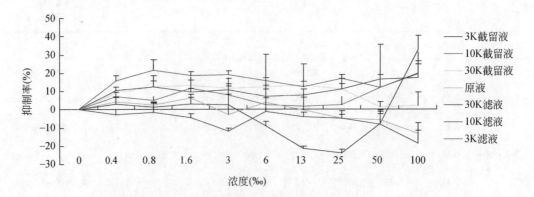

图 7-44　灯盏细辛注射液各样品抑制率，原始浓度为 0.1（100‰）

表 7-22　灯盏细辛注射液各样品 CCK-8 检查 OD 值

浓度（‰）	100	50	25	13	6	3	1.6	0.8	0.4	0
	0.1523	0.2368	0.2813	0.2656	0.2481	0.2336	0.2228	0.2245	0.2251	0.2208
3K 截留液	0.1757	0.2425	0.3001	0.2783	0.2514	0.2220	0.2199	0.2289	0.2221	0.2347
	0.1361	0.2682	0.2841	0.2776	0.2492	0.2225	0.2217	0.2255	0.2185	0.2291
Mean	0.1547	0.2492	0.2885	0.2738	0.2496	0.2260	0.2215	0.2263	0.2219	0.2282
SD	0.0199	0.0167	0.0101	0.0071	0.0017	0.0066	0.0015	0.0023	0.0033	0.0070
	0.1272	0.1354	0.1475	0.1517	0.1504	0.1471	0.1335	0.1483	0.1419	0.1549
10K 截留液	0.1698	0.1365	0.1503	0.1567	0.1509	0.1422	0.1360	0.1459	0.1451	0.1541
	0.1204	0.1240	0.1568	0.1519	0.1354	0.1375	0.1365	0.1621	0.1685	0.1776
Mean	0.1391	0.1320	0.1515	0.1534	0.1456	0.1423	0.1353	0.1521	0.1518	0.1622
SD	0.0268	0.0069	0.0048	0.0028	0.0088	0.0048	0.0016	0.0087	0.0145	0.0133
	0.1818	0.1934	0.1685	0.1612	0.1712	0.1730	0.1673	0.1719	0.1795	0.1972
30K 截留液	0.1918	0.1939	0.1778	0.1692	0.1979	0.1753	0.1732	0.1775	0.1860	0.2054
	0.1914	0.1676	0.1742	0.1853	0.1721	0.1732	0.2430	0.1683	0.1651	0.1815
Mean	0.1883	0.1850	0.1735	0.1719	0.1804	0.1738	0.1945	0.1726	0.1769	0.1947
SD	0.0057	0.0150	0.0047	0.0123	0.0152	0.0013	0.0421	0.0046	0.0107	0.0121
	0.2052	0.1986	0.1910	0.1775	0.1818	0.1784	0.1775	0.1855	0.1812	0.1911
原液	0.2159	0.2030	0.1996	0.1973	0.1847	0.2272	0.1747	0.1819	0.1794	0.1845
	0.2224	0.1998	0.2002	0.1916	0.1833	0.1923	0.1846	0.1895	0.1896	0.1897
Mean	0.2145	0.2005	0.1969	0.1888	0.1833	0.1993	0.1789	0.1856	0.1834	0.1884
SD	0.0087	0.0023	0.0051	0.0102	0.0015	0.0251	0.0051	0.0038	0.0054	0.0035

续表

浓度（‰）	100	50	25	13	6	3	1.6	0.8	0.4	0
	0.2695	0.2698	0.2578	0.2493	0.2408	0.2704	0.2549	0.2683	0.2540	0.2393
30K 滤液	0.5967	0.3349	0.2527	0.2609	0.2262	0.2611	0.2475	0.2465	0.2478	0.2412
	0.3040	0.2463	0.2450	0.2458	0.2460	0.2757	0.2511	0.2426	0.2473	0.2408
Mean	0.3901	0.2837	0.2518	0.2520	0.2377	0.2691	0.2512	0.2525	0.2497	0.2404
SD	0.1798	0.0459	0.0064	0.0079	0.0103	0.0074	0.0037	0.0139	0.0037	0.0010
	0.1427	0.1430	0.1481	0.1554	0.1598	0.1534	0.1560	0.1486	0.1555	0.1588
10K 滤液	0.1404	0.1458	0.1547	0.1609	0.1488	0.1473	0.1520	0.1548	0.1544	0.1659
	0.1440	0.1575	0.1565	0.1594	0.1620	0.1551	0.1642	0.1504	0.1617	0.1936
Mean	0.1424	0.1488	0.1531	0.1586	0.1569	0.1519	0.1574	0.1513	0.1572	0.1728
SD	0.0018	0.0077	0.0044	0.0028	0.0071	0.0041	0.0062	0.0032	0.0039	0.0184
	0.2094	0.2241	0.2110	0.2372	0.2242	0.2092	0.2068	0.2259	0.2229	0.2563
3K 滤液	0.2019	0.5461	0.2084	0.2130	0.2090	0.2038	0.2028	0.1996	0.2116	0.2412
	0.1797	0.4033	0.2125	0.2222	0.2848	0.2058	0.2154	0.1941	0.6078	0.2536
Mean	0.1970	0.3912	0.2106	0.2241	0.2393	0.2063	0.2083	0.2065	0.3474	0.2504
SD	0.0154	0.1613	0.0021	0.0122	0.0401	0.0027	0.0064	0.0170	0.2256	0.0081

注：原始浓度为 0.1（100‰），表中数据用 Mean ± SD 表示。

7.6.4　讨论

本实验采用 CCK-8 试剂盒来检查用不同孔径分子筛处理后的注射液对 A549 细胞活性的影响，进而验证去大分子注射液的安全性。此试剂盒利用电子耦合试剂与脱氢酶还原生成黄色物质的原理，通过在 450nm 处的 OD 值来间接反映活细胞数量，这比传统的 MTT 法更简单、易操作，检查时间更加灵活。实验中对注射剂各样品均进行了 2 倍梯度稀释，以观察不同浓度对细胞活性的影响；另外每孔中各样品浓度为 10%，这保证了细胞生长不会受到药物本身浓度影响。

实验结果显示，清开灵注射液、双黄连注射液的原液均对 A549 细胞显示抑制作用，灯盏细辛注射液和丹参注射液对细胞生长显示一定促进作用，这可能与注射液本身的药效有关，如清开灵、双黄连注射液本身有抗菌和杀毒等作用，而丹参注射液有一定的滋养作用；四种注射液的各分子筛截留液对 A549 细胞生长均有明显抑制作用，且比原液抑制作用高，抑制作用随着分子筛孔径变小而增大；清开灵、双黄连注射液分子筛滤液对细胞生长的抑制率比原液低，丹参注射液的分子筛滤液对细胞生长起到了促进作用，灯盏细辛注射液分子筛滤液抑制率在高浓度明显比截留液原液低。通过对比发现，分子筛截留液抑制率明显比去大分子液的细胞生长抑制率高，说明去大分子注射液对细胞的安全性得到提高，也间接证明大分子物质是影响细胞增长的主要原因。另外双黄连注射液 30K 分子筛滤液出现异常的促进细胞生长作用，灯盏细辛注射液 3K 分子筛截留液只有在原始浓度才显示对细胞生长有抑制作用。

7.6.5　简评

由实验结果可知，四种注射液中丹参注射液、灯盏细辛注射液的原液整体上对细胞生长有促进作用，清开灵注射液、双黄连注射液原液整体上对细胞生长有抑制作用，而四种注射液的分子筛截留液、原液和高浓度稀释液对 A549 细胞生长均有明显抑制作用，且比原液抑制作用高，所以可推断注射液经分子筛截留后，其中对细胞生长抑制作用的物质被富集，其细胞毒性被增强。清开灵注射液、双黄连注射液经分子筛过滤后，对 A549 细胞生长抑制率整体比原液低，丹参注射液的分子筛滤液对细胞生长起到了促进作用，灯盏细辛注射液分子筛滤液抑制率在高浓度明显比截留液原液低。由此可推断：经分子筛过滤后，滤液中对细胞有毒性的物质被滤除；注射剂中大分子物质有细胞毒性。

综上所述，注射液经分子筛处理后，截留液对细胞生长抑制作用明显，滤液对细胞生长抑制作用减弱甚至可促进细胞生长，因此可以推断经分子筛过滤后注射液对细胞的安全性得到提高。

7.7　四种富含大分子中药注射液对 PC12Adh 细胞毒性检查

用 CCK-8 法检查富含大分子注射液与去大分子注射液对细胞抑制率的差异，观察注射剂分子筛处理液对 PC12Adh 细胞生长影响，进而验证中药注射剂去大分子后对细胞的安全性有所提高。

7.7.1　材料

（1）主要仪器

立式全自动高压灭菌锅，日本 Tomy Digital Biology 公司；鼓风干燥箱，日本 SANYO 公司；Milli-Q 超纯水机，美国 Millipore 公司；TECAN 多功能酶标仪，奥地利 TECAN 公司；低速离心机，上海安亭科学仪器厂；智能数显恒温水浴锅（HH-4），巩义予华仪器有限责任公司；CO_2 恒温培养箱，赛默飞世尔科技公司；倒置显微镜，上海光学仪器六厂。

（2）主要试剂

F-12k 培养基，美国 sigma 公司；优级胎牛血清，浙江天杭生物科技有限公司；磷酸二氢钾、氯化钠、氯化钾、二甲基亚砜（DMSO），天津市化学试剂三厂；十二水合磷酸氢二钠，四川西陇化工有限公司；乙二胺四乙酸（EDTA），天津市天达净化材料精细化工厂；胰酶 -250，美国 Genview 公司；多聚赖氨酸，北京鼎国生物科技公司；Cell Counting Kit-8，北京鼎国生物科技公司；清开灵注射液，吉安益盛药业股份有限公司，批号 1003272；双黄连注射液，哈尔滨珍宝制药有限公司，批号 20100324；丹参注射液，四川升和制药有限公司，批号 1005104；灯盏细辛注射液，云南生物谷药业有限公司，批号 20130533。

7.7.2 方法

（1）试剂配制

PC12Adh 细胞完全培养液配制：取 412.5ml F-12k 培养基，加 75ml 马血清和 12.5ml 胎牛血清，轻轻吹打混匀，0.2μm 滤头滤菌，封口，放于 4℃冰箱保存。

细胞冻存液配制：取 PC12Adh 细胞完全培养液 45ml，加 5ml DMSO，混匀，封口，放于 4℃冰箱保存。

pH 7.2 磷酸盐缓冲溶液（PBS）配制和细胞消化液配制均与前文相同。

（2）PC12Adh 细胞培养

取冻存的 PC12Adh 细胞在 37℃恒温水浴锅中快速溶解，抽取溶解后的细胞于培养瓶中，加 5ml 完全培养液，放于 5%CO$_2$、37℃恒温培养箱中培养，过夜，抽去旧的培养液，加入新的培养液；待细胞增殖至培养瓶面积 80% 左右时，弃去旧的培养液，加入 5ml 新的培养液，轻轻吹打，将吹打下来的细胞用于传代。

取其中细胞形态鲜明的细胞，胰酶消化，终止消化后取细胞混悬液与 10ml 离心管中，1000r/min 离心 5 ~ 10min，弃去上清液，再加入一定量的完全培养液重复上述步骤。抽取 3ml 细胞冻存液，将细胞混匀，把混悬液移入冻存管中，拧紧盖口，封膜，放于程序降温盒中，移入 –80℃冰箱，12h 后将冻好的细胞转移出降温盒，直接放于 –80℃冰箱中。

（3）注射液样品处理

清开灵注射液、灯盏细辛注射液、双黄连注射液、丹参注射液及上述注射液的 3K、10K、30K 分子筛截留液和滤液（大分子富集液和去大分子液）用 PBS 2 倍梯度稀释 8 次，于 4℃冰箱保存，待用（其中各注射液的去大分子液用 0.2μm 滤头滤菌后稀释）。

（4）细胞抑制率检查

将 PC12Adh 细胞要用到的培养板，用 10 倍的多聚赖氨酸溶液包被，待用。将培养好的 PC12Adh 细胞用胰酶消化，加完全培养液稀释至一定浓度，轻轻吹打混匀。在 96 孔板最外一圈各孔中加入 200μl PBS，中间 60 孔中加入 100μl 细胞混悬液，加入细胞混悬液的各孔从左到右依次加入 20μl 梯度稀释的注射液样品，样品的每个浓度设 3 个复孔，最后一排孔加入 20μl 的 PBS 做空白对照，然后各孔再加 80μl 完全培养液是样品最终浓度为 10%，轻微振荡培养板，使药物混匀。5% CO$_2$、37℃恒温培养箱培养至空白孔细胞增殖到几乎覆盖整个孔为止。选取有特点的孔拍照。

抽去旧的培养液，加入 200μl 的 PBS 清洗各孔；抽取 4.0ml 的 PBS，加入 0.6ml CCK-8 和 1.4ml 完全培养液 CCK-8 混匀，每孔加 100μl CCK-8 稀释液，5% CO$_2$、37℃恒温培养箱放置 3h，用酶标仪在 458nm 处测各孔吸光度，分析数据。

细胞抑制率计算方式：抑制率（%）=（空白组吸光度 – 样品吸光度）/ 空白组吸光度 ×100%。

7.7.3 结果

（1）清开灵注射液及其分子筛处理液的细胞抑制率

以清开灵注射液原液、3K 分子筛截留液与滤液、10K 分子筛截留液与滤液、30K 分子筛截留液与滤液为样品，用 CCK-8 法检查加样后细胞抑制率。结果显示在高浓度范围内（6‰ ~ 100‰）清开灵注射液分子筛截留液对 PC12Adh 细胞抑制率整体上明显比原液和分子筛滤液高，结果具有统计学意义（$P < 0.05$）。其中 3K 截留液抑制率最高，其他依次为 10K 截留液、30K 截留液、原液、30K 滤液、10K 滤液、3K 滤液。其中 3K、10K 分子筛截留液对细胞的抑制率随着浓度降低而降低。30K 分子筛截留液、原液、30K 分子筛滤液对细胞的抑制率之间差异不明显。在低浓度范围内，抑制率较低，且不稳定，浓度间差异不大。结果参见图 7-45 和表 7-23。

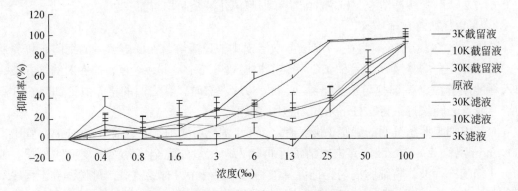

图 7-45　清开灵注射液各样品抑制率，原始浓度为 0.1（100‰）

表 7-23　清开灵注射液各样品 CCK-8 检查 OD 值

浓度（‰）	100	50	25	13	6	3	1.6	0.8	0.4	0
	0.0184	0.0277	0.0386	0.1412	0.2048	0.4084	0.4944	0.5460	0.5268	0.5796
3K 截留液	0.0181	0.0279	0.0328	0.1770	0.2550	0.4080	0.5838	0.5082	0.5244	0.5550
	0.0122	0.0281	0.0328	0.1562	0.2592	0.4104	0.2918	0.4740	0.5028	0.5388
Mean	0.0162	0.0279	0.0347	0.1581	0.2397	0.4089	0.4567	0.5094	0.5180	0.5578
SD	0.0035	0.0002	0.0033	0.0180	0.0303	0.0013	0.1496	0.0360	0.0132	0.0205
	0.0280	0.0317	0.0379	0.2294	0.3738	0.4834	0.4992	0.5470	0.6477	0.6552
10K 截留液	0.0282	0.0349	0.0450	0.2534	0.3888	0.4928	0.5520	0.5112	0.6298	0.6504
	0.0176	0.0318	0.0469	0.2212	0.3522	0.4824	0.5706	0.5974	0.5974	0.6298
Mean	0.0246	0.0328	0.0433	0.2347	0.3716	0.4862	0.5406	0.5519	0.6250	0.6451
SD	0.0061	0.0018	0.0047	0.0167	0.0184	0.0057	0.0370	0.0433	0.0255	0.0135
	0.0293	0.0310	0.1157	0.2221	0.2729	0.3050	0.3439	0.3577	0.3773	0.3815
30K 截留液	0.0285	0.0359	0.4576	0.2729	0.3247	0.3567	0.4264	0.4062	0.3772	0.3797
	0.0303	0.0344	0.1252	0.2893	0.2934	0.3201	0.3658	0.3875	0.3791	0.3542
Mean	0.0294	0.0338	0.2328	0.2614	0.2970	0.3273	0.3787	0.3838	0.3779	0.3718
SD	0.0009	0.0025	0.1947	0.0350	0.0261	0.0266	0.0427	0.0245	0.0011	0.0153

续表

浓度（‰）	100	50	25	13	6	3	1.6	0.8	0.4	0
	0.0461	0.1726	0.3470	0.3839	0.4749	0.5732	0.5510	0.5788	0.5911	0.6815
原液	0.0474	0.1715	0.3586	0.4456	0.4715	0.4947	0.4915	0.5498	0.5776	0.5109
	0.0479	0.1357	0.3225	0.3749	0.4006	0.4099	0.3996	0.4153	0.4527	0.4957
Mean	0.0471	0.1599	0.3427	0.4015	0.4490	0.4926	0.4807	0.5146	0.5405	0.5627
SD	0.0009	0.0210	0.0184	0.0385	0.0420	0.0817	0.0763	0.0872	0.0763	0.1032
	0.0402	0.1337	0.2248	0.3132	0.3038	0.2990	0.3537	0.3467	0.3718	0.3879
30K 滤液	0.0367	0.1164	0.2823	0.2830	0.2779	0.3239	0.3815	0.3733	0.3102	0.4189
	0.0382	0.1302	0.2673	0.2957	0.3539	0.2446	0.3596	0.3836	0.3581	0.4153
Mean	0.0384	0.1268	0.2581	0.2973	0.3119	0.2892	0.3649	0.3679	0.3467	0.4074
SD	0.0018	0.0091	0.0298	0.0152	0.0386	0.0406	0.0146	0.0190	0.0323	0.0170
	0.0336	0.2020	0.3012	0.5255	0.4201	0.4625	0.4935	0.3813	0.4434	0.4292
10K 滤液	0.0424	0.1758	0.2835	0.4683	0.4079	0.5071	0.4891	0.4646	0.4203	0.4857
	0.0519	0.1622	0.3115	0.4728	0.4615	0.4783	0.4671	0.4378	0.3733	0.4555
Mean	0.0426	0.1800	0.2987	0.4889	0.4298	0.4826	0.4832	0.4279	0.4123	0.4568
SD	0.0092	0.0202	0.0142	0.0318	0.0281	0.0226	0.0141	0.0425	0.0357	0.0283
	0.0738	0.1895	0.4433	0.4738	0.4092	0.4731	0.4160	0.5024	0.4061	0.5599
3K 滤液	0.1939	0.3787	0.5360	0.5434	0.5309	0.4826	0.4242	0.4862	0.4617	0.6332
	0.1059	0.1684	0.3150	0.4295	0.3369	0.3945	0.5187	0.4715	0.3066	0.5372
Mean	0.1245	0.2455	0.4314	0.4822	0.4257	0.4501	0.4530	0.4867	0.3915	0.5768
SD	0.0622	0.1158	0.1110	0.0574	0.0980	0.0484	0.0571	0.0155	0.0786	0.0502

注：原始浓度为 0.1（100‰），表中数据用 Mean ± SD 表示。

（2）双黄连注射液及其分子筛处理液的细胞抑制率

以双黄连注射液原液、3K 分子筛截留液与滤液、10K 分子筛截留液与滤液、30K 分子筛截留液与滤液为样品，用 CCK-8 法检查加样后细胞抑制率。结果显示双黄连注射液 3K、10K、30K 截留液、原液和 30K 滤液在高浓度（13‰ ~ 100‰）均对细胞有明显抑制作用，且 3K 截留液抑制率最高，30K 滤液抑制率最低，组间差异具有统计学意义（$P<0.05$），10K、3K 滤液对 PC12Adh 细胞抑制率较其他组低，且两组抑制率之间差异不大。且 3K、10K、30K 截留液抑制率与浓度正相关。双黄连原液与 3K 滤液，在低浓度范围内对细胞生长呈一定促进作用。结果参见图 7-46 和表 7-24。

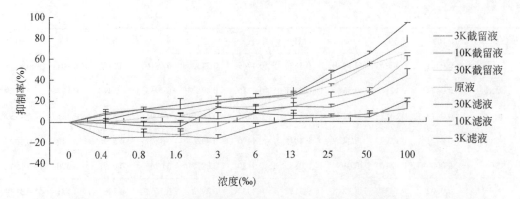

图 7-46　双黄连注射液各样品细胞抑制率，样品原始浓度为 0.1（100‰）

表 7-24　双黄连注射液各样品 CCK-8 检查 OD 值

浓度（‰）	0	0.4	0.8	1.6	3	6	13	25	50	100
	0.0311	0.1714	0.2619	0.3958	0.4036	0.4301	0.4410	0.4663	0.4998	0.5148
3K 截留液	0.0300	0.1950	0.2790	0.3830	0.3806	0.3953	0.4003	0.4553	0.4726	0.5211
	0.0314	0.1800	0.2853	0.3724	0.4110	0.4105	0.4552	0.4501	0.4781	0.5186
Mean	0.0308	0.1821	0.2754	0.3837	0.3984	0.4120	0.4322	0.4572	0.4835	0.5182
SD	0.0007	0.0119	0.0121	0.0117	0.0159	0.0174	0.0285	0.0083	0.0144	0.0032
	0.1088	0.2373	0.3016	0.4610	0.4281	0.4556	0.4712	0.4768	0.4847	0.5470
10K 截留液	0.1158	0.2367	0.3441	0.3805	0.4085	0.4224	0.4882	0.4713	0.4948	0.5244
	0.1630	0.2427	0.3086	0.3627	0.4086	0.4302	0.4429	0.4597	0.4840	0.5220
Mean	0.1292	0.2389	0.3181	0.4014	0.4151	0.4361	0.4674	0.4693	0.4878	0.5311
SD	0.0295	0.0033	0.0228	0.0524	0.0113	0.0174	0.0229	0.0087	0.0060	0.0138
	0.1825	0.2489	0.3417	0.3872	0.4504	0.4510	0.4957	0.5028	0.5223	0.5229
30K 截留液	0.1868	0.2402	0.3386	0.3906	0.4394	0.4590	0.5112	0.5170	0.5460	0.5254
	0.1764	0.2333	0.3532	0.4022	0.4486	0.4419	0.4749	0.4946	0.4961	0.5135
Mean	0.1819	0.2408	0.3445	0.3933	0.4461	0.4506	0.4939	0.5048	0.5215	0.5206
SD	0.0052	0.0078	0.0077	0.0079	0.0059	0.0086	0.0182	0.0113	0.0250	0.0063
	0.2330	0.3839	0.4263	0.4572	0.4899	0.5493	0.5936	0.5888	0.5944	0.5147
原液	0.2255	0.3654	0.4097	0.4573	0.4942	0.5640	0.6113	0.5829	0.5577	0.5270
	0.2078	0.3830	0.4006	0.4553	0.4919	0.5552	0.5916	0.5971	0.5394	0.5574
Mean	0.2221	0.3774	0.4122	0.4566	0.4920	0.5562	0.5988	0.5896	0.5638	0.5330
SD	0.0129	0.0104	0.0130	0.0011	0.0022	0.0074	0.0108	0.0071	0.0280	0.0220

续表

浓度（‰）	0	0.4	0.8	1.6	3	6	13	25	50	100
30K 滤液	0.2951	0.3946	0.4748	0.4564	0.4817	0.4709	0.5532	0.5853	0.5158	0.5489
	0.3050	0.4013	0.4711	0.4620	0.4764	0.4925	0.5741	0.5527	0.5137	0.5347
	0.3035	0.4135	0.4480	0.4637	0.4630	0.4236	0.5518	0.5319	0.5886	0.5229
Mean	0.3012	0.4031	0.4646	0.4607	0.4737	0.4623	0.5597	0.5566	0.5394	0.5355
SD	0.0053	0.0096	0.0145	0.0038	0.0096	0.0352	0.0125	0.0269	0.0427	0.0130
10K 滤液	0.5536	0.6597	0.6283	0.6819	0.6055	0.6508	0.6713	0.6620	0.6980	0.6810
	0.5316	0.6407	0.6403	0.6256	0.5992	0.6306	0.5969	0.5908	0.6549	0.6846
	0.5415	0.6491	0.6497	0.6175	0.6673	0.6908	0.6680	0.5817	0.6398	0.6652
Mean	0.5422	0.6498	0.6394	0.6417	0.6240	0.6574	0.6454	0.6115	0.6642	0.6769
SD	0.0110	0.0095	0.0107	0.0351	0.0376	0.0306	0.0420	0.0440	0.0302	0.0103
双 3K 滤液	0.5579	0.6311	0.6325	0.6710	0.7101	0.7272	0.7856	0.7781	0.7594	0.6505
	0.5473	0.6132	0.6477	0.6665	0.6747	0.7756	0.7272	0.7499	0.7566	0.6611
	0.6428	0.6139	0.6284	0.6025	0.7077	0.8052	0.7640	0.7517	0.7848	0.6801
Mean	0.5827	0.6194	0.6362	0.6467	0.6975	0.7693	0.7589	0.7599	0.7669	0.6639
SD	0.0523	0.0101	0.0102	0.0383	0.0198	0.0394	0.0295	0.0158	0.0155	0.0150

注：原始浓度为 0.1（100‰），表中数据用 Mean ± SD 表示。

（3）丹参注射液及其分子筛处理液的细胞抑制率

以丹参注射液原液、3K 分子筛截留液与滤液、10K 分子筛截留液与滤液、30K 分子筛截留液与滤液为样品，用 CCK-8 法检查加样后细胞抑制率。结果显示丹参注射液的分子筛截留液与原液和分子筛滤液相比对细胞生长有明显较高的抑制作用，差异具有统计学意义（$P<0.05$），其中 3K 分子筛截留液的细胞抑制率最高，10K、30K 分子筛截留液的细胞抑制率依次降低，且同一样品对细胞的抑制率随浓度增大而增大。原液、10K 滤液、3K 滤液在高浓度范围内，对细胞抑制率依次降低，但浓度较低时，组间差异不大。30K 滤液整体抑制率不明显，且在部分浓度呈现促生长作用。结果参见图 7-47 和表 7-25。

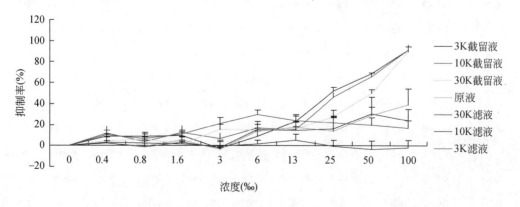

图 7-47　丹参注射液各样品抑制率，原始浓度为 0.1（100‰）

表 7-25　丹参注射液各样品 CCK-8 检查 OD 值

浓度（‰）	0	0.4	0.8	1.6	3	6	13	25	50	100
3K 截留液	0.0364	0.1313	0.2079	0.3131	0.3721	0.4205	0.3887	0.3878	0.3826	0.4178
	0.0385	0.1312	0.2059	0.3474	0.4036	0.4351	0.3617	0.3694	0.3688	0.4174
	0.0376	0.1319	0.1878	0.3137	0.3759	0.4436	0.3888	0.3908	0.3972	0.4290
Mean	0.0375	0.1315	0.2005	0.3247	0.3839	0.4331	0.3797	0.3827	0.3829	0.4214
SD	0.0011	0.0004	0.0111	0.0196	0.0172	0.0117	0.0156	0.0116	0.0142	0.0066
10K 截留液	0.0378	0.1408	0.2355	0.3544	0.3103	0.3744	0.3295	0.3580	0.3316	0.4075
	0.0389	0.1297	0.2120	0.3199	0.3459	0.3656	0.3606	0.3975	0.3792	0.4100
	0.0379	0.1434	0.2008	0.3567	0.3573	0.3940	0.3771	0.4179	0.3577	0.3981
Mean	0.0382	0.1380	0.2161	0.3437	0.3378	0.3780	0.3557	0.3911	0.3562	0.4052
SD	0.0006	0.0073	0.0177	0.0206	0.0245	0.0145	0.0242	0.0305	0.0238	0.0063
30K 截留液	0.0390	0.2172	0.3150	0.3396	0.3481	0.3267	0.3950	0.3884	0.3910	0.3990
	0.0440	0.1914	0.2686	0.3284	0.3367	0.3303	0.4076	0.3747	0.3940	0.4036
	0.0441	0.1996	0.2890	0.3521	0.3473	0.3704	0.3912	0.3768	0.3739	0.4082
Mean	0.0424	0.2027	0.2909	0.3400	0.3440	0.3425	0.3979	0.3800	0.3863	0.4036
SD	0.0029	0.0132	0.0233	0.0119	0.0064	0.0243	0.0086	0.0074	0.0108	0.0046
原液	0.3778	0.4863	0.5063	0.4317	0.4587	0.5488	0.5115	0.5316	0.5458	0.5409
	0.3128	0.3260	0.4193	0.4653	0.4742	0.5736	0.5431	0.5677	0.5197	0.5894
	0.3203	0.3717	0.5153	0.4820	0.5051	0.6051	0.5302	0.5799	0.5710	0.5416
Mean	0.3370	0.3947	0.4803	0.4597	0.4793	0.5758	0.5283	0.5597	0.5455	0.5573
SD	0.0356	0.0826	0.0530	0.0256	0.0236	0.0282	0.0159	0.0251	0.0257	0.0278
30K 滤液	0.5484	0.4994	0.5322	0.4860	0.5057	0.5031	0.4931	0.5090	0.4859	0.5168
	0.5349	0.5454	0.4582	0.4608	0.4797	0.5111	0.5531	0.4937	0.5064	0.5254
	0.4910	0.5470	0.5542	0.5165	0.5353	0.5355	0.4714	0.5007	0.4962	0.4994
Mean	0.5248	0.5306	0.5149	0.4878	0.5069	0.5166	0.5059	0.5011	0.4962	0.5139
SD	0.0300	0.0270	0.0503	0.0279	0.0278	0.0169	0.0423	0.0077	0.0103	0.0132
10K 滤液	0.3804	0.3665	0.4806	0.4799	0.4659	0.4997	0.4962	0.5206	0.4783	0.5049
	0.3909	0.3543	0.4170	0.4250	0.4025	0.5372	0.4635	0.4737	0.4638	0.5065
	0.3825	0.3330	0.3741	0.3940	0.4151	0.5064	0.5145	0.5365	0.5411	0.5052
Mean	0.3846	0.3513	0.4239	0.4330	0.4278	0.5144	0.4914	0.5103	0.4944	0.5055
SD	0.0056	0.0170	0.0536	0.0435	0.0336	0.0200	0.0258	0.0327	0.0411	0.0009

浓度（‰）	0	0.4	0.8	1.6	3	6	13	25	50	100
3K 滤液	0.3591	0.2964	0.3006	0.2929	0.2816	0.3366	0.3879	0.4136	0.3922	0.4136
	0.3412	0.3582	0.3498	0.3431	0.2826	0.3025	0.3604	0.3727	0.3754	0.4192
	0.3473	0.3554	0.3254	0.3145	0.3123	0.3465	0.3713	0.3877	0.3606	0.4216
Mean	0.3492	0.3367	0.3253	0.3168	0.2922	0.3285	0.3732	0.3913	0.3761	0.4181
SD	0.0091	0.0349	0.0246	0.0252	0.0174	0.0231	0.0138	0.0207	0.0158	0.0041

注：原始浓度为 0.1（100‰），表中数据用 Mean ± SD 表示。

（4）灯盏细辛注射液及其分子筛处理液的细胞抑制率

以灯盏细辛注射液原液、3K 分子筛截留液与滤液、10K 分子筛截留液与滤液、30K 分子筛截留液与滤液为样品，用 CCK-8 法检查加样后细胞抑制率。结果显示 3K、10K、30K 分子筛截留液在高浓度范围（3‰ ～ 100‰）内与原液和分子筛滤液相比对细胞有较高抑制率，组间差异具有统计学意义（$P < 0.05$），且随浓度降低抑制率降低；在低浓度范围内抑制率较低，差异不明显。3K 滤液与原液，整体上对细胞呈抑制作用，部分浓度范围内抑制率有波动。30K、10K 滤液对细胞整体呈较低的促进生长作用。结果参见图 7-48 和表 7-26。

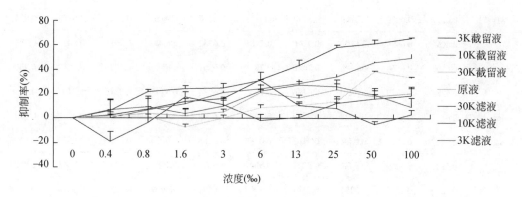

图 7-48　灯盏细辛注射液各样品抑制率，原始浓度为 0.1（100‰）

表 7-26　灯盏细辛注射液各样品 CCK-8 检查 OD 值

浓度（‰）	0	0.4	0.8	1.6	3	6	13	25	50	100
3K 截留液	0.1663	0.1663	0.2172	0.2983	0.3383	0.4183	0.4245	0.4791	0.4595	0.4960
	0.1695	0.1956	0.1976	0.2813	0.3357	0.4067	0.4436	0.4971	0.4972	0.4936
	0.1694	0.1901	0.2029	0.2599	0.3407	0.4178	0.4181	0.4001	0.4878	0.4976
Mean	0.1684	0.1840	0.2059	0.2798	0.3382	0.4143	0.4287	0.4588	0.4815	0.4957
SD	0.0018	0.0156	0.0101	0.0192	0.0025	0.0066	0.0133	0.0516	0.0196	0.0020

浓度（‰）	0	0.4	0.8	1.6	3	6	13	25	50	100
10K 截留液	0.2098	0.2232	0.2807	0.3066	0.3290	0.3316	0.3734	0.3952	0.4131	0.4147
	0.2019	0.2374	0.2821	0.2918	0.3315	0.3388	0.3743	0.4020	0.4355	0.4291
	0.2336	0.2395	0.2843	0.3196	0.3179	0.3454	0.3904	0.4014	0.4372	0.4456
Mean	0.2151	0.2334	0.2824	0.3060	0.3261	0.3386	0.3794	0.3995	0.4286	0.4298
SD	0.0165	0.0089	0.0018	0.0139	0.0072	0.0069	0.0096	0.0038	0.0135	0.0155
30K 截留液	0.4785	0.4403	0.6134	0.6257	0.6483	0.7390	0.7703	0.7070	0.7249	0.7249
	0.4758	0.4462	0.6459	0.6460	0.6515	0.7311	0.7648	0.7332	0.7045	0.7249
	0.4760	0.4457	0.6059	0.6570	0.6751	0.6917	0.7799	0.6967	0.6993	0.7146
Mean	0.4768	0.4441	0.6217	0.6429	0.6583	0.7206	0.7717	0.7123	0.7096	0.7215
SD	0.0015	0.0033	0.0213	0.0159	0.0146	0.0253	0.0076	0.0188	0.0135	0.0059
原液	0.4579	0.4569	0.4261	0.4869	0.4559	0.5656	0.6163	0.5820	0.5986	0.5961
	0.4694	0.4396	0.4569	0.4530	0.4336	0.5417	0.5466	0.5592	0.5262	0.5547
	0.4274	0.4942	0.4225	0.4766	0.4484	0.5123	0.5100	0.4987	0.5407	0.5536
Mean	0.4516	0.4636	0.4352	0.4722	0.4460	0.5399	0.5576	0.5466	0.5552	0.5681
SD	0.0217	0.0279	0.0189	0.0174	0.0113	0.0267	0.0540	0.0430	0.0383	0.0242
30K 滤液	0.6066	0.6494	0.6578	0.7716	0.7286	0.6532	0.6300	0.7911	0.8431	0.7737
	0.6103	0.6164	0.6396	0.7440	0.7869	0.6901	0.6156	0.7786	0.9257	0.7605
	0.6284	0.6340	0.6910	0.7430	0.7936	0.6724	0.6348	0.7815	0.9409	0.7389
Mean	0.6151	0.6333	0.6628	0.7529	0.7697	0.6719	0.6268	0.7837	0.9032	0.7577
SD	0.0117	0.0165	0.0261	0.0162	0.0358	0.0185	0.0100	0.0065	0.0526	0.0176
10K 滤液	0.7755	0.8239	0.7032	0.7275	0.5041	0.6001	0.6155	0.6259	0.7363	0.8073
	0.8239	0.8854	0.7197	0.7198	0.5702	0.6092	0.6109	0.6282	0.7610	0.8058
	0.7329	0.8188	0.7988	0.7014	0.5853	0.6048	0.6054	0.6350	0.7646	0.8009
Mean	0.7774	0.8427	0.7406	0.7162	0.5532	0.6047	0.6106	0.6297	0.7540	0.8047
SD	0.0455	0.0371	0.0511	0.0134	0.0432	0.0046	0.0051	0.0047	0.0154	0.0033
3K 滤液	0.7576	0.7981	0.7062	0.6855	0.7574	0.7335	0.8153	0.7860	0.7616	0.8298
	0.7965	0.7542	0.7488	0.6905	0.7565	0.7762	0.8085	0.7607	0.8344	0.8134
	0.7328	0.7851	0.7084	0.7000	0.7413	0.7584	0.8060	0.7309	0.7572	0.8812
Mean	0.7623	0.7791	0.7211	0.6920	0.7517	0.7560	0.8099	0.7592	0.7844	0.8415
SD	0.0321	0.0226	0.0240	0.0074	0.0090	0.0214	0.0048	0.0276	0.0434	0.0354

注：样品原始浓度为 0.1（100‰），表中数据用 Mean ± SD 表示。

7.7.4 讨论

本实验采用 CCK-8 试剂盒来检查用不同孔径分子筛处理后的注射液对 PC12Adh 细胞活性的影响，进而验证去大分子注射液的安全性。此试剂盒利用电子耦合试剂与脱氢酶还原生成黄色物质的原理，通过在 450nm 处的 OD 值来间接反映活细胞数量，这比传统的 MTT 法更简单、易操作，检查时间更加灵活。实验中对注射剂各样品均进行了 2 倍梯度稀释，以观察不同浓度对细胞活性的影响；另外每孔加入样品的体积占总体积的 10%，这保证了细胞生长不会受到药物本身浓度影响。PC12Adh 细胞为半贴壁细胞，所以传代时用吹打方法，点板时用胰酶消化，且为使其贴壁牢固，避免换液时细胞脱落，使用了多聚赖氨酸包被 96 孔板，使细胞贴壁牢固，因为多聚赖氨酸对细胞有一定毒性，对细胞形态和生长状况有一定影响，但是与注射液对其影响相比则很小，所以忽略不计，造成的数据不稳定在可控范围内。

实验结果显示，四种注射液的原液均对 PC12Adh 细胞显示抑制作用；四种注射液的各分子筛富集液对 PC12Adh 细胞生长均有明显抑制作用，且比原液抑制作用高，抑制作用随着分子筛孔径变小而增大；清开灵、双黄连注射液分子筛滤液对细胞生长的抑制率比原液低，丹参注射液的分子筛滤液对细胞生长起到了促进作用，灯盏细辛注射液滤液抑制率在高浓度明显比截留液和原液低。通过对比发现，分子筛截留液抑制率明显比去大分子液的细胞生长抑制率高，说明去大分子注射液对细胞的安全性得到提高，也间接证明大分子物质是影响细胞增长的主要原因。另外，各注射液的样品在高浓度时对细胞增殖有明显的抑制作用；在低浓度时，丹参注射液、灯盏细辛注射液的分子筛滤液对细胞增长起到了一定的促进作用，这应该与药物本身的药理作用有关，也可能与加样和系统误差有关，但关系不大。

7.7.5 简评

四种注射液的分子筛截留液在高浓度范围内对 PC12Adh 细胞生长均呈现抑制作用，且清开灵注射液、双黄连注射液、丹参注射液的截留液对细胞的抑制率高达 90% 以上，而分子筛滤液对细胞抑制率多在 40% 以下，其中灯盏细辛 30K 滤液、3K 滤液甚至对细胞生长呈现促进作用，这证明经分子筛滤过后，中药注射剂中大分子物质减少，对细胞的抑制率降低，间接表明其安全性提高。

7.8 小结

通过以富含大分子中药注射剂为研究对象，可以直接证明富含大分子中药注射剂在整体动物安全性、一般重复给药毒性、（类）过敏毒性、一般异常毒性、细胞层面的毒性方面均得到增强；继而间接证明相应的去大分子中药注射剂安全性得到提高。由于该部分实验均以上市中药注射剂为研究对象，很难证明这些中药注射剂的原液具有安全性。特别的是，本部分动物实验发现了中药注射剂中大分子物质具有潜在肝肾毒性，这是平常不易发现的。考虑到去大分子的难易程度，实践证明，采用 10K 去大分子是值得推荐的。

参 考 文 献

[1] 柯瑾，张陆勇，殷华，等 . 大分子物质对中药注射剂的安全性影响 . 中成药，2014, 36(04): 855-859.

[2] 王志红，赵绪元，姚金成 . 清开灵注射液指纹图谱的 HPLC 研究 . 中华中医药学刊，2008, 26(4): 868-870.

[3] 李方，姜文红，刘丽娟，等 . 注射用双黄连（冻干）指纹图谱的建立及其在质量控制中的应用 . 中成药，2007, 29(8): 1196-1198.

[4] 李婷，杨骏，张彤，等 . 柴胡葛根有效部位对脂多糖诱导家兔发热模型的解热作用研究 . 中成药，2012, 34(2): 221-225.

[5] 国家药典委员会 . 中华人民共和国药典 2010 年版（一部）. 2010. 北京：中国医药科技出版社，附录 75.

[6] 刘桂林，张韵慧，王生田，等 . 中药注射剂安全性问题分析及对策 . 中草药，2009, 40(11): 附 1-3.

[7] 熊兴江，王阶，何庆勇 . 中药注射剂应用现状及安全性问题与对策 . 中西医结合学报，2010, 8(4): 307-311.

[8] 郑慧，杨丽霞，薛世萍，等 . 中药注射剂安全性问题及对策 . 中国中医药信息杂志，2012, 19(1): 99-100.

[9] 冯宇飞，吕邵娃，王艳宏，等 . 中药注射剂安全性问题分析及对策 . 中国实验方剂学杂志，2011, 11(9): 278-281.

[10] 段为钢，李奇峰，柯瑾 . 中药注射剂有效性及 "毒性" 的物质基础分析 . 医学与哲学（临床决策论坛版），2011, 32(08): 56-57+60.

[11] 马辉，金丹，耿凤英，等 . 1190 例中药注射剂不良反应报告分析 . 中国实用医药，2009, 4(20): 8-10.

[12] 张惠霞，陈建玉，宋成 . 3414 例中药注射剂不良反应分析 . 药物警戒，2006, 3(4): 232-235.

[13] 李奇峰，柯瑾，段为钢，等 . PVDF 膜吸附染色法检测中药注射剂微量蛋白 . 云南中医学院学报，2010, 33(06): 43-46.

[14] 段为钢，柯瑾，李奇峰，等 . 蛋白质包被 PVDF 膜吸附法检查中药注射剂缩合鞣质 . 中成药，2011, 33(11): 80-83.

[15] Duan W, Que L, Ke J, et al. Detection of trace protein in Chinese materia medica injections by soaking PVDF membrane. RSETE 2011-proceedings, Newyork, USA: the Institute of Electrical and Electronics Engineers (IEEE), Inc., 2011: 6718-6720.

[16] Duan W, Li Q, Ke J. Detection of trace protein in Chinese materia medica injections by use of polyvinylidene fluoride membrane. CEPPH 2011-Proceedings, Irvine, CA, USA: Scientific Research Publishing (SRP), Inc., 2011: 19-21.

[17] 殷华，李月，司季青，等 . 4 种中药注射剂大分子富集液的重复给药毒性实验研究 . 云南中医学院学报，2017, 40(4): 14-20.

[18] 蔡琴 . 中药注射剂致急性肾损伤文献分析 . 中南药学，2014, 12(1): 86-88.

[19] 段为钢，张陆勇 . 提高中药注射剂安全性的技术策略 . 中成药，2012, 34(11): 2201-2205.

[20] 殷华，王俊杰，司季青，等 . 4 种去大分子中药注射液与原液的主要疗效对比实验研究 . 中医药导报，2017, 23(3): 62-65.

[21] 云宇，侯肖霖，殷华，等 . 4 种去大分子中药注射剂的稳定性研究 . 云南中医学院学报，2016, 39(4): 20-25.

[22] 陈龙 . 中药注射剂心脏安全性隐患及临床抢救对策 . 中国毒理学会湖北科技论坛，2015.

[23] 刘清成，殷华，侯肖霖，等 . 中药注射剂树脂检查方法的改进 . 中成药，2016, 38(8): 1872-1874.

[24] 段为钢，柯瑾，李奇峰，等 . 蛋白质包被 PVDF 膜吸附法检查中药注射剂缩合鞣质 . 中成药，2011,

33(11): 1916-1919.

[25] 云宇, 王蕾, 段为钢. 从机体处理物质的方式认识代谢和免疫的一致性. 医学争鸣, 2017, 8(1): 24-27.

[26] Choi JW, Kim IH, Kim YM, et al. Pyropia yezoensis glycoprotein regulates antioxidant status and prevents hepatotoxicity in a rat model of D-galactosamine/lipopolysaccharide-induced acute liver failure. Mol Med Rep, 2016, 13(4): 3110-3114.

[27] 王伽伯, 马永刚, 张萍, 等. 炮制对大黄化学成分和肝肾毒性的影响及其典型相关分析. 药学学报, 2009, 44(8): 885-890.

[28] Rocsoreanu A, Cernea D, Simionescu CE, et al. The complexity of hemorrhage-generating factors in various organs in acute kidney injury. Rom J Morphol Embryol, 2016, 57(2): 491-494.

8 大分子物质去除与中药注射剂的物质基础变化

药物的安全性和有效性都是存在物质基础的，中药注射剂也是如此。去除大分子物质提升了中药注射剂安全性，如果小分子成分谱改变较大，则提示其活性可能也发生明显改变。每种中药注射剂的功效是有差别的，在讨论活性时采用的方法可能也各不相同。同时，中药注射剂的功效主要通过动物实验来体现，而动物实验观察指标的误差往往较大。因此，先考察物质基础的变化更有利于推定其可能的功效变化。

本章主要采用指纹图谱的理念来进行，以中药注射剂原液为对照，如果去除大分子物质后的中药注射剂指纹图谱变化不大，同时指纹图谱的指纹峰面积变化也不大，则高度提示中药注射剂的功效变化也不大。和上一章一样，本章也是以清开灵注射液、双黄连注射液、丹参注射液和灯盏细辛注射液为研究对象。

8.1 材料

凝胶成像系统 ChemiDoc RX 由美国 Bio-Rad 公司产品，AB204-S 电子分析天平为 Mettler-Toledo 公司产品，Centrifuge 5415D 高速离心机为德国 Eppendorf 公司产品，UV-1600 型紫外 - 可见分光光度计为北京瑞利分析仪器公司产品。

PVDF 膜（polyvinylidene fluoride，聚偏二氟乙烯膜，孔径 0.22μm）为美国 MilliPore 公司产品，硝酸纤维素膜为美国 Pall 公司产品，孔径 0.45μm。焦性没食子酸（分析纯）由天津风船化学试剂科技有限公司生产，BSA（牛血清白蛋白组分 V）购自北京鼎国生物技术有限责任公司，考马斯亮蓝 R（Coomassie Brilliant Blue，CBB，分析纯）由天津科密欧化学试剂有限公司生产。其他试剂为国产分析纯。所用的水为 MilliPore 超纯水系统制得，符合三蒸水标准。

清开灵注射液（批号 1003272）、双黄连注射液（批号 20100324）、丹参注射液（批号 1005104）和灯盏细辛注射液（批号 20090830），均从市场购得。

8.2 制备中药注射剂不同分子量部分

1）将四种中药注射剂（清开灵注射液、丹参注射液、双黄连注射液和灯盏细辛注射液）

适量，用 3K、10K 和 30K 的超滤管 4℃离心，获得不同的滤液和截留液；

2）各截留液的浓缩比参见表 8-1；

3）将不同的滤液和截留液保存在 –20℃，备用。

表 8-1 各样品截留液浓缩比

序号	样品名称	3K	10K	30K
1	清开灵注射液	1/4	1/10	1/10
2	双黄连注射液	1/4	1/10	1/10
3	丹参注射液	1/4	1/10	1/10
4	灯盏细辛注射液	1/4	1/10	1/10

8.3 检测四种中药注射剂各样品的固体含量

1）准备冻存管并称重；

2）取滤液或截留液适量加入到冻存管中，再次称重；

3）将冻存管放置于冷冻干燥机中，冷冻干燥 24h；

4）去除后再次称重；

5）计算各样品的固体物含量，滤液的固体物浓度结果参见表 8-2，截留液参见表 8-3。

表 8-2 滤液固体物浓度

注射液	处理方式	皮重（g）	总重（g）	冻干重（g）	液体总重（g）	冻干物重（g）	固体物浓度（g/g）	固体物浓度（g/ml）
清开灵注射液（体积0.700ml）	原液	1.4755	2.1774	1.5046	0.7019	0.0291	0.0415	0.0416
	3K	1.5262	2.2224	1.5480	0.6962	0.0218	0.0313	0.0311
	10K	1.4738	2.1810	1.5012	0.7072	0.0274	0.0387	0.0391
	30K	1.6101	2.3186	1.6384	0.7085	0.0283	0.0399	0.0404
双黄连注射液（体积0.700ml）	原液	1.4899	2.1857	1.5018	0.6958	0.0119	0.0171	0.0170
	3K	1.4695	2.1709	1.4776	0.7014	0.0081	0.0115	0.0116
	10K	1.4893	2.1767	1.5018	0.6874	0.0125	0.0182	0.0179
	30K	1.5085	2.2017	1.5218	0.6932	0.0133	0.0192	0.0190
丹参注射液（体积0.500ml）	原液	1.4802	1.9763	1.4911	0.4961	0.0109	0.0220	0.0218
	3K	1.4779	1.9702	1.4869	0.4923	0.0090	0.0183	0.0180
	10K	1.4960	1.9970	1.5056	0.5010	0.0096	0.0192	0.0192
	30K	1.6187	2.1247	1.6303	0.5060	0.0116	0.0229	0.0232

续表

注射液	处理方式	皮重（g）	总重 （g）	冻干重 （g）	液体总重 （g）	冻干物重 （g）	固体物浓度 （g/g）	固体物浓度 （g/ml）
灯盏细辛注 射液（体积 0.700ml）	原液	1.6025	2.3085	1.6115	0.7060	0.0090	0.0127	0.0129
	3K	1.4831	2.1838	1.4908	0.7007	0.0077	0.0110	0.0110
	10K	1.4672	2.1668	1.4779	0.6996	0.0107	0.0153	0.0153
	30K	1.4821	2.1854	1.4910	0.7033	0.0089	0.0127	0.0127

表 8-3 截留浓缩液固体物浓度

注射液	处理方式	皮重（g）	总重 （g）	冻干重 （g）	液体总重 （g）	冻干物重 （g）	固体物浓度 （g/g）	固体物浓度 （g/ml）
清开灵注射 液（体积 1.000ml）	3K	1.4897	2.5077	1.5660	1.0180	0.0763	0.0750	0.0763
	10K	1.4785	2.4782	1.5407	0.9997	0.0622	0.0622	0.0622
	30K	1.6325	2.6283	1.6841	0.9958	0.0516	0.0518	0.0516
双黄连注射 液（体积 1.000ml）	3K	1.4823	2.4878	1.5266	1.0055	0.0443	0.0441	0.0443
	10K	1.5164	2.4978	1.5430	0.9814	0.0266	0.0271	0.0266
	30K	1.5964	2.5899	1.6195	0.9935	0.0231	0.0233	0.0231
丹参注射液 （体积 1.000ml）	3K	1.6201	2.6188	1.6533	0.9987	0.0332	0.0332	0.0332
	10K	1.5204	2.5098	1.5666	0.9894	0.0462	0.0467	0.0462
	30K	1.4605	2.4637	1.5047	1.0032	0.0442	0.0441	0.0442
灯盏细辛注 射液（体积 1.000ml）	3K	1.4931	2.4917	1.5162	0.9986	0.0231	0.0231	0.0231
	10K	1.6173	2.6104	1.6325	0.9931	0.0152	0.0153	0.0152
	30K	1.4976	2.4944	1.5115	0.9968	0.0139	0.0139	0.0139

8.4 检测四种中药注射剂各样品的吸收光谱

1）将各样品解冻恢复至室温；

2）吸取各样品 30μl 至 384 孔板中，用 Tecan 酶标仪（Infinity 200 pro）扫描吸收光谱（400 ~ 900nm，2nm 步进）；

3）扫描结果参见图 8-1 ~ 图 8-4。10K 滤液、30K 滤液与原液相比，吸光度差异较小。但滤液的上层液和下层液的颜色深度差别明显。

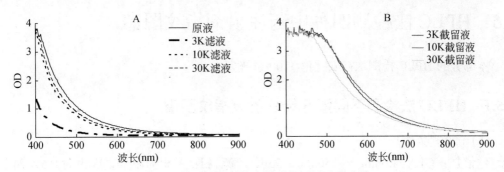

图 8-1　清开灵注射液各样品的可见吸收光谱

3K 截留液，20ml 得 5ml；10K 截留液，50ml 得 5ml；30K 截留液，50ml 得 5ml，384 孔板，加样量 30μl

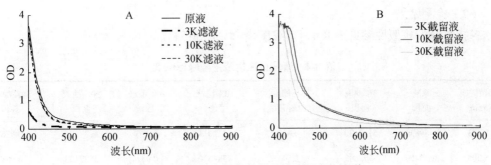

图 8-2　双黄连注射液各样品的可见吸收光谱

3K 截留液，20ml 得 5ml；10K 截留液，50ml 得 5ml；30K 截留液，50ml 得 5ml，384 孔板，加样量 30μl

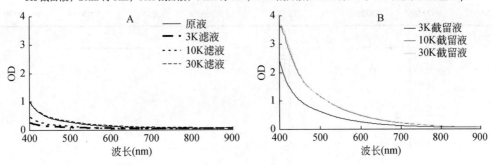

图 8-3　丹参注射液各样品的可见吸收光谱

3K 截留液，20ml 得 5ml；10K 截留液，50ml 得 5ml；30K 截留液，50ml 得 5ml，384 孔板，加样量 30μl

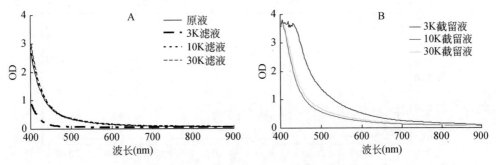

图 8-4　灯盏细辛注射液各样品的可见吸收光谱

3K 截留液，20 ml 得 5ml；10K 截留液，50ml 得 5ml；30K 截留液，50ml 得 5ml，384 孔板，加样量 30μl

8.5 HPLC 法检测四种中药注射剂指纹图谱

本部分的 HPLC 检测均在安捷伦 1100 系统完成。

8.5.1 HPLC 法检测不同清开灵注射液指纹图谱

（1）检测条件[1]

色谱柱：C18，4.6mm × 250mm，5μm。流动相：A 相为甲醇，B 相为 0.5% 醋酸。梯度洗脱：0min：10% 甲醇，50min：100% 甲醇，65min：100% 甲醇。检测波长：255nm。流速：1.0ml/min。柱温：40℃。进样量 20 μl。

（2）检测结果

各指纹峰的相似性参见表 8-4，指纹图谱参见图 8-5。

表 8-4 清开灵注射液主要峰相似度

保留时间 （min）	原液 面积	3K 滤液 面积	3K 滤液 /原液	10K 滤液 面积	10K 滤液 /原液	30K 滤液 面积	30K 滤液 /原液
3.073	8439839	5152930	0.611	8322011	0.986	8237395	0.976
5.205	3630490	7773042	2.141	3584630	0.987	3587338	0.988
13.813	5340525	6087597	1.140	5239044	0.981	5175528	0.969
24.658	84731662	28706556	0.339	81169503	0.958	80165581	0.946

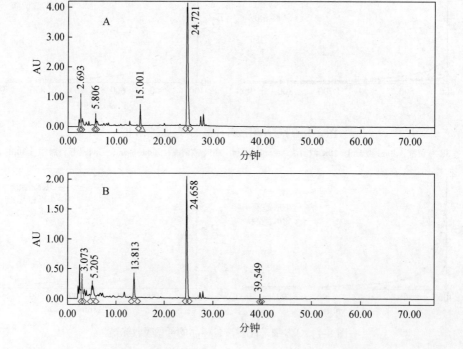

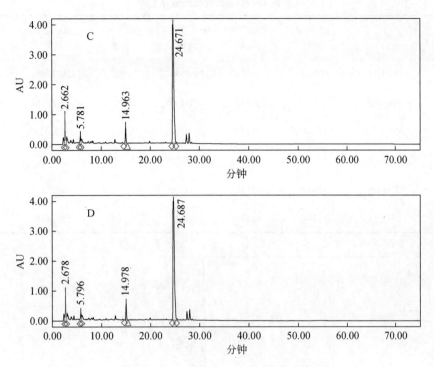

图 8-5 HPLC 检测清开灵注射液指纹图谱

A. 清开灵注射液原液；B. 3K 滤液；C. 10K 滤液；D. 30K 滤液

8.5.2 HPLC 法检测不同双黄连注射液指纹图谱

（1）色谱条件 [2]

色谱柱：C18（5μm，4.6mm×150mm）。流动相：A 相为 0.25% 冰醋酸（V/V），B 相为甲醇。检测波长：350nm，柱温 30℃。流速为 1ml/min；洗脱程序见表 8-5。

（2）检测结果

主要指纹峰相似性分析参见表 8-6，指纹图谱参见图 8-6。

表 8-5 双黄连注射液指纹图谱洗脱程序表

保留时间（min）	A（%）	B（%）
0	85	15
15	65	35
20	65	35
50	0	100
50.01	85	15
60	85	15

表 8-6　双黄连注射液主要指纹峰

保留时间 （min）	原液面积	3K 滤液 面积	3K 滤液 / 原液	10K 滤液 面积	10K 滤液 / 原液	30K 滤液 面积	30K 滤液 / 原液
14.054	2023185	1869327	0.924	2057987	1.017	2071763	1.024
24.788	3805485	534121	0.140	3595130	0.945	3232343	0.849
30.596	63558370	11274528	0.177	62840868	0.989	58523910	0.921
33.302	1479253	269884	0.182	1446803	0.978	1297319	0.877
33.715	2336005	330499	0.141	2294816	0.982	2047043	0.876
34.212	1854556	232642	0.125	1797900	0.969	1562694	0.843

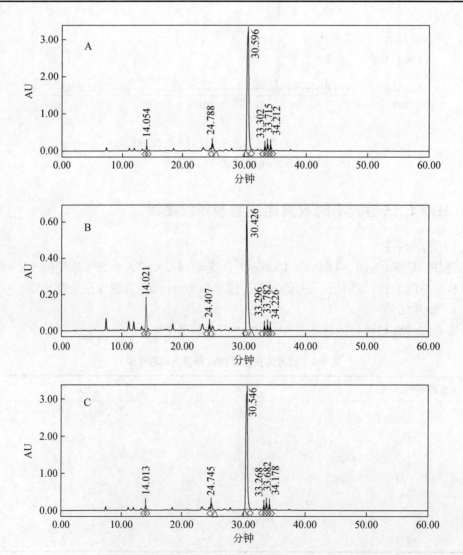

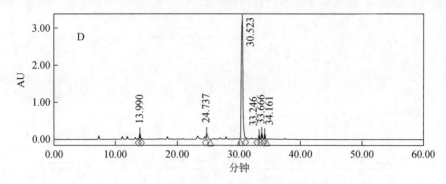

图 8-6　HPLC 检测双黄连注射液指纹图谱
A. 双黄连注射液原液；B. 3K 滤液；C.10K 滤液；D. 30K 滤液

8.5.3　HPLC 法检测不同丹参注射液指纹图谱

（1）色谱条件 [3]

色谱柱：C18（5μm，250mm×4.6mm）。流动相：A 相为乙腈，B 相为 0.05% 三氟乙酸水溶液。洗脱梯度：0～7min 由 2% A 升至 10% A，7～20min 由 10% A 升至 23% A，20～35min 由 23% A 升至 27% A，35～50min 由 27% A 升至 60%A。流速：0.8ml/min。检测波长：288nm。柱温：20℃。进样量：20μl。

（2）检测结果

主要指纹峰相似性分析参见表 8-7，指纹图谱参见图 8-7。

表 8-7　丹参注射液主要指纹峰

保留时间（min）	原液面积	3K 滤液面积	3K 滤液/原液	10K 滤液面积	10K 滤液/原液	30K 滤液面积	30K 滤液/原液
11.544	11571668	10314448	0.891	11827533	1.022	11780009	1.018
16.403	25395058	18914984	0.745	23310626	0.918	23390006	0.921
26.878	4462926	2039180	0.457	4248714	0.952	4500140	1.008
29.293	5457435	1911125	0.350	4516197	0.828	5410284	0.991
30.415	6930911	5161761	0.745	6377949	0.920	6890889	0.994
34.864	9687695	3528931	0.364	8082959	0.834	9866112	1.018
38.486	5064814	—	—	—	—	2369179	0.468

8.5.4　HPLC 法检测不同灯盏细辛注射液指纹图谱

（1）色谱条件 [4]

梯度洗脱：参见表 8-8。检测波长：330 nm。柱温：35℃。色谱柱：C18（5μm，150mm×4.6mm）。

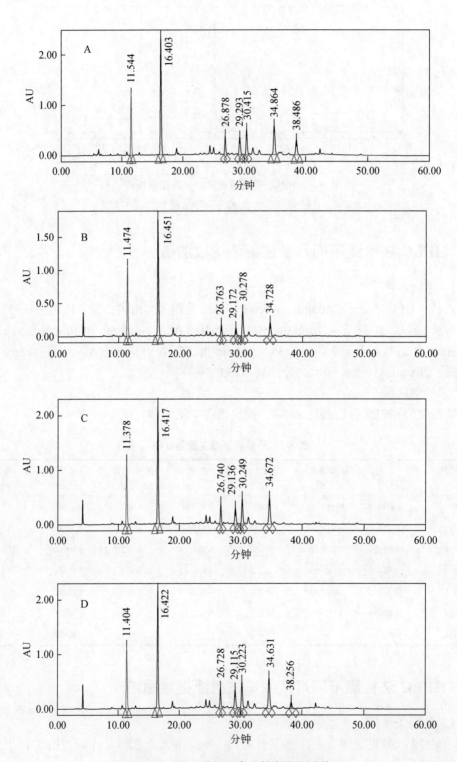

图 8-7　HPLC 检测丹参注射液指纹图谱

A. 丹参注射液原液；B. 3K 滤液；C. 10K 滤液；D. 30K 滤液

（2）检测结果

指纹峰主要峰分析参见表 8-9，指纹图谱参见图 8-8。

表 8-8 灯盏细辛注射液洗脱梯度

时间（min）	A（%）	B（%）
0→10	10	90
10→20	10→17.5	90→82.5
20→40	17.5	82.5
40→65	17.5→45	17.5→55
65→80	10	90

注：A 为乙腈，B 为 1% 甲酸。

表 8-9 灯盏细辛注射液主要指纹峰

保留时间（min）	原液面积	3K 滤液面积	3K 滤液/原液	10K 滤液面积	10K 滤液/原液	30K 滤液面积	30K 滤液/原液
5.281	4286265	3338141	0.779	4095098	0.955	4216400	0.984
8.636	3496056	2646802	0.757	3327178	0.952	3373403	0.965
9.632	3117079	2531716	0.812	3185016	1.022	3215751	1.032
11.821	182541	81230	0.445	229268	1.256	179206	0.982
12.253	10162266	9154870	0.901	9146723	0.900	9315894	0.917
14.989	3157811	2404757	0.762	2996813	0.949	3113873	0.986
17.806	6634172	4606870	0.694	6339254	0.956	6255734	0.943
25.859	27403072	5551815	0.203	25903486	0.945	26106348	0.953
28.989	7380731	3411995	0.462	6689413	0.906	6828142	0.925
30.961	4665697	2622560	0.562	4423456	0.948	4503519	0.965
35.415	4911511	4112903	0.837	4744429	0.966	4790098	0.975
37.370	15040661	5596557	0.372	13499200	0.898	13983157	0.930
39.811	6428425	2658951	0.414	5549511	0.863	5556714	0.864
57.287	2288090	1364177	0.596	2213745	0.968	2195479	0.960

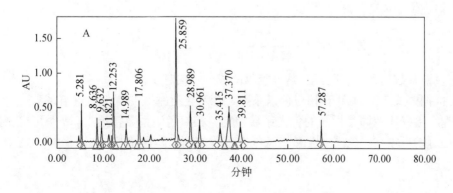

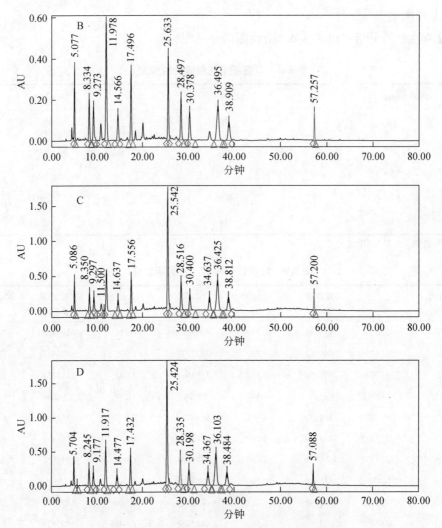

图 8-8　HPLC 检测灯盏细辛注射液指纹图谱

A.灯盏细辛注射液原液；B.3K 滤液；C.10K 滤液；D.30K 滤液

8.5.5　HPLC 法检测四种中药注射剂指纹图谱计算

1）根据密度和指纹峰面积计算色谱系数，计算公式参见公式（8-1）。

$$色谱系数 = \frac{总峰面积}{样品固体含量} \times \frac{1}{10^9} \tag{8-1}$$

2）色谱系数越大，表明具有紫外吸收的成分丢失越少。

3）根据公式（8-2）计算相对色谱系数，相对色谱系数的意义同色谱系数，只是进行相对处理，更好比较同类样品的色谱系数差别，相对色谱系数接近 1，表明可检测的小分子总量相对变化较小。色谱系数和相对色谱系数参见表 8-10 和图 8-9。

$$相对色谱系数 = \frac{色谱系数_n}{色谱系数_0} \qquad (8\text{-}2)$$

表 8-10 四种中药注射剂的色谱系数 *

	处理方式	总峰面积	色谱系数 1	相对色谱系数 1	色谱系数 2	相对色谱系数 2
清开灵注射液	原液	102142516	2.46	1.000	2.46	1.000
	3K	47720125	1.53	0.625	1.52	0.619
	10K	98315188	2.51	1.024	2.54	1.032
	30K	97165842	2.41	0.980	2.44	0.989
双黄连注射液	原液	75056854	4.42	1.000	4.39	1.000
	3K	14511001	1.25	0.283	1.26	0.287
	10K	74033504	4.14	0.937	4.07	0.927
	30K	68735072	3.62	0.819	3.58	0.816
丹参注射液	原液	68570507	3.15	1.000	3.12	1.000
	3K	41870429	2.33	0.740	2.29	0.734
	10K	58363978	3.04	0.966	3.04	0.975
	30K	64206619	2.77	0.880	2.80	0.900
灯盏细辛注射液	原液	99154377	7.69	1.000	7.81	1.000
	3K	50083344	4.55	0.592	4.55	0.583
	10K	92342590	6.04	0.785	6.04	0.773
	30K	93633718	7.37	0.959	7.37	0.944

* 色谱系数 1 根据质量比体积浓度计算，色谱系数 2 根据质量比质量浓度计算。

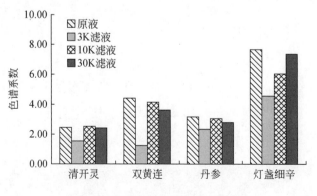

图 8-9 四种中药注射剂的色谱系数

8.6 小结

去除大分子物质对中药注射剂的指纹图谱均有一定的影响。总的来说，截留分子量越小，对指纹图谱的影响越大，其中去除 10K 分子量及以上的成分对中药注射剂的指纹图谱影响较小，对固体物含量的影响也较小。因此，去除上市中药注射剂 10K 及以上分子量成分是一种提高安全性的可行方法，同时可保证其小分子成分谱无明显改变继而间接提示其相应功效也无明显改变。

参 考 文 献

[1] 王志红 , 赵绪元 , 姚金成 . 清开灵注射液指纹图谱的 HPLC 研究 . 中华中医药学刊 , 2008, 26(4): 868-870.

[2] 李方 , 姜文红 , 刘丽娟 , 等 . 注射用双黄连 (冻干) 指纹图谱的建立及其在质量控制中的应用 . 中成药 , 2007, 29(8): 1196-1198.

[3] 徐曼 , 刘爱华 , 崔亚君 , 等 . 不同厂家生产的香丹注射液中丹参色谱指纹图谱的比对研究 . 中国天然药物 , 2007(2): 120-126.

[4] Zhang Y, Shi P, Qu H, et al. Characterization of phenolic compounds in Erigeron breviscapus by liquid chromatography coupled to electrospray ionization mass spectrometry. Rapid Commun Mass Spectrom, 2007, 21(18): 2971-2984.

9 大分子去除与中药注射剂的有效性和稳定性变化

安全、有效和质量可控是药物的基本属性。虽然去除大分子物质后可以提高中药注射剂的安全性，活性成分（指纹图谱）也无明显的变化（特别是 10K 去大分子物质），但必须有有效性数据才能从逻辑链上让人信服。本章将以清开灵注射液、双黄连注射液、丹参注射液和灯盏细辛注射液为研究对象，观察 10K 去大分子物质后，中药注射剂的主要功效变化。

另外，稳定性也是困扰中药注射剂的一个重大制剂学问题，本章还将试图证明去除大分子物质后有利于中药注射剂的稳定性维持。

9.1 去大分子中药注射剂的主要功效基本不变 [1]

中药注射剂大多是基于口服疗效从中药汤剂发展而来，具有药效迅速、作用可靠的优点 [2]。然而，剂型和给药方式的改变，引发的安全性问题近年来也备受关注 [3, 4]，提高中药注射剂的安全性保障其有效性是该行业拟解决的核心问题 [2, 5]。由于中药注射剂的安全性问题具有很大的共性，因此必定存在共性的物质基础。根据我们提出的大分子杂质理论 [5-7]，中药注射剂安全性问题与制剂存在的大分子物质密切相关，因为中药注射剂中的大分子物质不易吸收，其本身也无明确的功效，且目前的中药注射剂生产无明确的去大分子杂质工艺。

基于该理论，我们的前期研究发现，临床应用较广的清开灵注射液、双黄连注射液、丹参注射液和灯盏细辛注射液经 10K 孔径过滤去除大分子物质后，其指纹图谱接近其原液 [8]，外观质量 [9] 和安全性能得到明显提高 [8]。然而，其主要功效是否会发生重大改变尚需进一步的实验验证。因此，本研究继续选择这四种中药注射剂，考查其去除大分子物质后其主要功效（清开灵注射液和双黄连注射液的清热作用，丹参注射液和灯盏细辛注射液的活血作用）与原液相比是否存在明显差异，为保障中药注射剂去大分子物质后的疗效提供实验依据。

9.1.1 材料与方法

（1）材料

清开灵注射液每支 10ml，批号 1003272；双黄连注射液每支 20ml，批号 20100324；丹参注射液 10ml 每支，批号 1005104；灯盏细辛注射液 10ml 每支，批号 20130533；以上注射液均由药厂生产并从市场购得。脂多糖由美国 Sigma 公司生产，批号 011M4008V；高分子右旋糖酐 T-500（平均分子量 500000）由上海源叶生物科技公司生产，批号 SM0520BA14。

纤维过滤器（孔径 10K）为美国 Millipore 公司产品。高速冷冻离心机（LGR10-4.2）由北京京立离心机有限公司生产。电子耳温仪（GLEW-2）由美国朗格公司生产。血流变检测仪（KES-900B）由无锡康尔生电子科技有限公司生产。

健康清洁级实验动物，新西兰大耳白兔，雌雄各半，单笼饲养，雌性未孕。发热实验用家兔体重为 2.0 ~ 2.8kg，活血化瘀实验用家兔体重为 1.5 ~ 2.0kg。实验动物购于四川省实验动物养殖中心，许可证号：SCXK（川）2012-14，合格证号：0021389。常规条件饲养，给予家兔标准饲料，清洁饮用水，自由进食饮水。动物房定时通风清洁消毒，室内温度 20 ~ 25℃，湿度 30% ~ 70%。

（2）去大分子注射液制备

将清开灵注射液、双黄连注射液、丹参注射液和灯盏细辛注射液分别加入到 10K 孔径的纤维过滤器中，于 4℃、3000rpm 离心。离心后滤器中的滤液即为去大分子注射液，在无菌条件下收集后置于 4℃冰箱中暂时保存或 -40℃冰箱冻存备用。

（3）清热实验

清热实验采用内毒素家兔发热模型，参照文献方法进行[10]。家兔 42 只，随机分 7 组，每组 6 只，雌雄各半，体温正常（耳温：37.0 ± 0.5℃）。7 组分别为模型组（静脉注射脂多糖 1.0μg/kg 和 2.0ml 注射用生理盐水）和 6 组治疗组（高中低剂量分别为 3.0ml/kg、1.5ml/kg 和 0.75ml/kg）。治疗组在造模的基础上给予不同剂量的清开灵注射液或双黄连注射液。一侧耳缘静脉注射脂多糖后即注射用生理盐水或中药注射液，对侧耳朵用电子耳温计检测体温，给药前测一次，给药后每隔 0.5h 测一次体温变化，以给药前为参照，计算体温变化量（ΔT）。

（4）活血实验

采用高分子右旋糖酐家兔血瘀模型，参照文献方法进行[11]。家兔 48 只，随机分 8 组，每组 6 只，雌雄各半，雌性未孕。8 组分别为正常组（正常饲养）、模型组（静脉注射 10% 高分子右旋糖酐 4.0ml/kg，每天一次共三次）和 6 组治疗组。治疗组在造模的基础上给予不同剂量丹参注射液（高中低剂量分别为 1.2ml/kg、0.60ml/kg 和 0.30ml/kg）或灯盏细辛注射液（高中低剂量分别为 6.0ml/kg、3.0ml/kg 和 1.5ml/kg），每天一次共三次。最后一次给药后 1h 取肝素抗凝血立即进行血液流变学检测。

（5）统计学分析

实验数据符合正态分布且方差齐性者使用单因素方差分析；组间比较用 SNK 检验；实验数据符合正态分布但方差不齐者用 Tamhane's T^2 检验，以 $P < 0.05$ 表示统计学差异。

9.1.2　结果

（1）清开灵注射液和双黄连注射液清热实验

去大分子清开灵注射液和原液对脂多糖发热家兔体温的影响参见图 9-1A，去大分子双黄连注射液和原液对脂多糖家发热家兔体温的影响参见图 9-1B。

模型组注射脂多糖 0.5h 后体温开始升高，3h 达到峰值，随后逐渐下降。在治疗组，去大分子清开灵注射液和原液各剂量组在 5 小时内的温度变化在 0.5 ~ 2.0℃，给药后 1 ~ 2h 体温升高程度较低，2 ~ 3.5h 升高的体温在 2℃ 以内，随后逐渐趋于正常温度。去大分子清开灵注射液各组和同剂量原液各组的温度差值未见统计学差异（图 9-1A）。

对于双黄连注射液而言，除原液低剂量组外，其余温度升高均未达到 2℃。去大分子注射液各剂量组和原液高、中剂量组体温升高 1℃ 或 1.5℃ 后很快有所恢复甚至到正常。去大分子双黄连注射液各组和同剂量原液各组的温度差值未见统计学差异（图 9-1B）。

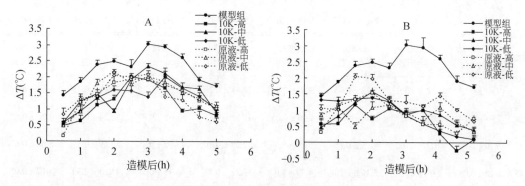

图 9-1　清开灵注射液（A）和双黄连注射液（B）对脂多糖发热家兔体温的影响（mean + SE，$n = 6$）

ΔT= 造模后各时间点温度 – 造模前体温；10K- 高、中、低组，分别为去大分子清开灵注射液（A）或双黄连注射液（B）3.0 ml/kg、1.5 ml/kg 和 0.75 ml/kg；原液 - 高、中、低组，分别为清开灵注射液原液（A）或双黄连注射液（B）3.0 ml/kg、1.5 ml/kg 和 0.75 ml/kg

（2）丹参注射液和灯盏细辛注射液对血瘀家兔血液流变学的影响

血液流变检测仪一共检测出 28 项血液流变学指标。去大分子丹参注射液和去大分子灯盏细辛注射液对家兔高分子右旋糖酐血瘀模型血液流变学的影响分别见表 9-1 和表 9-2。对比模型组和正常动物组，家兔注射高分子右旋糖酐后，大多数血液流变学指标呈现血瘀样改变，说明造模成功。

对丹参注射液（表 9-1）和灯盏细辛注射液（表 9-2）来说，与模型组对比，不同剂量的去大分子注射液和原液均能改善多个血液流变学指标，表明去大分子注射液和原液均具有活血化瘀功效，同等剂量的去大分子注射液与原液相比未见明显差异。相比丹参注射液结果，按照临床参考的折算剂量，本研究结果提示灯盏细辛注射液的活血化瘀作用有优于丹参注射液的趋势。

表 9-1　去大分子丹参注射液对家兔高分子右旋糖酐血瘀模型血液流变学影响（mean ± SE，$n = 6$）

组	高切全血黏度（mpa·s）	中切全血黏度（mpa·s）	低切全血黏度（mpa·s）	血浆黏度（mpa·s）	高切还原黏度（mpa·s）	低切还原黏度（mpa·s）	高切相对黏度（mpa·s）	中切相对黏度（mpa·s）
A	3.93 ± 0.03*	5.85 ± 0.04*	9.11 ± 0.06*	1.23 ± 0.02	5.22 ± 0.05	15.25 ± 0.19	3.21 ± 0.04	4.78 ± 0.07
B	5.95 ± 0.10#	8.25 ± 0.13#	12.01 ± 0.19#	1.58 ± 0.04	6.44 ± 0.15	15.26 ± 0.27	3.92 ± 0.07	5.44 ± 0.09
C	4.62 ± 0.10*	6.54 ± 0.14*	9.71 ± 0.14*	1.58 ± 0.07	5.09 ± 0.18	12.63 ± 0.60	3.36 ± 0.08	4.45 ± 0.11

续表

组	高切全血黏度（mpa·s）	中切全血黏度（mpa·s）	低切全血黏度（mpa·s）	血浆黏度（mpa·s）	高切还原黏度（mpa·s）	低切还原黏度（mpa·s）	高切相对黏度（mpa·s）	中切相对黏度（mpa·s）
D	4.76±0.08*	6.65±0.08*	9.84±0.09*	1.47±0.02#	5.19±0.14	13.20±0.23	3.24±0.05	4.53±0.06
E	4.93±0.10	6.81±0.13	9.89±0.11*	1.69±0.07	5.14±0.12	13.29±0.20	3.54±0.09	4.78±0.15
F	4.52±0.08*	6.47±0.08*	9.56±0.08*	1.52±0.03	4.72±0.10*	12.69±0.29	2.98±0.04*	4.27±0.06*
G	4.88±0.09	6.93±0.14	10.10±0.14	1.53±0.02#	4.99±0.10	12.79±0.16#	3.19±0.03	4.52±0.05
H	4.61±0.06*	6.53±0.08*	9.63±0.07*	1.43±0.01#	5.28±0.10	13.62±0.14	3.22±0.04	4.56±0.05

组	低切相对黏度（mpa·s）	红细胞聚集指数	红细胞刚性指数	红细胞电泳指数	高切流阻（eq·SI）	中切流阻（eq·SI）	低切流阻（eq·SI）	卡森黏度（mpa·s）
A	7.44±0.12	2.32±0.02*	5.22±0.05	5.50±0.04*	27.47±0.20*	40.88±0.30*	38.18±0.25*	2.62±0.02*
B	7.93±0.14	2.02±0.02#	6.44±0.15	4.46±0.05#	41.55±0.73#	57.61±0.89#	50.34±0.78#	3.96±0.07#
C	6.70±0.13	2.11±0.02	4.75±0.15	5.00±0.09	32.28±0.70*	45.70±0.98*	40.69±0.57*	3.08±0.07*
D	6.70±0.05	2.07±0.02	5.19±0.14	4.79±0.07	33.27±0.57*	46.43±0.59*	41.23±0.39*	3.17±0.05*
E	6.63±0.08	2.06±0.03	5.14±0.12	4.57±0.09	34.18±0.63	47.27±0.85	39.93±0.40*	3.58±0.07#
F	6.32±0.09*	2.12±0.02	4.72±0.10*	5.06±0.10	31.60±0.53	45.17±0.56*	40.05±0.33*	3.01±0.05*
G	6.61±0.04	2.08±0.01	4.99±0.10	4.74±0.06#	34.07±0.66	48.38±0.97	42.32±0.58	3.25±0.06
H	6.73±0.05	2.09±0.01	5.28±0.10	4.98±0.05	32.22±0.45*	45.65±0.53*	40.37±0.29*	3.07±0.04*

组	卡森应力（dyn/cm²）	红细胞内黏度（mpa·s）	血红蛋白浓度（g/l）	纤维蛋白原（g/l）	血小板黏附率（%）	体外血栓长度（mm）	体外血栓湿重（mg）	体外血栓干重（mg）
A	0.05±0.00*	0.49±0.01*	125.75±0.93*	2.30±0.02*	20.37±0.39*	12.89±0.23*	35.77±1.39*	13.06±0.42*
B	0.08±0.00#	0.61±0.01#	165.61±2.07#	2.58±0.02#	66.73±2.99#	36.57±1.48#	93.61±1.27#	38.24±0.77#
C	0.06±0.00*	0.63±0.01#	136.39±2.10*	2.64±0.07	33.33±2.33*	20.01±1.15*	57.86±2.49*	18.31±1.39*
D	0.06±0.00*	0.59±0.01#	138.23±1.68*	2.53±0.02#	34.59±2.18	20.64±1.08	59.22±2.33*	19.08±1.30*
E	0.07±0.00#	0.68±0.01#	136.04±1.05*	2.75±0.03#	38.19±0.94#	19.05±0.92*	57.11±1.79*#	18.86±1.03*
F	0.06±0.00*	0.61±0.01	134.22±0.96*	2.58±0.03	31.16±1.68*	19.00±0.83*	55.54±1.79*	17.02±1.00*
G	0.07±0.00	0.61±0.01#	142.02±2.25	2.59±0.02#	37.15±2.80	21.91±1.39	61.96±3.00	20.60±1.67
H	0.06±0.00*	0.57±0.01#	134.26±1.15*	2.49±0.01#	33.31±2.33*	20.00±1.16*	57.84±2.49*	18.30±1.39*

注：表中因中切还原黏度、红细胞压积、红细胞变形系数以及红细胞计数等 4 项指标各组间未见统计学差异，数据略。

A 正常组；B 模型组（10% 高分子右旋糖酐 4ml/kg）；C、D、E 分别为去大分子丹参注射液 1.2ml/kg、0.60ml/kg 和 0.30ml/kg 组；F、G、H 分别为丹参注射液原液 1.2ml/kg、0.60ml/kg 和 0.30ml/kg 组。

# $P<0.05$ vs（对比）A；* $P<0.05$ vs（对比）B。

表 9-2　去大分子灯盏细辛注射液对家兔高分子右旋糖酐血瘀模型血液流变学影响（Mean ± SE, $n = 6$）

组	高切全血黏度（mpa·s）	中切全血黏度（mpa·s）	低切全血黏度（mpa·s）	血浆黏度（mpa·s）	高切还原黏度（mpa·s）	中切还原黏度（mpa·s）	高切相对黏度（mpa·s）	中切相对黏度（mpa·s）
A	3.93 ± 0.10*	5.85 ± 0.04*	9.11 ± 0.06*	1.23 ± 0.02*	5.22 ± 0.05	8.94 ± 0.11	3.21 ± 0.04	4.78 ± 0.07
B	5.93 ± 0.04#	8.25 ± 0.08#	12.01 ± 0.13#	1.58 ± 0.02#	6.44 ± 0.15	9.79 ± 0.19	3.92 ± 0.07	5.44 ± 0.09
C	4.24 ± 0.06*	6.03 ± 0.08*	9.29 ± 0.12*	1.46 ± 0.03	4.69 ± 0.17	7.69 ± 0.17	2.95 ± 0.04	4.19 ± 0.12
D	4.19 ± 0.05*	6.06 ± 0.06*	9.25 ± 0.15*	1.42 ± 0.03	4.55 ± 0.17	7.91 ± 0.17	2.81 ± 0.07*	4.14 ± 0.07*
E	4.25 ± 0.05*	6.02 ± 0.06*	9.12 ± 0.08*	1.43 ± 0.03	4.94 ± 0.13	8.04 ± 0.20	2.99 ± 0.05*	4.25 ± 0.09*
F	4.55 ± 0.05*#	6.37 ± 0.08*	9.47 ± 0.07*	1.49 ± 0.03	5.07 ± 0.15	8.33 ± 0.21	3.12 ± 0.07	4.40 ± 0.11
G	4.31 ± 0.04*	6.24 ± 0.04*	9.30 ± 0.05*	1.60 ± 0.02#	4.36 ± 0.17*	7.33 ± 0.20*	2.79 ± 0.07*	4.01 ± 0.08*
H	4.48 ± 0.04*	6.47 ± 0.07*	9.87 ± 0.15*	1.56 ± 0.03#	4.52 ± 0.14*	7.59 ± 0.20	2.89 ± 0.06*	4.17 ± 0.09*

组	低切相对黏度（mpa·s）	红细胞聚集指数	红细胞刚性指数	红细胞电泳指数	高切流阻（eq·SI）	中切流阻（eq·SI）	低切流阻（eq·SI）	卡森黏度（mpa·s）
A	7.44 ± 0.12	2.32 ± 0.02*	5.22 ± 0.05	5.50 ± 0.04*	27.47 ± 0.20*	40.88 ± 0.30*	38.18 ± 0.25*	2.62 ± 0.02*
B	7.93 ± 0.14	2.02 ± 0.02#	6.44 ± 0.15	4.46 ± 0.15	41.55 ± 0.73*	57.61 ± 0.89#	50.34 ± 0.78#	3.96 ± 0.07#
C	6.44 ± 0.16	2.19 ± 0.02	4.69 ± 0.17	5.32 ± 0.08	29.63 ± 0.40*	42.11 ± 0.55*	38.94 ± 0.50*	2.83 ± 0.04*
D	6.30 ± 0.08*	2.26 ± 0.04	4.55 ± 0.17	5.71 ± 0.13	27.91 ± 0.89*	40.97 ± 0.90*	37.53 ± 0.97*	2.66 ± 0.08*
E	6.44 ± 0.14	2.15 ± 0.02	4.94 ± 0.13	5.33 ± 0.03*	29.68 ± 0.36*	42.06 ± 0.39*	38.23 ± 0.34*	2.83 ± 0.03*
F	6.62 ± 0.11	2.13 ± 0.02	5.07 ± 0.15	5.09 ± 0.07	32.41 ± 0.74*	46.49 ± 0.93*	41.20 ± 0.71*	3.09 ± 0.07*
G	5.98 ± 0.11*#	2.15 ± 0.02	4.36 ± 0.17*	5.23 ± 0.04*	30.87 ± 0.38*	44.43 ± 0.27*#	39.75 ± 0.33*	2.95 ± 0.04*
H	6.36 ± 0.10*	2.21 ± 0.02	4.52 ± 0.14*	5.29 ± 0.05*	31.32 ± 0.67*	45.17 ± 0.84*	41.37 ± 0.64*	2.99 ± 0.06*

组	卡森应力（dyn/cm²）	红细胞内黏度（mpa·s）	血红蛋白浓度（g/l）	纤维蛋白原（g/l）	血小板黏附率（%）	体外血栓长度（mm）	体外血栓湿重（mg）	体外血栓干重（mg）
A	0.05 ± 0.00*	0.49 ± 0.01*	125.75 ± 0.93*	2.30 ± 0.02*	20.37 ± 0.39*	12.89 ± 0.23*	35.77 ± 1.39*	13.06 ± 0.42*
B	0.08 ± 0.00#	0.61 ± 0.01#	165.61 ± 2.07#	2.58 ± 0.02#	66.73 ± 1.87#	36.57 ± 0.57#	93.61 ± 1.27#	38.24 ± 0.77#
C	0.06 ± 0.00*	0.58 ± 0.02	129.09 ± 2.29*	2.52 ± 0.04	26.47 ± 1.15*	16.43 ± 0.62*	48.45 ± 1.97*	14.83 ± 0.58*
D	0.05 ± 0.00*	0.57 ± 0.01	122.57 ± 2.57*	2.48 ± 0.03	27.13 ± 1.74*	16.48 ± 0.99*	46.68 ± 1.57*	15.75 ± 0.77*
E	0.06 ± 0.00*	0.57 ± 0.01	127.02 ± 1.73*	2.49 ± 0.03	29.54 ± 1.45*	17.80 ± 0.82*	49.75 ± 2.03*	17.29 ± 0.50*
F	0.06 ± 0.00*	0.60 ± 0.01	136.88 ± 2.23*	2.55 ± 0.03	37.48 ± 2.14*	21.24 ± 1.08*	60.52 ± 1.55*#	19.82 ± 0.58*#
G	0.06 ± 0.00*	0.64 ± 0.01#	130.72 ± 1.63*	2.65 ± 0.02#	31.92 ± 1.79*	19.15 ± 0.94*	54.35 ± 1.68*	18.10 ± 0.91*
H	0.06 ± 0.00*	0.62 ± 0.01#	136.66 ± 2.38*	2.62 ± 0.03#	33.90 ± 1.78*	20.11 ± 0.58*#	56.39 ± 1.81*#	19.26 ± 0.87*

注：表中红细胞压积只有 D 组（0.40 ± 0.00）与 B 组（0.45 ± 0.00）相比有统计学差异，其他因中切还原黏度、红细胞变形系数以及红细胞计数等 3 项指标各组间未见统计学差异，这 4 组数据略。

A 正常组；B 模型组（10% 高分子右旋糖酐 4ml/kg）；C、D、E 分别为去大分子灯盏细辛注射液 6.0ml/kg、3.0ml/kg 和 1.5ml/kg 组；F、G、H 分别为灯盏细辛注射液原液 6.0ml/kg、3.0ml/kg 和 1.5ml/kg 组。

#$P < 0.05$ vs A；*$P < 0.05$ vs B。

9.1.3 讨论

清热是清开灵注射液[12]和双黄连注射液[13, 14]的主要功效之一，也在脂多糖发热 / 损伤模型上得到证实[15, 16]，因此本研究主要探讨这两种注射液去大分子物质后的清热功效变化。本研究用家兔脂多糖发热模型表明，去大分子物质后两药的清热功效仍然得到了保留，且与原液相比未见显著差异。

活血化瘀是丹参注射液[17]和灯盏细辛注射液[18]的主要功效之一。由于多种因素均能导致血瘀，因而血瘀模型也有多种；其中高分子右旋糖酐血瘀模型可靠且重复性好[19]，因此本研究选用该模型来验证去大分子物质后这两种注射液的活血化瘀作用变化。结果表明，去大分子物质后两种注射液的活血化瘀功效仍然得到了保留，且与原液相比未见显著差异。

安全、有效和质量可控是药品的三个核心要求，且都有相应的物质基础。由于历史的原因，中药注射剂中的大分子物质一直被忽视，直到 2000 年版《中国药典》才开始明确提出有关大分子物质检查[5]。尽管部分大分子物质（主要是多糖类）能否归为活性成分尚存争议，但基于现有的认识，对于基于口服疗效开发的中药注射剂而言，大分子物质不属于活性成分基本已得到认可[5]。只有这样，去除大分子物质才能成为有效提高中药注射剂安全性的措施，以解决中药注射剂安全性的共性问题。

我们的前期研究证明去除 10K 以上大分子物质能提高中药注射剂的安全性，其指纹图谱变化较小[8]，且改善了其稳定性[9]，结合本研究结果则进一步证明：对基于口服疗效开发的中药注射剂而言，去除大分子物质后其主要功效也是有保障的，这为去大分子中药注射剂的临床应用提供了直接的实验依据。但是，去除大分子物质后，这四种中药注射剂的其他功效是否也有明显改变尚需进一步研究。

9.2 去大分子物质提高中药注射剂的外观质量

中药注射剂是提取中药材有效物质制成可注入人体的制剂。根据物质基础的复杂程度，由简单到复杂可将中药注射剂分为（准）单体成分注射剂（如灯盏花素注射液）、有效部位注射剂（如血塞通注射液）、单方注射剂（如丹参注射液）和复方注射剂（如清开灵注射液）。在中药注射剂颜色性状的描述中，颜色深浅程度大体也与物质基础的复杂程度相关。绝大多数的单方或复方注射液均有较深的颜色，如棕色、棕黄或棕红色。根据文献报道，不良反应的发生频率和严重程度大体与中药注射剂物质成分的复杂性相关[20, 21]，实践也证明富含大分子注射液的安全性问题较去大分子注射液严重[22]，位于严重不良反应前列的是具有总提取物特征的静脉注射用复方或单方注射剂。因此中药注射剂的颜色性状与中药注射剂的安全性存在一定的关联。实际上，颜色性状是中药注射剂内在质量的综合反映。

单、复方中药注射剂具有生物提取物特征，曾有学者提出大分子物质是中药注射剂安全性问题的重要物质基础[5, 8, 23]。去除中药注射剂大分子物质后，中药注射剂的主要疗效[24]和物质基础几乎不变，但安全性显著提高，也能提升中药注射剂的稳定性[5, 8]。同时也发现，去除大分子物质后，中药注射剂的外观质量，即颜色也明显改善[8, 9]。这也提示，中药注射剂的颜色与大分子物质有关。为了确证该推断，本文将较系统地探讨中药注射剂颜色变化与大分子物质的关系。

9.2.1 材料与方法

（1）材料

清开灵注射液，规格 10ml，批号 1003272；双黄连注射液，规格 20ml，批号 20100324；丹参注射液，规格 10ml，批号 1005104；灯盏细辛注射液，规格 10ml，批号 20130533。均从市场购得。焦性没食子酸（分析纯，白色轻质粉末），由天津市化学试剂三厂生产。分析纯鞣酸（浅棕色粉末）由天津市博迪化工有限公司生产。蒸馏水由 MilliPore 纯水系统生产，符合三蒸水标准。

Tecan 多功能酶标仪（Infinity 200 Pro+）由奥地利 Tecan 公司生产。平底 UV-96 孔板由 Corning 公司生产。冷冻离心机（LGR10-4.2）由北京京立离心机有限公司生产。各种规格带刻度的分子筛（超滤离心管）均为美国 Millipore 公司产品。HPLC 系统型号为安捷伦 1100，由安捷伦科技有限公司生产。

（2）去大分子和富含大分子中药注射液的制备

将上述四种中药注射液 10ml 分别加入到 3K、10K、30K 无菌刻度超滤离心管（规格 50ml）中，于 4℃、3000rpm 离心截留制备 9ml 超滤液，即得各种去大分子注射液，同时也获得 1ml 富含大分子注射液（即 10 倍富集）。为了便于比较，各注射液原液置于离心管中进行离心操作。获得的样品保存在 –40℃备用。

（3）紫外 - 可见吸收光谱的测定

样品按照两倍梯度稀释 6 ~ 7 次，即稀释 64 ~ 128 倍，取 160μl（相当于光经 $L = 0.5\text{cm}$）或 200μl（相当于光经 $L=0.625\text{cm}$）加入到 UV-96 孔板中，扫描 230 ~ 800nm 的吸收光谱，步进波长为 1 nm。

（4）指纹图谱测定

清开灵注射液、双黄连注射液、丹参注射液和灯盏细辛注射液及其各类样品的指纹图谱检测分别参照文献 [25-28] 进行，进样量均为 20μl。

（5）大分子物质含量测定

取 10ml 中药注射液置于孔径 10K 超滤管中，4℃、3000rpm 离心截留至 1 ml，然后在上层截留液中加入 9ml 三蒸水混匀，继续离心至 1ml 截留液，以洗去富含大分子液可能吸附的有色小分子物质；如此反复洗涤 5 次。将第 6 次洗涤截留液置于一 50ml 塑料试管，加入 5ml 蒸馏水洗涤 3 次，尽可能将超滤管上层截留液中的物质洗下来一并装入到 50ml 试管中。将试管置于 –40℃冷冻过夜，第二天将液体置于冷冻干燥机中，冷冻干燥 24 小时以上至恒重。通过称取试管重量和冷冻干燥后的总重量，计算大分子物质的质量。

（6）鞣质变色实验

精密称取焦性没食子酸或鞣酸适量，制备成 10mg/ml 溶液。取 10ml 加入等体积 200 mmol/L Tris-HCl 缓冲液（pH 7.40）置于 60℃环境放置 6 天，每天取样扫描

230 ～ 800nm 吸收光谱。第 6 天取样用不同孔径的超滤管过滤截留，取滤液检测紫外 - 可见吸收光谱。

（7）吸收光谱曲线下面积

由于各样品的紫外 - 可见吸收光谱的检测以 1nm 步进，将吸收曲线各波长的吸收值累加即为吸收光谱曲线下面积，单位为 OD·nm。

9.2.2　结果

（1）去大分子后中药注射剂的颜色变浅

四种中药注射液均显示不同的颜色，经去除 3K、10K、30K 大分子物质后，中药注射液的颜色变浅，澄明度改善；而对于 3K、10K、30K 富含大分子的注射液来说，颜色明显变深，澄明度较差，甚至变得不透明（图 9-2）[①]

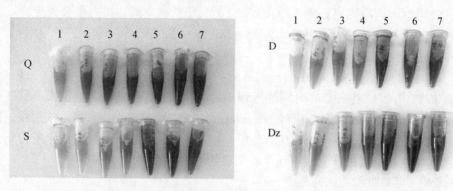

图 9-2　四种中药（Q，清开灵；S，双黄连；D，丹参；Dz，灯盏细辛）注射液去大分子后的外观变化
4 为中药注射液原液，1 ～ 3 和 5 ～ 7 分别为经 3、10、30K 超滤管截留后的去大分子液和截留后的富含大分子液（10 倍富集）

（2）去大分子后中药注射剂的紫外 - 可见吸收光谱减弱

将四种中药注射剂原液和去大分子液稀释 64 倍后，扫描紫外 - 可见吸收光谱，发现去大分子中药注射液的光谱吸收明显减弱（图 9-3）；同时，不同去大分子中药注射液吸收曲线下面积也明显变小，减小的程度从大到小依次是 3K、10K、30 去大分子注射液（表 9-3）。

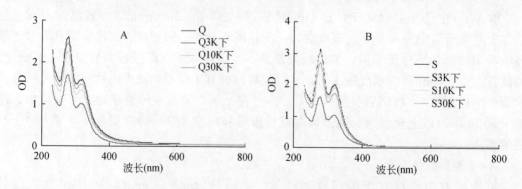

①扫描封底二维码，在"多媒体"中见彩色图 9-2 ～图 9-4、图 9-11、图 9-12、图 9-14、图 9-15。

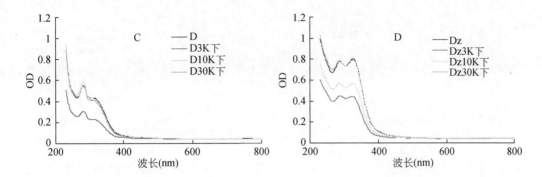

图 9-3 四种去大分子中药（Q，清开灵；S，双黄连；D，丹参；Dz，灯盏细辛）注射液稀释 64 倍的光
谱吸收发生不同程度地减弱（UV-96 孔板，160μl）

A. 清开灵注射液；B. 双黄连注射液；C. 丹参注射液；D. 灯盏细辛注射液。"下"表示去大分子注射液，3K、10K 和 30K 表示去大分子时超滤管的截留孔径，未标记者为原液

表 9-3 四种去大分子中药注射液稀释 64 倍的吸收曲线下面积变化（OD·nm，$n=3$）

注射液	原液	3K 去大分子液	10K 去大分子液	30K 去大分子液
清开灵注射液	256.82 ± 12.41	158.82 ± 8.78	218.02 ± 10.17	233.28 ± 11.51
双黄连注射液	265.51 ± 13.12	150.41 ± 7.69	232.55 ± 11.23	254.40 ± 10.21
丹参注射液	81.68 ± 9.77	52.68 ± 3.47	78.54 ± 4.54	82.12 ± 4.49
灯盏细辛注射液	123.77 ± 6.74	77.11 ± 4.67	94.08 ± 4.25	124.90 ± 6.04

（3）去大分子后大分子富集在上层液中

将四种中药注射剂原液和富含大分子液稀释 128 倍后，扫描紫外 - 可见吸收光谱，发现富含大分子中药注射液的光谱吸收明显增强（图 9-4）；同时，不同富含大分子中药注射液吸收曲线下面积也明显增加，增加的程度从大到小依次是 3K、10K、30K 去大分子注射液（表 9-4）。对于清开灵注射液（图 9-4A）、双黄连注射（图 9-4B）液和灯盏细辛注射液（图 9-4D），3K 富集液的第 2 指纹峰（324 ~ 334nm）明显抬高，甚至产生了分裂峰；丹参注射液（图 9-4B）虽无明显的第 2 指纹峰，但该区域的吸收也有抬高。

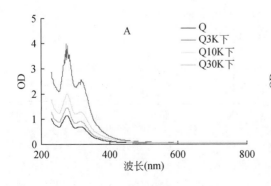

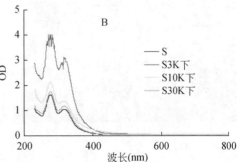

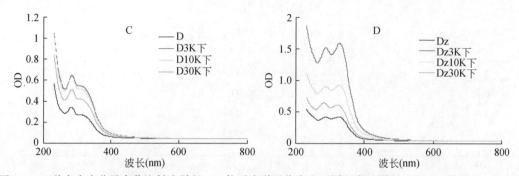

图 9-4 四种富含大分子中药注射液稀释 128 倍后光谱吸收发生不同程度地增强（UV-96 孔板，160 μl）

A. 清开灵注射液；B. 双黄连注射液；C. 丹参注射液；D. 灯盏细辛注射液。"上"表示富含大分子注射液，3K、10K 和 30K 表示富集大分子时超滤管的截留孔径，未标记者为原液

表 9-4 四种富含大分子中药注射液稀释 128 倍后的吸收曲线下面积变化（OD·nm，n=3）

注射液	原液	3K 富集液	10K 富集液	30K 富集液
清开灵注射液	119.30 ± 5.95	363.11 ± 15.74	210.46 ± 10.91	150.72 ± 7.84
双黄连注射液	148.53 ± 7.03	392.24 ± 18.03	223.46 ± 10.84	164.80 ± 8.58
丹参注射液	58.44 ± 2.43	98.20 ± 4.83	95.03 ± 4.23	79.80 ± 3.25
灯盏细辛注射液	74.41 ± 3.51	228.33 ± 10.32	145.70 ± 6.73	99.47 ± 4.41

（4）去大分子后中药注射剂的大分子物质

从 10ml 中药注射剂原液获得 1ml 富含大分子液，10 倍洗涤 6 次后将富含大分子转移到 50ml 试管中，恢复 10ml 体积，发现颜色仍然明显（图 9-5A）。稀释 4 倍后取 160μl 检测紫外 - 可见吸收光谱，吸收曲线见图 9-5B。与图 9-3 或图 9-4 相比，图 9-5B 的吸收光谱中的第 1 峰明显减弱甚至接近消失，明显不同于相应的注射液原液吸收光谱。

稀释 128 倍后，大分子物质和其他中药注射液的吸收光谱见图 9-6。从图 9-6 可见，10K 去大分子中药注射液的紫外 - 可见吸收光谱加上大分子的吸收光谱值后，比较接近原液的吸收光谱。

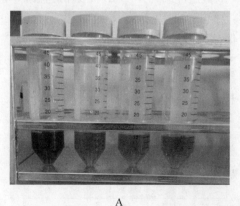
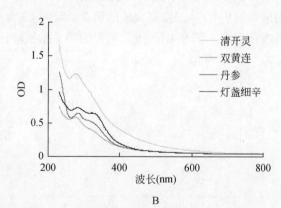

图 9-5 四种中药注射液的大分子物质

A. 四种 10K 富集液经 10 倍体积洗涤 6 次的溶液，左起依次为清开灵、双黄连、丹参和灯盏细辛注射液；B. 四种注射液大分子成分稀释 4 倍后的紫外 - 可见吸收光谱

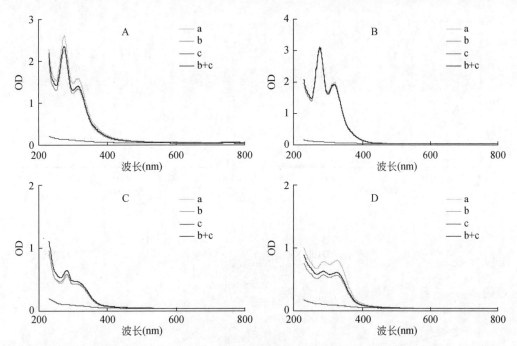

图 9-6 四种中药注射液原液、10K 去大分子液和 10K 大分子液的紫外 - 可见吸收光谱变化（UV-96 孔板，稀释 128 倍）

A. 清开灵；B. 双黄连；C. 丹参；D. 灯盏细辛。a 表示原液（160 μl）；b 表示 10K 去大分子液（160 μl）；c 表示大分子液（160 μl）；b+c 表示将 b 液和 c 液等体积混合（320μl）

（5）去大分子后中药注射剂的 HPLC 指纹图谱变化

指纹图谱结果表明，各注射液 10K 去大分子液和原液的指纹图谱具有很高的相似性，可辨认指纹峰的数量不变，指纹峰的总峰面积变化较小，偏离在 10% 以内，将原液和 10K 去大分子液冻干后其固体物含量的变化在 5% 以内（表 9-5）。但可见光谱（不稀释，200 μl，图 9-7）的曲线下面积变化率较大（表 9-5），10K 去大分子物质后可见光谱的曲线下面积减少 25% 以上，减少程度从大到小依次是丹参注射液、双黄连注射液、清开灵注射液和灯盏细辛注射液。冷冻干燥称重法表明，10K 及以上大分子含量从高到低依次是丹参注射液、清开灵注射液、灯盏细辛注射液和双黄连注射液。

表 9-5 四种中药注射液原液、10K 去大分子液的指纹图谱和可见光谱曲线下面积的变化（n=3）

注射液	HPLC 指纹图谱峰面积			固体物含量			可见光谱曲线下面积			大分子物质含量（mg/ml）
	原液（×10³AU）	10K 截留液（×10³AU）	比例（%）	原液（mg/ml）	10K 截留液（mg/ml）	比例（%）	原液（OD·nm）	10K 截留液（OD·nm）	比例（%）	
A	102.14 ± 2.23	98.31 ± 2.01	96.25	40.29 ± 2.06	38.29 ± 1.88	95.04	292.67 ± 5.33	136.73 ± 2.63	46.72	0.47
B	75.06 ± 1.89	74.03 ± 1.59	98.64	18.50 ± 0.96	18.74 ± 0.89	101.30	118.60 ± 2.15	63.87 ± 1.25	53.86	0.27
C	68.57 ± 1.56	64.21 ± 1.42	93.64	21.80 ± 1.25	20.95 ± 0.90	96.10	68.07 ± 1.36	48.44 ± 0.98	71.16	1.28
D	99.15 ± 1.75	92.34 ± 2.11	93.13	13.91 ± 0.82	14.31 ± 0.72	102.88	116.40 ± 2.60	29.77 ± 0.62	25.57	0.35

注：A 为清开灵；B 为双黄连；C 为丹参；D 为灯盏细辛。

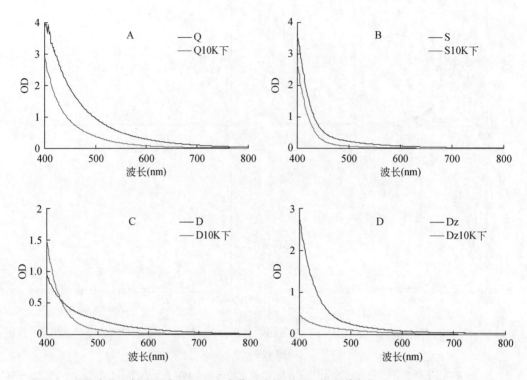

图 9-7 四种中药注射液原液和 10K 去大分子液的可见吸收光谱变化（UV-96 孔板，200 μl）

A. 清开灵；B. 双黄；C. 丹参；D. 灯盏细辛。"下"表示去大分子注射液

（6）焦性没食子酸和鞣质的氧化产物为大分子产物

中药注射剂大多含有酚性物质，易氧化变色，颜色加深。因此用焦性没食子酸和鞣酸来模拟中药注射剂中酚性成分的变色。在碱性条件下，焦性没食子酸和鞣酸溶液的变色很快，吸收曲线在可见波长区明显增强（图 9-8）。经 10K 和 3K 超滤管截留后，紫外区和可见区的吸收也明显减弱（图 9-8），表明酚性成分生成的大分子物质是有色物质的重要组成。

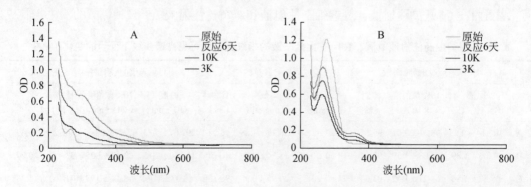

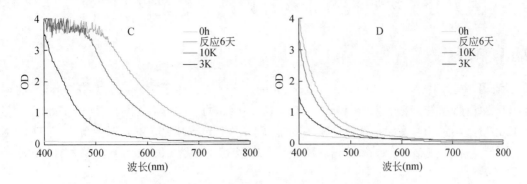

图 9-8 焦性没食子酸和鞣酸变色的吸收曲线

A 和 B 分别为焦性没食子酸和鞣酸的紫外 - 可见吸收光谱（78μg/ml，160μl，UV-96 孔板）；C 和 D 分别为焦性没食
子酸和鞣酸的可见吸收光谱（10mg/ml，160μl，UV-96 孔板）。0h，新鲜焦性没食子酸或鞣酸溶液；反应 6 天，碱性
条件下（100mmol/L Tris-HCl，pH7.4）于 60℃反应 6 天；10K，将反应 6 天的溶液经 10K 去大分子；3K，将反应 6
天的溶液经 3K 去大分子

9.2.3 讨论

颜色性状是中药注射剂内在质量的综合表现。虽然历版《中国药典》和质量标准对中
药注射剂的颜色性状进行了描述，甚至设立了色卡进行比对，但在实际操作和研究中不被
重视。颜色性状的检查往往采用肉眼观察，难以定量，在药品（含中药注射剂）外观检查
不合格原因中，几乎未见对颜色性状不合格的报道[29-31]。

本章根据中药注射剂，特别是具有总提取物特征的单、复方颜色变化与质量的内在关
系，系统地提出用吸收曲线下面积对中药注射剂颜色进行定量检查的方法体系，也证实大
分子物质是中药注射剂颜色的重要物质基础，即中药注射剂经分子筛（超滤管）过滤后，
颜色明显变浅，超滤后的指纹图谱无明显变化，且总峰面积与原液的峰面积接近，这也与
前期的研究结果相吻合[8, 9]。通过反复洗涤、超滤，排除小分子有色物质的影响，最终可
以获得具体的大分子物质，这种物质具有较深的颜色，从而进一步佐证了超滤截留的有色
大分子物质是中药注射剂原液颜色的重要物质基础组成部分。

中药注射剂多为植物提取物，往往含有酚类成分。焦性没食子酸和鞣酸的变色实验提
示，中药注射剂产生的有色物质主要是大分子物质，因为超滤后颜色明显变浅，且截留的
分子量越小，颜色越浅。

中药注射剂的颜色较深，可见光谱无特征性吸收波长，很难用固定波长来确定颜色的
深浅，肉眼色卡比对也不客观。在本研究中，引入了紫外 - 可见光谱吸收曲线下面积的概念。
将待测中药注射剂稀释一定倍数（也可不稀释）后，可以规定某波长区间的吸收曲线下面
积不得高于一定值或参照物，这样即可有效监控中药注射剂的颜色性状。由于大分子物质
是中药注射剂颜色的重要贡献者，在没有其他证据支持的情况下，在不明显影响活性成分
和疗效的情况下，中药注射剂的颜色应该是越浅越好。

9.3 去大分子物质提高中药注射剂的稳定性 [9]

9.3.1 材料

清开灵注射液，规格 10ml，批号 1003272；双黄连注射液，规格 20ml，批号 20100324；丹参注射液，规格 10ml，批号 1005104；灯盏细辛注射液，规格 10ml，批号 20130533。均从市场购得。TECAN 多功能酶标仪（Infinity 200 Pro+）由奥地利 TECAN 公司生产。各种规格的分子筛（超滤离心管）以及 PVDF 膜（0.22μm）均为美国 Millipore 公司产品。

9.3.2 方法

（1）样品制备

将上述四种中药注射液分别加到 3K、10K、30K 无菌超滤离心管（规格 50ml）中，于 4℃、3000rpm 离心截留制备超滤液，即得各种去大分子注射液，同时也获得富含大分子注射液。为了便于比较，各注射液原液置于离心管中进行离心操作。获得的样品保存在 −40℃备用。

（2）检查四种去大分子中药注射剂中的蛋白质和缩合鞣质

蛋白质检查: 参照文献方法进行 [32]。将 PVDF 膜装载在一个孔径为 2mm 的滤器装置上，用 40% 甲醇溶液湿润 PVDF 膜后即用负压吸引方式让不同中药注射液 1ml 流经该孔中的 PVDF 膜形成一个吸附点。重新装载滤器并移动 PVDF，如法制备多个中药注射液吸附斑点。然后用 50% ~ 100% DMSO 溶液洗涤 PVDF 膜上的斑点到无色或接近无色，用考马斯亮蓝染液对膜片进行染色。用凝胶成像仪拍照记录检查结果。

缩合鞣质检查：参照文献方法进行 [33]。将 PVDF 膜用 10% 的蛋清溶液包被过夜，自然晾干后装载在一个孔径为 2mm 的滤器装置上，用 40% 甲醇溶液湿润 PVDF 膜后即用负压吸引方式让 1ml 不同中药注射液流经该孔中的 PVDF 膜形成一个直径约为 2mm 的吸附点。重新装载滤器并移动 PVDF，如法制备多个中药注射液吸附斑点。同时该方式平行用 PVDF 膜（未经蛋白包被）点样作为对照。然后用 50% ~ 100% DMSO 溶液同等地洗涤这两张 PVDF 膜，当对照膜上的斑点到无色或接近无色后，直接用凝胶成像仪拍照记录检查结果。

（3）检查四种中药注射剂的热稳定性

取制备的各种去大分子注射液和原液 10ml，置于 15ml 无菌带盖试管中，于 60℃恒温烘箱 [34] 放置 30 日，每隔 3 日取 50μl，加到透明 384 孔板中，用酶标仪扫描吸收光谱（400 ~ 800nm，2nm 步进），30 日累计测定 11 次。以吸收曲线下面积来反映样品颜色的总体变化，曲线下面积采用梯形法进行计算，即将曲线下面积根据波长间隔分割成多个梯形，先计算出每个梯形的面积然后将各个梯形的面积进行累加。第 30 日，各管取 500μl 样品置于截留分子量为 30K 的 1.5ml 超滤离心管中，3000rpm 离心超滤，观察截留在滤膜上的有色物质。

9.3.3 结果

（1）四种中药注射液去大分子物质后的蛋白质和缩合鞣质检查

图 9-9 结果表明，三种中药注射剂（清开灵注射液、双黄连注射液和丹参注射液）的原液可见明显存在蛋白质，去大分子后，蛋白质明显减少（清开灵注射液和双黄连注射液）甚至检查结果阴性（丹参注射液），以牛血清白蛋白组分Ⅴ计，相对定量检查结果参见表 9-6。图 9-10 结果表明，双黄连注射液和丹参注射液的原液可见明显的缩合鞣质，去大分子处理后，缩合鞣质明显减少；而清开灵注射液和灯盏细辛注射液的原液检查为可疑阳性，去大分子处理后检查结果阴性，以缩合焦性没食子酸计，相对定量检查结果参见表 9-7。

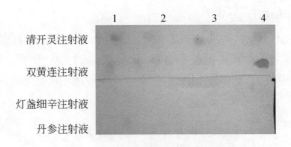

图 9-9　四种去大分子中药注射液的蛋白质检查

1 ~ 4 分别表示原液和经 30K、10K 和 3K 分子筛处理后获得的去大分子注射液

表 9-6　四种去大分子中药注射液的蛋白限量检查（ng/ml）*

	1	2	3	4
清开灵注射液	≤ 137	≤ 46	≤ 46	≤ 46
双黄连注射液	≤ 46	≤ 15	≤ 15	≤ 15
灯盏细辛注射液	≤ 5	≤ 5	≤ 5	≤ 5
丹参注射液	≤ 15	≤ 5	≤ 5	≤ 5

*1 ~ 4 分别表示原液和经 30K、10K 和 3K 分子筛处理后获得的去大分子注射液。

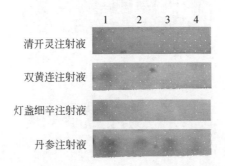

图 9-10　四种去大分子中药注射液的缩合鞣质检查

1 ~ 4 分别表示原液和经 30K、10K 和 3K 分子筛处理后获得的去大分子注射液

表 9-7　四种去大分子中药注射液的缩合鞣质限量检查（µg/ml）*

	1	2	3	4
清开灵注射液	≤ 70	≤ 70	≤ 70	≤ 70
双黄连注射液	≤ 70	≤ 70	≤ 70	≤ 70
灯盏细辛注射液	≤ 70	≤ 70	≤ 70	≤ 70
丹参注射液	≤ 220	≤ 70	≤ 70	≤ 70

＊1 ~ 4 分别表示原液和经 30K、10K 和 3K 分子筛处理后获得的去大分子注射液。

（2）四种中药注射液去大分子物质后的颜色变化

经不同分子筛截留后得到不同的去大分子注射液，以 3K 截留的去大分子注射液颜色较浅，透明度较高；其次是 10K 截留和 30K 截留获得的去大分子注射液（图 9-11）。对富含大分子注射液来说，虽未见沉淀但颜色似酱油且不透明（图 9-11）。

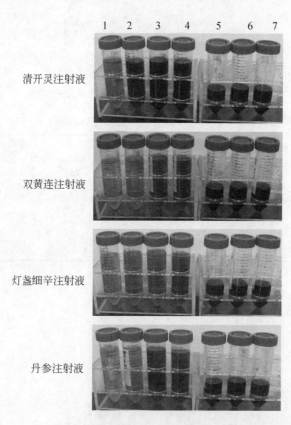

图 9-11　去大分子和富含大分子的中药注射剂

1 ~ 3 分别表示经 3K、10K 和 30K 分子筛处理后获得的去大分子注射液；4 为中药注射剂原液；5 ~ 7 分别表示经 3K、10K 和 30K 分子筛处理后获得的富含大分子注射液，大分子物质得到 10 倍富集

（3）四种去大分子中药注射液的热稳定性考察

去大分子注射液的颜色（可见吸收光谱）均较原液淡，且与去大分子的程度存在关联，在热稳定实验中，四种中药注射液的吸收光谱均发生明显红移（第 1 天和第 30 天的可见吸收曲线参见图 9-12）。图 9-13 表明，在第 0 天与原液相比，各去大分子中药注射液吸收曲线下面积均有缩小，支持图 9-11 的变化规律。随着实验的进行，各样品的颜色不断变深，但仍然以原液的颜色较深。其中清开灵注射液原液在第 15 天出现明显的浑浊，而不同去大分子的清开灵注射液则在 18 天后出现浑浊。实验过程中其他三种注射液出现浑浊的程度较轻。经过 30 天 60℃处理，不同去大分子注射液与原液相比，颜色仍较浅（图 9-14）；经超滤膜截留后，原液出现的有色颗粒沉淀最多，其次是 30K 孔径去大分子的注射液样品，其余各组均未见明显颗粒沉淀，如图 9-15 所示。

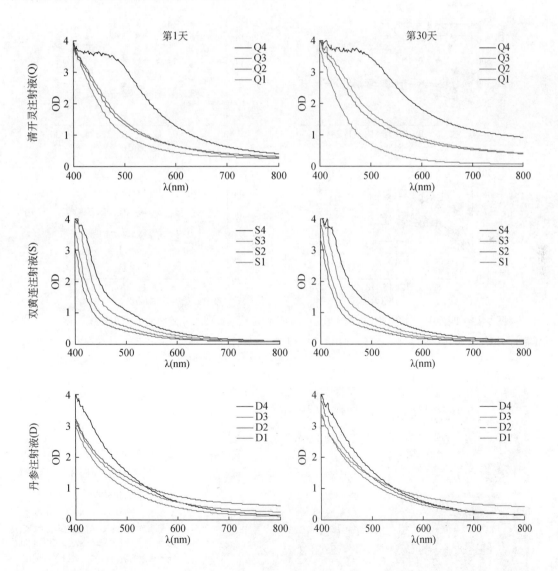

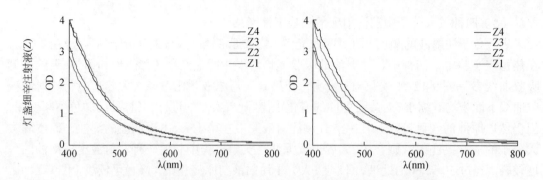

图 9-12 四种中药注射液去大分子物质后的热稳定性吸收曲线图

1、2、3 分别表示经 3K、10K 和 30K 分子筛截留后所得的去大分子注射液；4 表示原注射液

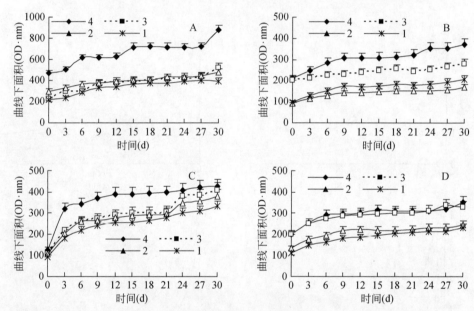

图 9-13 四种中药注射液去大分子物质后的热稳定性曲线图（原始曲线下面积 OD·nm）

A. 清开灵注射液；B. 双黄连注射液；C. 丹参注射液；D. 灯盏细辛注射液；1、2、3 分别表示经 3K、10K 和 30K 分子筛截留
后所得的去大分子注射液；4 表示原注射液

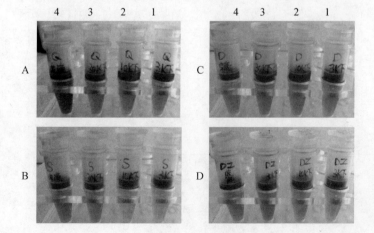

图 9-14 四种中药注射液去大
分子后在 60℃处理 30 天后的澄
明度变化

A. 清开灵注射液；B. 双黄连注射液；
C. 丹参注射液；D. 灯盏细辛注射液；
1、2、3 分别表示经 3K、10K 和 30K
分子筛截留后所得的去大分子注射液；
4 表示原注射液

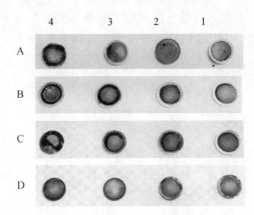

图 9-15 四种中药注射液去大分子后在 60℃处理 30 天后经 30K 超滤膜截留的沉淀

A. 清开灵注射液；B. 双黄连注射液；C. 丹参注射液；D. 灯盏细辛注射液；1、2、3 分别表示经 3K、10K 和 30K 分子筛截留后所得的去大分子注射液；4 表示原注射液

9.3.4 讨论

前期的理论 [5, 6] 和实践研究 [8, 33] 表明大分子物质是中药注射剂导致安全性问题的主要物质基础，去除大分子物质后能在保证物质基础和主要功效不变的前提下提高中药注射剂的安全性。本研究证实分子筛的确能在一定程度上去除大分子物质如蛋白质和缩合鞣质，而且还能增强中药注射剂的稳定性。

中药注射剂稳定性问题既可以表现在宏观方面，也可以表现在微观方面。在宏观方面主要是中药注射剂颜色变深，产生沉淀或浑浊，澄明度下降，研究较易，也是《中国药典》的必查项目。在微观方面主要是有效成分的降低和杂质的生成，研究较为复杂。尽管 1999 年就有一线药检部门提出要重视中药注射剂的澄明度问题 [35]，但中药注射剂在储存过程的澄明度问题依然不可忽视 [36]。

由于中药注射剂的颜色不存在特定波长的吸收，变色过程中，吸收基本上呈现从短波向长波延伸的趋势（也称红移）。传统的中药注射剂色泽描述和稳定性考察时均采用定性的方式描述，缺乏定量参考。在本研究中，引入可见吸收光谱的曲线下面积作为颜色的综合深度，由此比较各注射液样品的颜色变化且能较好的定量。在波长扫描过程中，只要不出现饱和吸收，认为在评价中药注射剂颜色变化时，该方法较单一波长法更具有优势。

在加速试验的温度选择方面，我们参考文献方法 [34] 选择 60℃。主要考虑中途要反复开盖取样检测，开盖过程中可能会遭受微生物污染而干扰后续观察，而 60℃环境具有较好的抗微生物污染能力。最后用超滤膜截留有色颗粒再观察，有利于结果判断，因为中药注射剂有颜色，加速试验后颜色还会加深，离心可以在离心管底部富集沉淀，但将沉淀截留在超滤膜表面观察起来更为直观。

为了观察中药注射剂稳定实验过程中内在质量变化，有采用 HPLC 指纹图谱进行检测的报道 [34, 37]。由于中药注射剂稳定性下降能通过变色和浑浊（沉淀）反映。本研究也的确观察到该现象，故用澄明度指标足以反映出不同中药注射液的稳定性变化。

因此，本研究选用简单而直观的方法研究了四种不同去大分子中药注射液和原液的稳定性变化，通过 60℃为期 30 天的加速实验发现，四种去大分子中药注射剂的澄明度变化均优于原注射液，从而确证去除大分子物质后有利于提高中药注射剂的稳定性。

9.4 小结

主要以清开灵注射液、双黄连注射液、丹参注射液和灯盏细辛注射液为研究对象，实验证明去除大分子物质后，中药注射剂的主要功效保持不变（甚至还有提高趋势），外观质量改善明显，稳定性也得到明显提高。

参 考 文 献

[1] 殷华，王俊杰，司季青，等．4 种去大分子中药注射液与原液的主要疗效对比实验研究．中医药导报，2017, 23(3): 62-65.

[2] 叶祖光，张广平，刘新义．刍议中药注射剂不良反应的原因及防治．世界科学技术（中医药现代化），2010, 12(06): 985-989.

[3] 赵全凤，路晓钦，董志，等．689 例中药注射剂严重不良反应 / 事件报告分析．中国医院药学杂志，2016, 36(16): 1-6.

[4] 赵爱梅．中药注射剂不良反应逐年上升的原因分析．世界最新医学信息文摘，2016, 16(10): 119, 121.

[5] 段为钢，张陆勇．提高中药注射剂安全性的技术策略．中成药，2012, 34(11): 2201-2205.

[6] 段为钢，李奇峰，柯瑾．中药注射剂有效性及"毒性"的物质基础分析．医学与哲学（临床决策论坛版），2011, 32(08): 56-57, 60.

[7] 段为钢．中药注射剂安全性的技术思考．云南中医学院学报，2009, 32(06): 12-13.

[8] 柯瑾，张陆勇，殷华，等．大分子物质对中药注射剂的安全性影响．中成药，2014, 36(04): 855-859.

[9] 云宇，侯肖霖，殷华，等．4 种去大分子中药注射剂的稳定性研究．云南中医学院学报，2016, 39(4): 20-25.

[10] 陈琦．中药药理研究方法学，第 2 版．北京：人民卫生出版社，2006: 297-298.

[11] 陈琦．中药药理研究方法学，第 2 版．北京：人民卫生出版社，2006: 556-557.

[12] 蒋玉凤，刘智勤，汪芸，等．清开灵注射液对内毒素性发热家兔清热化瘀作用的研究．北京中医药大学学报，2006, 29(8): 537-540, 后插 1.

[13] 陈秋竹．双黄连注射剂化学成分与药理作用研究进展．中国民族民间医药，2013, 22(16): 110-111.

[14] 李雯琦，袁博．双黄连注射液联合青霉素治疗外感发热证 35 例．光明中医，2014, 29(12): 2614-2615.

[15] 蒋玉凤，张丹卉，黄启福，等．清开灵对内毒素性发热家兔的解热机制研究．北京中医药大学学报，2003, 26(5): 53-55.

[16] 王海华，张定国，殷慧群，等．鱼腥草注射液和双黄连注射液抗内毒素心肌损伤作用的比较．中药药理与临床，2003, 19(4): 18-20.

[17] 胡春萍，沈明勤．新西兰白兔血瘀征模型．中国养兔，2001(3): 31-32.

[18] 刘玉生，常洪，汪湘琪．灯盏细辛注射液的药理作用与临床应用研究进展．中国康复，2007, 22(4): 276-277.

[19] 姜智浩，王怡，范祥，等．血瘀证动物模型舌体动脉血管形态研究．辽宁中医杂志，2008, 35(7): 1098-1099.

[20] 袁强，王莉，成岚，等．国家基本药物目录 (2004 年版)33 种中药注射剂不良反应 / 不良事件文献分析．

中国循证医学杂志, 2010, 10(2): 132-139.

[21] 赵全凤, 路晓钦, 董志, 等. 重庆市 689 例中药注射剂严重不良反应/事件报告分析. 中国医院药学杂志, 2016(16): 1402-1406.

[22] 殷华, 李月, 司季青, 等. 4 种中药注射剂大分子富集液的重复给药毒性实验研究. 云南中医学院学报, 2017, 40(4): 14-20.

[23] 段为钢, 李奇峰, 柯瑾. 中药注射剂有效性及"毒性"的物质基础分析. 医学与哲学, 2011, 32(16): 56-57.

[24] 殷华, 王俊杰, 司季青, 等. 四种去大分子中药注射液与原液的主要疗效对比实验研究. 中医药导报, 2017 23(3):62-65.

[25] 王志红, 赵绪元, 姚金成. 清开灵注射液指纹图谱的 HPLC 研究. 中华中医药学刊, 2008, 26(4): 868-870.

[26] 李方, 姜文红, 刘丽娟, 等. 注射用双黄连(冻干)指纹图谱的建立及其在质量控制中的应用. 中成药, 2007, 29(8): 1196-1198.

[27] 徐曼, 刘爱华, 崔亚君, 等. 不同厂家生产的香丹注射液中丹参色谱指纹图谱的比对研究. 中国天然药物, 2007(2): 120-126.

[28] Yao JC, Duan WG, Yun Y, et al. Screening method for nonsteroidal antiinflammatory drugs based on the cyclooxygenase 2 pathway activated by serum-free stimulation in A549 cells. Yakugaku Zasshi, 2007, 127(3): 527-532.

[29] 徐新军. 广东省 2003 年第一季度药品抽验不合格原因分析. 国际医药卫生导报, 2003(8A): 106-107.

[30] 叶萍, 茹建华, 孙冲环. 我院 2005 年 ~ 2007 年外观不合格药品原因分析. 中国现代应用药学, 2007, 24(s2): 751-752.

[31] 王戈. 2009 年度南阳市药品抽验不合格原因分析与建议. 西北药学杂志, 2011, 26(1): 66-67.

[32] Duan W, Li Q, Ke J. Detection of Trace Protein in Chinese Materia Medica Injections by Use of Polyvinylidene Fluoride Membrane. Conference on Environmental Pollution and Public Health (CEPPH2011), 2011: 19-21.

[33] 段为钢, 柯瑾, 李奇峰, 等. 蛋白质包被 PVDF 膜吸附法检查中药注射剂缩合鞣质. 中成药, 2011, 33(11): 1916-1919.

[34] 任永申, 张萍, 杜晓曦, 等. 基于 HPLC 指纹图谱的茵栀黄注射液质量一致性和稳定性研究. 中草药, 2008, 39(6): 837-841.

[35] 方兴华, 沈伟群. 应重视中药注射剂的澄明度质量. 中国药业, 1999, 8(3): 28-29.

[36] 轰宗生. 中药注射剂澄明度的影响因素分析及对策. 中国医药指南, 2013, 11(14): 666-667.

[37] 胥勤, 余建军, 熊晓明, 等. 不同增溶剂的参麦注射液稳定性考察. 中国实验方剂学杂志, 2014, 20(14): 30-33.

10 中药注射剂大分子物质检查的方法学研究

为了监控中药注射剂的大分子物质，有必要对可能含有的大分子物质进行检查。根据前面的分析，中药注射剂可能含有的大分子杂质主要有脂多糖、蛋白质、缩合鞣质、树脂、多糖和核酸。本章将针对相应的大分子物质建立高灵敏的检查方法或改进《中国药典》方法。同时，继续以清开灵注射液、双黄连注射液、丹参注射液和灯盏细辛注射液为研究对象，考察相关方法的可靠性和实用性。

10.1 脂多糖检测

脂多糖主要来自药材表面的污染性微生物（部分药材也可能含有内生菌）。目前《中国药典》规定的鲎试剂检查法具有很高的灵敏度。因此，该大分子物质的检查方法按照《中国药典》要求进行即可。本章没有必要继续进行优化。为了提高灵敏度，可以采用富含大分子液进行检查，但要注意的是，涉及大分子液获得的所有溶液、耗材和操作要绝对严格无菌无热原！

10.2 蛋白质检查方法（PVDF 膜点样法）[1]

中药注射剂的安全性问题已经得到业界关注，与（类）过敏反应有关[2]，由于中药注射剂具有生物提取物的特征，含有的蛋白质类成分可能是导致安全性问题的重要因素[2, 3]。本研究试图建立灵敏度高抗干扰能力强的蛋白质检测方法，推动中药注射剂质量标准的提高。

10.2.1 材料

凝胶成像系统 ChemiDoc RX 由美国 Bio-Rad 公司产品，AB204-S 电子分析天平为 Mettler-Toledo 公司产品，Centrifuge 5415D 高速离心机为德国 Eppendorf 公司产品，UV-1600 型紫外 - 可见分光光度计为北京瑞利分析仪器公司产品。

PVDF 膜（孔径 0.22 μm）为美国 MilliPore 公司产品，焦性没食子酸（分析纯）由天津风船化学试剂科技有限公司生产，BSA（牛血清白蛋白组分 V）购自北京鼎国生物技术有限责任公司（配制成梯度浓度，0 ~ 9 分别表示浓度为 9mg/ml、3mg/ml、1mg/ml、0.33mg/ ml、0.1mg/ ml、37μg/ml、12μg/ml、4μg/ml、1.3μg/ml、0μg/ml），5- 磺基水杨酸（分析纯）

由天津风船化学试剂科技有限公司生产，考马斯亮蓝R（CBB）（分析纯）由天津科密欧化学试剂有限公司生产。其他试剂为国产分析纯。所用的水为MilliPore超纯水系统制得，符合三蒸水标准。

清开灵注射液（批号090214）、丹参注射液（批号20080405）、双黄连注射液（批号090113311）和灯盏细辛注射液（批号20080914），均从市场购得。

10.2.2　方法和结果

（1）建立PVDF膜吸附染色检测蛋白方法，确定检测限及抗注射剂本身颜色干扰实验

将PVDF膜做好标记用甲醇浸润10s，取1μl用PBS（KCl，0.2g；KH_2PO_4，0.2g；NaCl，8.0g；$Na_2HPO_4 \cdot 12H_2O$，2.08g；加三蒸水到1000ml，pH 7.2）配制的梯度BSA溶液点样到PVDF膜上，另用丹参注射液配制梯度BSA溶液，也点样在同一张PVDF膜上。随后用甲醇漂洗后浸入0.25%考马斯亮蓝染色液中染色5min，然后在脱色摇床上用脱色液（甲醇：水：冰醋酸=4.5:4.5:1）10ml洗脱3次，每次5min，脱去背景色，随后用凝胶成像系统拍照，观察各斑点的颜色变化，结果如图10-1。

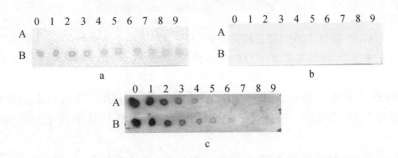

图10-1　PVDF膜吸附染色法检测限与抗丹参注射液颜色干扰实验结果

a为点样后风干拍片；b为甲醇洗涤后风干拍片；c为染考马斯亮蓝并脱色后风干拍片。a、b、c中的A组为PBS配制的BSA溶液，B组为用丹参注射液配制的BSA溶液，上样量为1μl

从图10-1可见，PBS配制的BSA无色（图10-1a A组），风干后不留痕迹（图10-1b A组），但丹参注射液配制的BSA溶液点样后有色（图10-1a B组）。但经过甲醇漂洗后，PVDF膜片均无色（图10-1b）。染色后A组和B组均可见斑点6（图10-1c）。可见，本法的限量约为12μg/ml（12ng）。同时，丹参注射液颜色对本法干扰较小，检测限量仍约为12μg/ml（12ng）。

依照同样的方法用双黄连注射液进行抗干扰实验，结果表明本法对双黄连注射液的颜色也有较强的抗干扰能力，检测的限量也为12μg/ml（12ng），结果如图10-2所示。如法累计进行5次限量检测，确定本法的检测限约为12μg/ml（12ng）。

（2）PVDF膜吸附染色法与磺基水杨酸比浊法的检测限比较

用PBS配制18mg/ml的BSA溶液，然后用3倍梯度进行稀释，配置系列BSA溶液。此系列BSA溶液与30%磺基水杨酸（按2010年版《中国药典》一部配制）[4]按体积比1:1进行混合，充分振摇后10000 g离心6min，取上清液在同一张PVDF膜上点样，用本法检

测蛋白限量，结果见图 10-3。

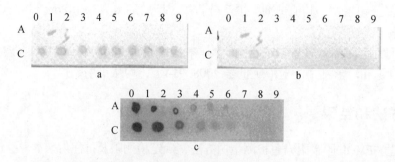

图 10-2　PVDF 膜吸附染色法检测限与抗双黄连注射液颜色干扰实验结果

a 为点样后图；b 为甲醇洗涤后图；c 为染色脱色后图。A 组为标准蛋白溶液（用 PBS 配制），C 组为用双黄连注射液配制的蛋白溶液。上样量 1 μl

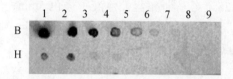

图 10-3　PVDF 膜吸附染色法检测磺基水杨酸法去蛋白上清液中的残留蛋白结果

B 组为 PBS 配制的 BSA 溶液，H 组为磺基水杨酸沉淀相应浓度 BSA 溶液后的上清液，上样量 1μl

可见，按照《中国药典》方法用 30% 磺基水杨酸沉淀蛋白质后，上清液中依然能够检测到蛋白质。对比参照点，推测点 H2 经磺基水杨酸沉淀后其上清中的蛋白质浓度高于 100 μg/ml。

将样品与 30% 磺基水杨酸溶液充分混合置于 10ml 具塞比色管或试管中，在黑色背景下观察沉淀情况，结果见表 10-1。

表 10-1　标准蛋白溶液磺基水杨酸发沉淀比浊

编号	1	2	3	4	5	6	7
蛋白浓度（μg/ml）	1000	333	111	37	12	4	0
2ml 体积看沉淀（试管）*	+	+	+	+/–	–	–	–
10ml 体积横向看沉淀（10ml 比色管）	+	+	+	+	+/–	–	–
10ml 体积纵向看沉淀（10ml 比色管）	+	+	+	+	+	+/–	–

* 为《中国药典》推荐的观察体积。+ 可见沉淀；– 未见沉淀；+/– 不好确定。

由于 2010 年版《中国药典》检测采用 2ml 体系，以肉眼观察判断，检测蛋白质的限量 ≥ 37μg/ml，达不到文献报道方法的检测限量 10μg/ml[5]，而本法的限量为 ≥ 12μg/ml，灵敏度高于《中国药典》方法。

（3）PVDF 膜吸附染色法抗鞣质干扰实验

用 PBS 配制焦性没食子酸（0.1092g/ml），于室温下放置 30 天以上（不避光），当吸光度＞1.5（$\lambda = 420nm$，$d = 1cm$）后，将经过 6000g 离心 5min 后的焦性没食子酸母液按照 3 倍梯度稀释法配制梯度溶液，直接点到 PVDF 膜上，同时点 BSA 溶液于膜上，另外将用足量焦性没食子酸母液处理后的蛋白溶液（1mg/ml 的 BSA 溶液 0.1ml 与 0.1092g/ml 的焦性没食子酸充分混合）上清液（10000g 离心 5min）也点于膜上，经本法显色后结果见图 10-4。

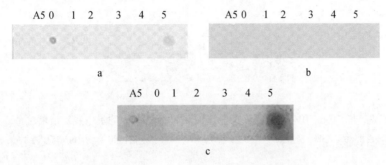

图 10-4　PVDF 膜吸附染色法抗鞣质干扰实验结果

a 为点样后图；b 为甲醇洗涤后图；c 为染色脱色后图。A5 为 37μg/ml 的 BSA 溶液，点 0 ~ 4 的鞣质浓度依次为 109.2mg/ml、36.4mg/ml、12.1 mg/ml、4 mg/ml，点 5 为蛋白质 1mg/ml（0.1ml）与足量（1ml）焦性没食子酸（0.1092g/ml）处理后的上清液，点样量 1μl

从图 10-4 可见，中药注射剂中的常见有色成分缩合鞣质点样后可被甲醇洗净（图 10-4b），用本法染色后，无蛋白点仍不显色（图 10-4c 点 0 ~ 4）。说明膜吸附染色检测法具有抗鞣质干扰能力。点 5 也表明鞣质可以和一定量的蛋白质在溶液中共存。

（4）PVDF 膜吸附染色法显色稳定性检验

将染色后的 PVDF 膜室温避光放置 30 天、60 天、150 天后重拍片，结果见图 10-5。

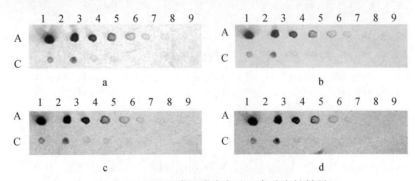

图 10-5　PVDF 膜吸附染色法显色稳定性结果

a 为 10 号膜 0 天拍片；b 为 10 号膜室温避光放置 30 天拍片；c 为 10 号膜室温避光放置 60 天拍片；d 为室温避光放置 150 天后拍片

对比结果可以说明膜吸附染色法检测蛋白质准确可靠，PVDF 膜对蛋白质亲和力强，CBB 对蛋白质显色稳定性好，且可以长时间存放而不褪色，有利于实验结果长期存档。

（5）模拟中药注射剂生产过程，验证其蛋白质残存

中药注射剂工艺中常采用水醇法或醇水法以去除蛋白质等物质，常用 80% 的乙醇，现考察 80% 乙醇处理中药提取物可能的蛋白质残留。配制 80% 乙醇 1ml，加入 BSA 10mg 充分振摇混合（10min 以上），10000 g 离心 5 min，取不同体积的上清液于 7 支 1.5ml 试管中，体积依次为 1 μl、3 μl、9 μl、27μl、81μl、243μl、729μl，依次编号为 1、2、3、4、5、6、7。将这 7 支试管置于通风柜中风干。风干后各加入 1μl PBS 充分振摇，离心后获得点样样品。另以 37μg/ml 的标准 BSA 溶液为对照，采用本法进行检测，结果见图 10-6。

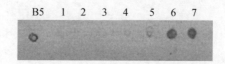

图 10-6　PVDF 膜吸附染色法检测 80% 乙醇中的蛋白残留结果

点 1 ~ 7 分别为蛋白质 80% 乙醇上清液浓缩 1、3、9、27、81、243、729 倍；点 B5 处 BSA 浓度为 37μg/ml，上样量 1μl

图 10-6 中点 5 可见明显斑点。由此推测，在中药注射剂生产过程中传统的"水煮醇沉"工艺并不能将蛋白质完全除去，原始蛋白质浓度可能高达 0.5μg/ml。

（6）中药注射剂成品蛋白质残留检查

将清开灵注射液、丹参注射液、双黄连注射液和灯盏细辛注射液冷冻干燥，再用三蒸水制备相当于原溶液浓度 1 倍、2 倍、5 倍、10 倍的溶液样品，将不同浓度的样品点在同一张 PVDF 膜上，经染色脱色处理后，染色结果见图 10-7。

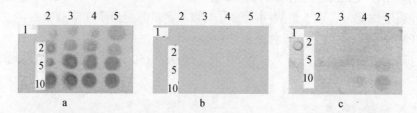

图 10-7　PVDF 膜吸附染色法检测四种中药注射剂蛋白质残留结果

a 为点样后风干结果；b 为甲醇洗涤后结果；c 为染色脱色后结果。图 a、b、c 中点 1 为 37μg/ml 的 BSA 样品；2 列为丹参注射液；3 列为灯盏细辛注射液；4 列为双黄连注射液；5 列为清开灵注射液。从上往下 "1" 排为 1 倍浓度；"2" 排为 2 倍浓度……
上样量 1μl

从图 10-7 可见，丹参和灯盏细辛注射液在浓缩 10 倍内不易检测出蛋白质存在，而清开灵浓缩 5 倍即可检出蛋白质（蛋白质含量 ≥ 8μg/ml），双黄连浓缩 10 倍可见蛋白质斑点 ≥ 4μg/ml。这与以上四种中药注射剂过敏反应的临床报道大体一致[6,7]。

10.2.3　讨论

目前测定蛋白质含量的常用方法主要有凯氏定氮法、紫外吸收法、双缩脲法、Folin-酚试剂法（Lowry 法）、考马斯亮蓝（CBB）染色法，也有用银染法的报道[8-10]。这些方

法多属于半微量分析；其中 CBB 染色法、银染法适用于低浓度蛋白质溶液含量的测定，前者测定限量为 10 ~ 100μg/ml，后者测定限量为 0.15 ~ 20μg/ml。由于蛋白质是一类分子，且中药注射液均具有较深的颜色，干扰也很大，甚至《中国药典》采用的磺基水杨酸比浊法也不能避免全部干扰[4]。

PVDF 膜对蛋白质有极强的选择性亲和力，亲和后用普通方法很难将蛋白质洗脱下来；而且 PVDF 膜韧性好，耐酸、碱和甲醇等有机溶剂，样品点样后，可用甲醇浸泡洗涤把膜上亲和力不强的非蛋白成分去除，从而可以克服或减弱中药注射剂中其他有色物质的颜色干扰。CBB 对蛋白质显色也具有一定的特异性，而且灵敏度高，溶液法检测可达 10μg/ml，这样就为蛋白质微量检测提供有效方法。PVDF 膜吸附蛋白和 CBB 对蛋白质显色这两项技术在分子生物学方面并不罕见，但是将这两项技术有机地结合起来用于蛋白质限量检测尚未见报道。从我们的实验结果看，将这两项技术有机结合而产生的 PVDF 膜吸附染色法检测微量蛋白不但灵敏度高（高于现行《中国药典》方法），而且具有较强的抗干扰能力；不仅如此，本方法耗材少，经济实用，操作也简便，因而具有较强的实用性。

10.3 蛋白质检查方法（PVDF 膜浸泡法）[11]

中药注射剂系指药材经提取、纯化后制成的供注入体内的溶液、乳状液及供临用前配制成溶液的粉末或浓溶液的无菌制剂。中药注射剂能提升药效、使某些中药的疗效得到更好的发挥，但带来的不良反应也时常发生，甚至还很严重，使其安全性问题受到了业界甚至公众的广泛关注[2]。据分析，中药注射剂发生最多的是变态反应或与变态反应相关的不良反应，由于大多中药注射剂具有生物提取物的特征，中药注射剂可能含有的蛋白质类成分是导致安全性问题的中药成分之一[2, 3]。在以前的研究中，我们根据吸附原理建立了中药注射剂微量蛋白检测方法（PVDF 膜点样法）[12]，其检测限量为 12μg/ml，灵敏度约是 2010 年版《中国药典》一部检测方法的 3 倍。本研究试图建立检测灵敏度更高，同时具有较强抗干扰能力的中药注射剂蛋白质检测方法，为推动中药注射剂质量标准的提高提供参考。

10.3.1 材料与方法

（1）材料

凝胶成像系统 ChemiDoc RX 由美国 Bio-Rad 公司产品，AB204-S 电子分析天平为 Mettler-Toledo 公司产品，Centrifuge 5415D 高速离心机为德国 Eppendorf 公司产品，UV-1600 型紫外 - 可见分光光度计为北京瑞利分析仪器公司产品。

PVDF 膜（聚偏二氟乙烯膜，孔径 0.22μm）为美国 MilliPore 公司产品，焦性没食子酸（分析纯）由天津风船化学试剂科技有限公司生产，BSA（牛血清白蛋白组分 V）购自北京鼎国生物技术有限责任公司（配制成梯度浓度，用 A0 ~ A13 分别表示浓度为 9mg/ml、3mg/ml、1mg/ml、0.33mg/ml、0.1mg/ml、37μg/ml、12μg/ml、4μg/ml、1.3μg/ml、0.45μg/ml、0.15μg/ml、0.05μg/ml、0.016μg/m、0μg/ml），5- 磺基水杨酸（分析纯）由天津风船化学试剂科技有限公司生产,考马斯亮蓝 R（CBB,分析纯）由天津科密欧化学试剂有限公司生产。其他试剂为国产分析纯。所用的水为 MilliPore 超纯水系统制得,符合三蒸水标准。

清开灵注射液（批号 090214）、丹参注射液（批号 20080405）、双黄连注射液（批号 090113311）和灯盏细辛注射液（批号 20080914）,均从市场购得。

（2）方法

先将 9mm² 大小的 PVDF 膜浸泡在拟检测的样品或中药注射剂溶液中。随后将膜片置于 2ml 具塞试管中用甲醇振摇洗涤 3 次,每次 10min,以消减样品或中药注射剂本身的颜色干扰。最后将吸附蛋白质的 PVDF 膜进行 CBB 显色和脱色。染色时采用 0.25% CBB 染液（用脱色液配制）,用脱色液（甲醇:水:冰醋酸 =4.5:4.5:1）脱色,脱色操作以空白对照膜片基本无色为度。以上多张膜片的操作均为平行操作。

染色脱色后的 PVDF 膜片排列整齐统一用凝胶成像仪扫描,采用 QuantityOne 软件分析图片的灰度密度。

10.3.2　结果

（1）吸附体积对检测限量的影响

吸附体积对检测限量的影响参见图 10-8。在一定的吸附体积内,膜片最终显色的灰度密度增加,与蛋白质浓度呈现一定的正相关。但在蛋白质样品 A9（0.45μg/ml）处以后,膜片的灰度明显下降,表明 0.45μg/ml 的蛋白质浓度是此方法的检测限量。因此,为了确保阳性检测的稳定,采用 10ml 吸附体积 A9 处的灰度密度更为可靠。

（2）吸附时间对检测限量的影响

吸附时间对检测限量的影响结果参见图 10-9。随着吸附时间的延长,PVDF 膜片的显色越来越深,A9 样品吸附 10h 以上再进行显色,阳性结果明显。为了方便操作,本结果提示可采用浸泡过夜的方式。

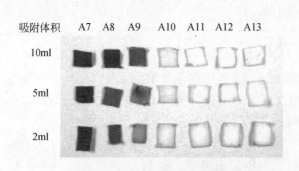

图 10-8　吸附体积对检测限量的影响

从 A7 ~ A12, BSA 浓度依次均为 4μg/ml、1.3μg/ml、0.45μg/ml、0.15μg/ml、0.05μg/ml、0.016μg/ml, A13 为阴性对照,蛋白质浓度为 0

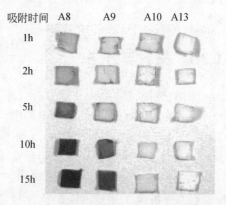

图 10-9　吸附时间对检测限量的影响

A8 ~ A10 的 BSA 浓度为 1.3μg/ml、0.45μg/ml、0.15μg/ml, A13 为阴性对照,蛋白质浓度为 0;浸泡吸附体积为 10ml

（3）检测中药注射剂成品中的微量蛋白质

采用 10ml 吸附体积,用 PVDF 膜片分别吸附四种注射液剂(丹参注射液、双黄连注射液、清开灵注射液和灯盏细辛注射液)样品 15h 后,进行甲醇洗涤,并经 CBB 染色脱色处理,结果参见图 10-10。

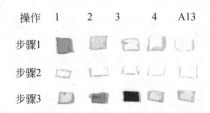

图 10-10　本方法检测 4 种中药注射液微量蛋白质的结果

步骤 1 为浸泡吸附 15h 后直接风干的 PVDF 膜颜色,步骤 2 为膜片经步骤 1 后再经甲醇洗涤后的结果,步骤 3 为 PVDF 膜分别在 4 种中药注射液中浸泡 15h 后经甲醇洗涤并经 CBB 染色的结果,1 为丹参注射液、2 为双黄连注射液、3 为清开灵注射液、4 为灯盏细辛注射液、A13 为阴性对照(即不含蛋白质的 PBS 溶液)

图 10-10 结果表明,四种中药注射剂样品浸泡 PVDF 膜后,膜片的颜色深浅不一(步骤 1),但通过甲醇反复洗涤后,膜片吸附的有色物质能基本上洗去,与空白对照膜片的颜色深度接近(步骤 2),因此中药注射剂本身颜色对本法检测结果的影响较小。通过考马斯亮染色和脱色处理后,清开灵注射液和双黄连注射液显示较深的颜色,表明这两种注射液含有较多的蛋白质,并且清开灵注射液的蛋白含量高于双黄连注射液。这与此四种中药注射剂过敏反应的临床报道率大体一致 [6, 7]。

10.3.3　讨论

在以前的研究中,我们将 PVDF 膜吸附蛋白和 CBB 蛋白质显色这两项技术有机地结合起来,采用 PVDF 膜点样法用于蛋白质限量检测,检测灵敏度达 12μg/ml[12]。如果中药注射剂未经浓缩处理,PVDF 膜点样法很难直接(不经浓缩)检测出中药注射剂中的微量蛋白。此法经过本研究的技术改进,检测灵敏度显著增加。由于本法的原理和 PVDF 膜点样法一样,本研究没有进行单独的抗干扰实验,从研究结果(图 10-10)看,本法抗中药注射剂本身颜色干扰能力仍较强。考虑到 PVDF 膜点样法需对中药注射液样品进行浓缩处理,因此本法检测中药注射液微量蛋白所需的总时间并无明显增加,相反本法不需要特别的浓缩设备。

综上所述,PVDF 膜浸泡法检测中药注射剂微量蛋白仍具有较高的抗干扰能力,且灵敏度约是《中国药典》方法的 100 倍,能够直接检出某些上市中药注射剂中的微量蛋白;不仅如此,本方法耗材少,经济实用,操作也简便,因而具有较强的实用性。

10.4　蛋白质检查方法（PVDF 膜过滤截留法）[13]

中药注射剂系指药材经提取、纯化后制成的供注入体内的溶液、乳状液及供临用前配制成溶液的粉末或浓溶液的无菌制剂，最早产生在 20 世纪 40 年代，由钱信忠等学者首创 [14]。中药注射剂能提升药效、使某些中药的疗效得到更好的发挥，但带来的不良反应也时常发生，甚至还很严重，使其安全性问题受到了业界甚至公众的广泛关注 [2, 15]。据分析，中药注射剂发生最多的是变态反应或与变态反应相关的不良反应。由于中药注射剂具有生物提取物的特征，中药注射剂可能含有的蛋白质类是导致安全性问题的最主要成分 [2, 3, 16]。2010 年版《中国药典》一部采用磺基水杨酸沉淀法，检查限为 110 ~ 37μg/ml，我们以前也曾建立了一种中药注射剂微量蛋白质检查方法 [1]，检查限约为 12μg/ml。尽管如此，为了从严控制蛋白质类杂质，我们试图建立检查限更低的方法。

10.4.1 材料与方法

（1）材料

凝胶成像系统 ChemiDoc RX 为美国 Bio-Rad 公司产品，AB204-S 电子分析天平为 Mettler-Toledo 公司产品，Centrifuge 5415D 高速离心机为德国 Eppendorf 公司产品，UV-1600 型紫外 - 可见分光光度计为北京瑞利分析仪器公司产品。

PVDF 膜（聚偏二氟乙烯膜，孔径 0.22 μm）为美国 MilliPore 公司产品，孔径 0.45μm。BSA（牛血清白蛋白组分 V）购自北京鼎国生物技术有限责任公司，考马斯亮蓝 R（CBB，分析纯）由天津科密欧化学试剂有限公司生产。其他试剂为国产分析纯。所用的水为 MilliPore 超纯水系统制得，符合三蒸水标准。用脱色液配制 0.5% CBB 染色液；甲醇脱色液为甲醇、水及冰醋酸混合物（甲醇：冰醋酸：水 = 4.5 ：1 ：4.5）。

清开灵注射液（批号 1003272）、丹参注射液（批号 1005104）、双黄连注射液（批号 20100324）和灯盏细辛注射液（批号 20090830），均从市场购得。

（2）建立浸泡吸附法检查微量蛋白质

先将 9mm² 大小的 PVDF 膜浸泡在拟检查的样品或中药注射剂溶液中。随后将膜片置于 2ml 具塞试管中用甲醇振摇洗涤 3 次，每次 10min，以消减样品或中药注射剂本身的颜色干扰。最后将吸附蛋白质的 PVDF 膜进行 CBB 显色和脱色。脱色操作以空白对照膜片基本无色为度。以上多张膜片的操作均为平行操作。

（3）建立滤过吸附法检查微量蛋白质

取一张适当大小的 PVDF 膜或 NC 膜，剪成小片；将膜放于一直径为 2mm 的小孔过滤装置上（自制）固定；接好并开启抽滤泵；加入 0.1ml 甲醇湿润膜片，加入标准 BSA 溶液或空白对照溶液 0.5ml 或 5ml；抽滤完后，用甲醇溶液洗涤膜片 10min × 3 次，用 CBB 染色液染 5min；用甲醇脱色液脱去背景色后风干，用凝胶成像仪拍照。

（4）检测乙醇溶液的蛋白质溶解度

室温下取足量的蛋白质（BSA）与 50% ~ 100% 乙醇充分混合，在摇床上 30rpm 振摇 30 min；将以上混合液于 15000 g 离心 5min，确保每个试管中都有沉淀；用 Bradford 法 [17] 蛋白质检测试剂盒和 A_{280} 紫外吸收法检测蛋白质含量。

10.4.2　结果

（1）确定 PVDF 膜浸泡吸附法的蛋白质检查限

吸附体积对检查限有影响，参见图 10-11。在一定的吸附体积内，膜片最终显色的灰度增加，与蛋白质浓度呈一定的正相关。但在蛋白质样品 A9（0.45μg/ml）处以后，膜片的灰度明显下降，表明 0.45μg/ml 的蛋白质浓度是此方法的检查限。因此，为了确保阳性检查的稳定，采用 10ml 吸附体积 A9 处的灰度较为可靠。

吸附时间对检查限也有影响，结果参见图 10-12。随着吸附时间的延长，PVDF 膜片的显色越来越深，A9 样品吸附 10h 以上再进行显色，阳性结果明显。为了操作方便，建议采用浸泡过夜的方式。

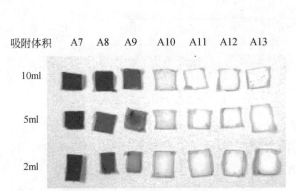

图 10-11　吸附体积对浸泡吸附法检查限的影响

从 A7 ~ A12，BSA 浓度依次均为 4μg/ml、1.3μg/ml、0.45μg/ml、0.15μg/ml、0.05μg/ml、0.016μg/ml，A13 为阴性对照，蛋白质浓度为 0

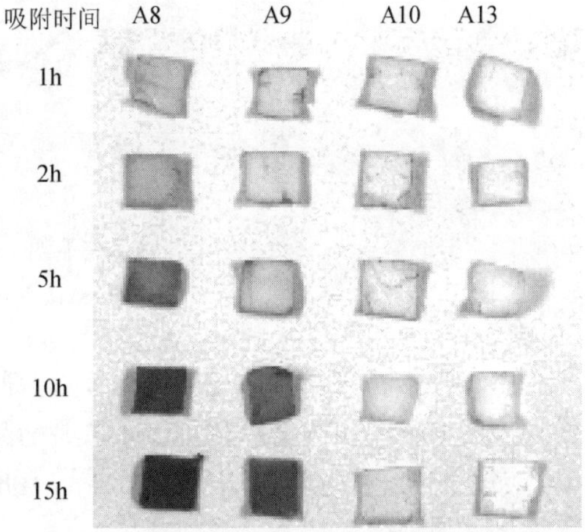

图 10-12　吸附时间对浸泡吸附法检查限的影响

A8 ~ A10 的 BSA 浓度为 1.3μg/ml、0.45μg/ml、0.15μg/ml，A13 为阴性对照，蛋白质浓度为 0；浸泡吸附体积为 10ml

因此 PVDF 膜浸泡吸附法的检查限与样品体积和浸泡时间有关，在浸泡时间 10h 以上，浸泡体积 10ml 条件下，该法的检查限约为 450ng/ml。

（2）确定 PVDF 膜滤过吸附法的蛋白质检查限

在 PVDF 膜滤过法检查检查结果中，蛋白质的显色灰度与 BSA 含量呈现正相关。当滤过体积为 0.5ml 时，蛋白质的检查限约为 0.137μg/ml（蛋白质总量约为 68ng）（图 10-13A）。增加滤过体积至 5ml，检查限可达到 15ng/ml（蛋白质总量约为 75ng）（图 10-13B）。

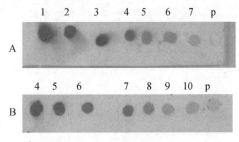

图 10-13　PVDF 膜滤过染色法检查微量蛋白质

点 1 ~ 10 的蛋白质浓度分别为 100 000ng/ml、33 333ng/ml、11 111ng/ml、3 704ng/ml、1 235ng/ml、412ng/ml、137ng/ml、46ng/ml、15ng/ml、5ng/ml，点 p 的蛋白质含量为 0。A 中滤过体积为 0.5ml，B 中滤过体积为 5ml

（3）蛋白质在乙醇中的溶解度

以 BSA 为例，发现较高浓度乙醇仍然能溶解微量的蛋白质。蛋白质在 70% 以上时在乙醇中溶解度为 20 ～ 50μg/ml，Bradford 法和 A_{280} 紫外吸收法检测结果大体一致（图 10-14）。采用 PVDF 膜滤过吸附法（0.5ml 或 5ml），能直接检查到 75% 乙醇中溶解的蛋白质（结果略）。

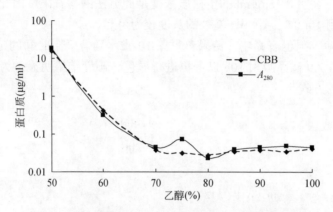

图 10-14　BSA 在不同乙醇中的溶解曲线（室温 18℃）

CBB：采用 Bradford 法检测；A_{280}：采用 280nm 紫外吸收检测

（4）浸泡吸附法检查四种中药注射剂中的微量蛋白质

采用 10ml 吸附体积，用 PVDF 膜片分别吸附四种注射液（丹参注射液、双黄连注射液、清开灵注射液和灯盏细辛注射液）样品 10h 后，进行甲醇洗涤，并经 CBB 染色脱色处理，结果参见图 10-15。

图 10-15 结果表明，四种中药注射剂样品浸泡 PVDF 膜后，膜片的颜色深浅不一（步骤 1），但通过甲醇反复洗涤后，膜片吸附的有色物质能基本上洗去，与空白对照膜片的颜色深度接近（步骤 2），因此中药注射剂本身颜色对本法检查结果的影响较小。通过 CBB 染色和脱色处理后，清开灵注射液显示较深的颜色，表明含有较多的蛋白质。

（5）滤过吸附法检查四种中药注射剂中的微量蛋白质

采用滤过吸附法检查四种中药注射剂微量蛋白质结果表明，四种中药注射液均显示不同程度颜色（图 10-16），以清开灵注射液溶液颜色最深，表明清开灵注射液中蛋白质含量较高。

10.4.3　讨论

中药注射剂多为植物提取物，具有生物提取物的性质，可能含有微量的蛋白质等成分。对于从口服剂上升而来的中药注射剂，大分子物质不可能属于活性成分（尽管研究发现某些植物蛋白质具有药用价值 [18, 19]）。由于异种蛋白质具有较高的抗原性，中药注射剂中的微量蛋白还可能导致不良反应从而带来安全性问题 [3]。现行《中国药典》采用磺基水杨酸沉淀法检查中药注射剂中的蛋白质类物质 [20]，检查限为 37 ～ 110μg/ml[1]。因此低于此限

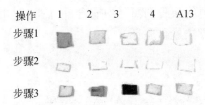

操作　　1　　2　　3　　4　　A13

步骤1

步骤2

步骤3

图 10-15　浸泡吸附法检查四种中药注射液微量蛋白质的结果

步骤 1 为 9mm² PVDF 膜浸泡在 10 ml 中药注射剂中吸附 10h 后风干的结果，步骤 2 为膜片经步骤 1 后再经甲醇洗涤后的结果，步骤 3 为 PVDF 膜经步骤 2 后 CBB 染色后结果，1 为丹参注射液、2 为双黄连注射液、3 为清开灵注射液、4 为灯盏细辛注射液、A13 为阴性对照（即不含蛋白质的 PBS 溶液）

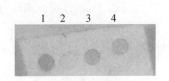

1　2　3　4

图 10-16　PVDF 膜滤过法检查中药注射液中的蛋白质

1 为清开灵注射液、2 为丹参注射液、3 为双黄连注射液、4 为灯盏细辛注射液，滤过体积 5ml

量的蛋白质很难检出，而 20μg 蛋白质足以引发免疫反应（如乙肝疫苗的一次成人免疫剂量为 20μg [21]）。据此推测，《中国药典》对中药注射剂蛋白质类杂质检查的限量偏高。

由于中药注射剂普遍具有较深颜色，且可能含有分子量和理化性质差别较大的多种微量蛋白质，因此单纯的比色法以及色谱、质谱等仪器检测也不便于使用。本研究采用 PVDF 膜对蛋白质有较强的吸附力和考马斯亮蓝对蛋白质选择性染色的特点建立了两种微量蛋白质检查方法，一种为浸泡吸附法，一种滤过吸附法。由于吸附在 PVDF 膜上的蛋白质能耐受多种不同极性溶液的洗涤，可以将非特异性吸附的有色物洗除，然后再进行考马斯亮蓝染色。根据此原理建立的检查方法具有较强的抗干扰能力，此现象已获文献证实 [1]。

对于本研究建立的蛋白质吸附检查法，浸泡吸附法的检查限较高且耗时较长，需要的样品也较多，膜片染色后的对比度较差，不便于平行操作和结果比对；相比之下，滤过吸附法在检查微量蛋白质方面具有较明显的优势，我们也曾利用滤过吸附法建立了灵敏度较高的缩合鞣质检查方法 [22]，但主要的缺点是需要一个直径为 2mm 左右的小孔滤器。此外，我们还探索了使用其他常用蛋白质吸附膜如硝酸纤维素膜（NC 膜）的可行性，但 NC 膜机械强度差，不耐有机溶剂，因此不适合用来检查中药注射剂中的微量蛋白质（数据未提供在本章中）。

由于中药注射剂的原料多采用"醇水法"制备 [23]，本研究以 BSA 考察了蛋白质在不同浓度乙醇中的溶解度，发现 70% 以上乙醇中蛋白质溶解度较小，但仍能够溶解 20 ~ 50μg/ml。但以此为原料制备中药注射剂，其所含的蛋白质不易被《中国药典》方法检查，而滤过吸附法却能很容易检查出此浓度下的蛋白质。用 PVDF 膜滤过吸附法也可以检查到某些上市中药注射剂存在一定量的蛋白质，而《中国药典》方法则很难检查出。

综上所述，PVDF 膜滤过吸附法在检查中药注射剂微量蛋白质方面具有检查限低（甚至低于 15ng/ml），抗干扰能力强的特点，具有较强的实用性。

10.5　蛋白质检查的方法复核

笔者所在课题组前期利用 PVDF 膜能够特异性吸附蛋白质的特性，将定量注射剂通过特制的孔径为 2mm 的抽滤装置，使注射剂中的微量蛋白质富集到一点，然后用有机溶剂除去杂色，最后使用考马斯亮蓝染色，通过颜色深浅判断蛋白质含量范围。本次实验用去大分子后的 3K、10K、30K 分子筛滤液对此方法进行验证。

10.5.1　仪器与材料

（1）主要仪器

孔径 2mm 的抽滤装置，自制；MilliPore 超纯水系统，美国 MilliPore 公司。

（2）主要试剂

二甲基亚砜（AR）、甲醇（AR）、冰醋酸（AR），天津市风船化学试剂科技有限公司；生理盐水，昆明市南疆制药厂；考马斯亮蓝，上海源叶生物科技有限公司；清开灵注射液，吉安益盛药业股份有限公司，批号 1003272；双黄连注射液，哈尔滨珍宝制药有限公司，批号 20100324；丹参注射液，四川升和制药有限公司，批号 1005104；灯盏细辛注射液，云南生物谷药业有限公司，批号 20130533。

10.5.2　方法

（1）试剂配制

0.25% 考马斯亮蓝（R-250）染色液配制：称取 0.25g 考马斯亮蓝（R-250）于烧杯中，加入 50ml 甲醇、10ml 冰醋酸，摇匀，待完全溶解后用三蒸水定容至 100ml。

脱色液配制：甲醇、水、冰醋酸按照体积 4.5∶4.5∶1 的比例配制脱色液。

（2）蛋白质检查

笔者所在课题组前期建立方法：将样品点样、浸泡或过滤截留方式把蛋白质富集吸附在膜上然后在脱色摇床上用不同极性的溶剂洗涤蛋白质吸附膜；去除膜上沾染的有色成分，用脱色液（甲醇∶水∶冰醋酸 = 4.5∶4.5∶1）10ml 洗脱 3 次，每次 5min，脱去背景色；浸入 0.25% 考马斯亮蓝染色液中染色 5min，膜上吸附有蛋白质的地方会显示稳定的蓝色；与标准蛋白（BSA）对照，确定含量范围并记录。

方法验证：剪取一定大小的 PVDF 膜，甲醇浸透，抽取 1ml 的各注射剂以及 3K、10K、30K 分子筛滤液，抽滤，晾干后拍照；用脱色液漂洗至无色，晾干拍照；在 2.5% 的考马斯亮蓝溶液中染色 10min，用脱色液脱色至非点样区无明显颜色，拍照。对比颜色深浅。

10.5.3　结果

由图 10-17 可见，加样后，四种注射液的各浓度点在图上均留下颜色点，其中灯盏细辛注射液的 10K、3K 滤液点不清晰。在 DMSO 脱色后，所有斑点均无颜色，表明干扰的杂色已经脱去；考马斯亮蓝染色后，经 PVDF 膜吸附染色后，四种注射液各梯度染色点的染色程度有所不同。其中清开灵注射液的各点颜色明显，且原液点最明显；30K、10K 滤液与原液相比颜色稍浅，两者之间颜色差别不大。3K 滤液几乎无颜色。双黄连原液点颜色可容易观察到，其 30K、10K 滤液点几乎无颜色，3K 滤液点颜色最深（具体原因尚不清楚）。丹参注射液各点均无明显颜色。灯盏细辛注射液除原液点可观察到轻微颜色外其他点均无颜色。原液点颜色最深的是清开灵注射液，然后依次是双黄连注射液、灯盏细辛注射液，以及丹参注射液。

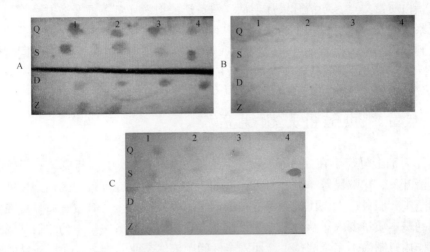

图 10-17 注射剂蛋白质检查图片

A. 样品抽滤后风干图，B. 脱色后图，C. 染色后图片，图片均灰度处理。图中 1、2、3、4 分别代表各注射液的原液以及 30K、10K、3K 分子筛滤液；Q、S、D、Z 分别代表清开灵注射液、双黄连注射液、丹参注射液、灯盏细辛注射液

10.5.4 讨论

本实验用课题组建立的"PVDF 膜吸附染色法"检查中药注射剂中的微量蛋白，此方法利用了 PVDF 膜能够特异性吸附蛋白质的原理，将中药注射剂中的蛋白质富集到一个点上，然后进行检查，将中药注射剂中的蛋白质含量精确到了 12ng，很大程度提高了蛋白质检查的灵敏度。所以本实验利用分子筛能够去除一定分子量的大分子物质的功能，使用了 30K、10K、3K 分子筛离心过滤后的去大分子液和中药注射剂原液对本方法进行对比验证，观察本方法的实用性。

实验中采用了自制的 2mm 孔径的抽滤装置，能够使蛋白质更好地富集到一片小区域上，更容易检查；实验中提前用一定比例的甲醇和水将膜润湿，使其不易扩散；除色时按照非点样区无色时停止脱色，这可以更好地反映出不同分子筛滤液中蛋白质含量。

从结果中发现清开灵注射剂、双黄连注射剂、灯盏细辛注射剂的原液点均可观察到颜色，其中 30K、10K、3K 滤液的颜色逐渐变浅反映出经分子筛处理后中药注射剂中的蛋白质含量减少，但是双黄连注射剂 3K 滤液点没有变浅反而加深，具体原因尚不清楚。结果中可以发现 PVDF 膜吸附染色法很难检查到经 3K 分子筛处理后的注射液中的蛋白质，一方面说明此方法检查范围应该就在此附近，另一方面也表明经 3K 分子筛处理后中药注射剂中的蛋白质已经极大幅度地减少。

10.5.5 简评

在实验中仅仅使用了 1ml 注射液以及各分子筛滤液, 在经过富集后依然能够经过染色显示出蛋白质富集点, 如清开灵注射液、双黄连注射液、灯盏细辛注射液等的原液点均有可被观察到的染色点, 说明中药注射剂中有蛋白质的存在, 部分去大分子后的注射液有能被观察到颜色的点, 但颜色点较原液浅, 说明分子筛可有效去除蛋白质, 同时也验证了 PVDF 膜吸附染色法可有效检查注射剂中微量蛋白质。

10.6 缩合鞣质检查方法建立 [24]

中药注射剂最早产生在 20 世纪 40 年代 [14], 2010 年版《中国药典》一部就收录有灯盏细辛、清开灵、止喘灵等单方和复方注射剂。中药注射剂在推进中药剂型发展, 拓展中药的应用范围, 服务广大人民健康等方面的确功不可没。安全、有效、质量可控依然是中药注射剂的基本质量要求。从技术上来讲, 业界大体上已经解决了中药注射剂的有效性问题（尽管作用机制尚不完全清楚）, 而安全性问题依然是业界难题, 受到各界关注 [2, 15]。

中药注射剂大多为植物提取物, 在原料提取过程中会带来多种植物大分子杂质, 如蛋白质、鞣质等。鞣质是常见的中药注射剂致痛物质 [25], 由于能与蛋白质结合, 存在抗原增强作用。鞣质的种类较多, 鞣质的单体有鞣酸、没食子酸等小分子, 也有不同缩合程度的鞣质大分子聚合物。部分水溶性小分子鞣质属于中药的活性成分, 如柯里拉京 [26] 和儿茶素 [27]。鞣质不稳定, 容易氧化、聚合形成缩合鞣质, 导致变色, 甚至产生沉淀。缩合鞣质因分子量较大很难吸收, 不属于中药注射剂的活性成分 [28, 29], 反而还会导致不良反应 [3], 是影响中药注射剂质量的主要物质之一, 有必要从严控制缩合鞣质含量。由于中药注射剂中可存在多种鞣质, 缩合程度不同分子量也不同, 很难用 HPLC 和（或）质谱等仪器分析方法进行检查。因此 2010 年版《中国药典》一部采用容量法进行中药注射剂鞣质检查 [20]。本研究根据缩合鞣质与蛋白质高强度亲和的特点试图建立灵敏度更高的检查方法, 同时具有较强的抗干扰能力。

10.6.1 材料与方法

（1）材料

凝胶成像系统 ChemiDoc RX 为美国 Bio-Rad 公司产品, AB204-S 电子分析天平为 Mettler-Toledo 公司产品, Centrifuge 5415D 高速离心机为德国 Eppendorf 公司产品, UV-1600 型紫外 - 可见分光光度计为北京瑞利分析仪器公司产品, TECAN 多功能酶标仪为奥地利 TECAN 公司产品。

PVDF 膜（聚偏二氟乙烯膜, 孔径 0.22μm）为美国 MilliPore 公司产品, 硝酸纤维素膜为美国 Pall 公司产品, 孔径 0.45 μm。BSA（牛血清白蛋白组分 V）购自北京鼎国生物技术有限责任公司。其他试剂为国产分析纯。所用的水为 MilliPore 超纯水系统制得, 符合三蒸水标准。

清开灵注射液（批号1003272）、丹参注射液（批号1005104）、双黄连注射液（批号20100324）和灯盏细辛注射液（批号20090830），均从市场购得。

（2）蛋白质包被 PVDF 膜的制备

将 PVDF 膜用甲醇浸湿后，置于 10% 的蛋清溶液浸泡 2h 以上，风干备用。10% 的蛋清溶液用生理盐水稀释市售鸡蛋蛋清制得。

（3）鞣质的检查

样品溶液以点样或滤过截留方式与蛋白质包被 PVDF 膜进行接触，另用一张普通 PVDF 膜平行操作作为对照，用有机溶剂洗涤蛋白质包被膜，以普通 PVDF 膜基本无色为限，洗涤后风干，用凝胶成像系统扫描膜片，观察斑点的颜色深浅，判断中药注射剂中的鞣质。

点样方式是将样品溶液直接点在膜上，滤过截留方式是将膜安装在一孔径为 2mm 的滤器上将样品溶液进行负压过滤，缓慢通过 PVDF 膜。

10.6.2　结果

（1）采用点样和滤过截留方式分别确定本法对缩合鞣质的检查限

将氧化缩合的焦性没食子酸（吸光度 $A_{410} > 3.0$），配制梯度浓度，以不同方式与 PVDF 膜接触，检查结果见图 10-18 和图 10-19。图 10-18 可见 B 处 1 ~ 3 斑点明显，提示点样方式的检查限约为 2mg/ml。图 10-19 可见 1 ~ 4 斑点明显，表明滤过截留法的检查限量约为 0.07mg/ml。

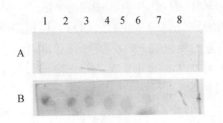

图 10-18　蛋白质包被 PVDF 膜以点样方式确定鞣质检查限

A 为在普通 PVDF 膜上点不同浓度鞣质溶液被甲醇洗涤后的结果；B 为采用经 10% 蛋清溶液包被 PVDF 膜点样洗涤后的图片；点 1 ~ 8 的焦性没食子酸含量分别为 20.00、6.67、2.22、0.74、0.25、0.08、0.03、0mg/ml；点样量 1μl

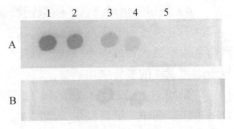

图 10-19　蛋白包被 PVDF 膜用过滤方式确定鞣质检查限

A 为蛋白质包被 PVDF 膜，B 为普通 PVDF 膜；点 1 ~ 5 的鞣质浓度为 2.00、0.67、0.22、0.07、0mg/ml（按焦性没食子酸计），滤过体积为 0.5ml

（2）蛋白质包被 PVDF 膜对缩合鞣质吸附牢固性考察

将 20.0mg/ml 的缩合鞣质（按焦性没食子酸计，$A_{410} > 3.0$）1μl 点到蛋白质包被 PVDF 膜上，风干后用不同配比的 DMSO 甲醇溶液浸泡洗涤过夜，结果见图 10-20。图 10-20 可见缩合鞣质在蛋白质包被 PVDF 膜上形成的斑点稳定，甚至 DMSO 也无法洗除（图 10-20A），但甲醇和 DMSO 能够洗除普通 PVDF 膜上的鞣质斑点（图 10-20B）。

DMSO:甲醇　　　10:0　　8:2　　6:4　　5:5　　4:6　　2:8　　0:10

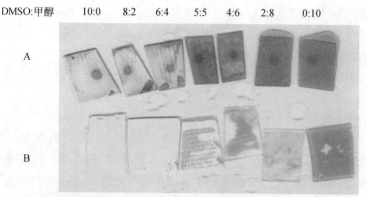

图 10-20　蛋白质包被 PVDF 膜对鞣质吸附牢固性考察

点样的鞣质浓度为 20.00mg/ml（按焦性没食子酸计），点样量 1μl

（3）蛋白质包被 PVDF 膜对野黄芩苷吸附牢固性考察

中药活性成分包含有小分子有色物质，其中酚类成分对蛋白质的亲和力较高。现以黄酮类物质野黄芩苷（scutellarin，纯度 ≥ 95%）为例，考察酸性小分子有色物质对本法的干扰。配制野黄芩苷饱和水溶液，取 1μl 点到普通 PVDF 膜上和蛋白质包被 PVDF 膜上，风干后用甲醇洗涤 3 次，拍片记录洗涤前后膜上斑点的变化，结果见图 10-21。图 10-21 可见，甲醇洗涤前普通膜和蛋白质包被膜均可见一有色斑点，洗涤后斑点均消失。表明蛋白质包被 PVDF 膜对小分子有色物质的亲和能力差，能被有机溶剂洗除。

（4）蛋白质包被 PVDF 膜吸附法检查四种中药注射剂中的残留缩合鞣质

取清开灵注射液、双黄连注射液、丹参注射液和灯盏细辛注射液适量，通过冷冻干燥制备其浓缩液。将浓缩不同比例的样品 1μl 点到蛋白质包被 PVDF 膜和普通 PVDF 膜上，风干后将点样的膜分别用甲醇洗涤数次，直到普通 PVDF 膜几乎无色停止洗涤，风干后拍片，结果如图 10-22 所示。图 10-22 表明，不对注射剂进行浓缩，本法的点样方式很难检查上市注射剂中的缩合鞣质，经浓缩后可见丹参注射液的斑点最深，表明丹参注射液含有较多的缩合鞣质。

	洗涤前	洗涤后
A		
B		

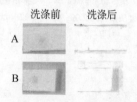

1　2　3　4

浓缩1倍
浓缩2倍
浓缩5倍
浓缩10倍

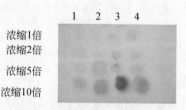

图 10-21　蛋白质包被 PVDF 膜对野黄芩苷吸附牢固性考察

A 为将饱和浓度的野黄芩苷水溶液点在普通 PVDF 膜上，经甲醇洗涤前后的斑点图；B 为将饱和浓度的野黄芩苷水溶液点在蛋白质包被 PVDF 膜上，经甲醇洗涤前后的斑点图；点样量 1μl

图 10-22　蛋白质包被 PVDF 膜以点样方式检查四种中药注射剂中的缩合鞣质

1、2、3、4 分别为清开灵注射液、双黄连注射液、丹参注射液和灯盏细辛注射液的斑点另取四种注射液 0.5ml 直接通过蛋白质包被 PVDF 膜，以过滤截留的方式检查缩合鞣质含量。吸附样品后的蛋白质包被 PVDF 膜经甲醇多次洗涤后风干拍片，结果如图 10-23 所示。图 10-23 表明丹参注射液中的缩合鞣质含量较高，与点方式检查结果一致。

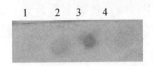

图 10-23　以过滤截留方式检查四种中药注射剂鞣质

1、2、3、4 分别为清开灵注射液、双黄连注射液、丹参注射液和为灯盏细辛注射液的斑点，滤过量 0.5ml

10.6.3　讨论

鞣质是植物中常见的酚性物质，具有较强的还原性，易氧化缩合形成大分子。鞣质还容易与蛋白质进行结合形成难溶性沉淀。2000 年版《中国药典》开始对中药注射剂中的鞣质均进行了检查，采用的方法是中性 1% 蛋清自然沉淀法和（或）酸性明胶自然沉淀法。报道称[30]，酸性明胶沉淀法的灵敏度高于蛋清沉淀法，鞣质被 1% 蛋清沉淀的限量约为 0.1mg/ml（终浓度，以鞣酸计），按照《中国药典》方法还原到样品中的鞣质浓度约为 0.6mg/ml。由于中药注射剂中的鞣质易氧化缩合并形成颜色，本研究以氧化缩合的焦性没食子酸鞣质计，得到《中国药典》方法检查缩合鞣质的限量＞ 6mg/ml（结果略），与按鞣酸计的结果存在一定差异。

由于中药注射剂有颜色，缩合鞣质颜色也较深，与蛋白质形成沉淀后也具有颜色，自然沉淀法不容易观察到阳性结果，而离心沉淀法略好于自然沉淀法。蛋清沉淀法检查限偏高，不利于从严控制中药注射剂中的鞣质。采用蛋白质包被 PVDF 膜以滤过截留方式进行检查，滤过 0.5ml 样品可以检查到 0.07mg/ml 的鞣质，增加滤过体积，检查限有望进一步下降。滤过截留方式不需要对样品进行浓缩，检查较为方便，但需要一小孔径的滤器。由于中药注射剂中小分子物质的颜色能溶于水或有机溶剂，而缩合鞣质与蛋白质结合形成的复合物不溶于水和有机溶剂（甚至不溶于 DMSO），通过多种溶剂洗涤，可以减少甚至去除非鞣质颜色的干扰。根据研究结果，非缩合鞣质属于可能的活性成分[26, 27]，而缩合鞣质则不属于传统意义上的中药注射剂活性成分，因此本法检查的实际上是缩合鞣质，非缩合鞣质对本法干扰较小。因为非缩合鞣质颜色较浅甚至无色，并且容易被有机溶剂洗除。

PVDF 膜对蛋白质有较高的亲和力，此性质已经广泛用于分子生物学蛋白质研究，我们也利用此特性成功用于中药注射剂微量蛋白质的检查[1]。本研究在此基础上，再次利用蛋白质对鞣质的高强度亲和作用，采用滤过截留方式将中药注射剂中的鞣质富集到蛋白质包被 PVDF 膜上，增加了检查的灵敏度。本法的建立有望为推动中药注射剂质量标准的提高提供技术参考。

10.7 缩合鞣质检查的方法复核

笔者所在课题组前期利用蛋白质能与鞣质特异性结合的原理，将注射剂通过用蛋白包被后 PVDF 膜，鞣质将结合在膜上，用有机溶剂脱色后比较颜色深浅，进而比较鞣质多少，本次实验用去大分子的 3K、10K、30K 分子筛的滤液对此方法进行对比验证。

10.7.1 材料

（1）主要仪器

孔径 2mm 的抽滤装置，自制；MilliPore 超纯水系统，美国 MilliPore 公司。

（2）主要试剂

二甲基亚砜（AR）、甲醇（AR）、冰醋酸（AR），天津市风船化学试剂科技有限公司；生理盐水，昆明市南疆制药厂；清开灵注射液，吉安益盛药业股份有限公司，批号 1003272；双黄连注射液，哈尔滨珍宝制药有限公司，批号 20100324；丹参注射液，四川升和制药有限公司，批号 1005104；灯盏细辛注射液，云南生物谷药业有限公司，批号 20130533；鸡蛋，市场购买。

10.7.2 方法

（1）试剂配制

从鲜鸡蛋中抽取蛋清 10ml 于安瓿中，加入 50ml 生理盐水，缓慢摇匀，定容至 100ml。甲醇、水、冰醋酸按照体积 4.5：4.5：1 的比例配制脱色液。

（2）鞣质检查

笔者所在课题组前期方法：先制备蛋白质包被的 NC 膜或 PVDF 膜；将中药注射剂以点样、浸泡等方式把鞣质吸附到蛋白质包被的膜上；用不同极性的溶液洗膜，用未包被蛋白质的膜作为对照，以对照膜的颜色明显降低或消失作为洗涤限度，然后与标准鞣质进行对比，根据颜色的深浅判断当中的鞣质含量。

方法验证：剪取一定大小的 PVDF 膜，甲醇浸透，浸泡在 10% 的蛋清溶液中 30min，晾干，抽取 1ml 的各注射剂以及 3K、10K、30K 滤液，抽滤，用 DMSO 漂洗，晾干，拍照。另取一组不用蛋清包被作为对照。

10.7.3 结果

鞣质检查结果见图 10-24，各注射液各点的颜色深浅不同，其中丹参注射液颜色最明显，然后依次是灯盏细辛注射液、双黄连注射液、清开灵注射液，其中清开灵注射液各点颜色几乎无法观察到，双黄连注射液只有原液点可以观察到颜色，灯盏细辛注射液中原液点、30K、10K 滤液点颜色可观察到，且原液点颜色最深，10K 滤液点颜色最浅，丹参注射液各点颜色均可观察到，且颜色按照原液点、30K 滤液点、10K 滤液点、3K 滤液点依次变浅。

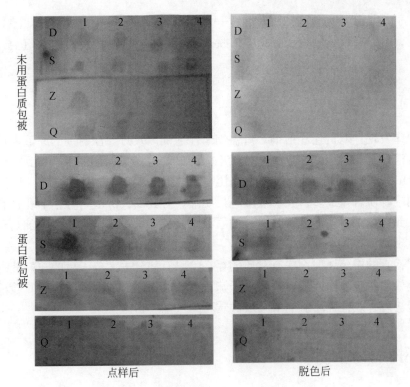

图 10-24　四种中药注射液鞣质检查结果

图中 1、2、3、4 分别代表各注射液的原液以及 30K、10K、3K 分子筛滤液；Q、SHL、DS、DZ 分别代表清开灵注射液、双黄连注射液、丹参注射液、灯盏细辛注射液；图片均灰度处理

10.7.4　讨论

本实验是用课题组建立的"蛋白包被 PVDF 膜吸附法"检查中药注射剂中的微量鞣质，并用分子筛处理液验证。此方法利用了 PVDF 膜能够特异性吸附蛋白质的原理，用蛋清溶液将 PVDF 包被，然后利用鞣质能与蛋白质特异性结合的原理，将鞣质富集到包被后的膜上，脱色后对其检查，此法将中药注射剂中的鞣质含量精确到了 0.07mg/ml，检查限低于 2010 版《中国药典》。所以本次试验利用分子筛能够去除一定分子量的大分子物质的功能，使用了 30K、10K、3K 分子筛离心过滤后的去大分子液和中药注射剂原液对本方法进行对比验证，观察本方法的实用性。

实验中采用使用蛋清包被和不包被两种方法对比试验，这可以客观地反映出蛋白质包被是此方法的重要条件。从结果中可知随着分子筛孔径越来越小其滤液中所含鞣质越来越少。其中丹参注射液所在各点颜色最深，这与丹参中含有大量鞣质相符；清开灵注射液的各分子筛滤液点颜色几乎都不可观察到，可能跟其配方中采用矿物药、动物药有关。另外，除丹参注射液外，其他三种注射液只有原液和 30K 滤液可观察到颜色点，这说明本方法检查限在这个范围，也说明 30K 分子筛已经可以有效地去除注射剂中大部分鞣质。另外蛋清包被后其质地变脆变硬，且实验中因为用 DMSO 脱色，如果 PVDF 膜过大很容易碎裂，所以不同注射剂是分开实验，拍照时间有一定间隔，所以亮度等方面有一定差异。另外在检查鞣质时，经DMSO脱色晾干应立即拍照，否则随着时间的变化其斑点颜色会越来越浅，难以分辨。

10.7.5　简评

从结果中发现，双黄连注射剂、灯盏细辛注射剂以及丹参注射剂的原液点均可观察到明显颜色，清开灵注射剂原液点颜色虽然不太明显，但仔细观察也可观察到。说明用蛋白质包被PVDF膜法检查中药注射剂的鞣质比《中国药典》提供方法更精确。从结果中发现，丹参注射剂中鞣质含量最多，其斑点颜色最明显，且其颜色深浅与分子筛孔径有关，分子筛孔径越大颜色越深，不经分子筛滤过的原液点颜色最深；灯盏细辛注射剂与双黄连注射剂也有类似现象。

这说明检查的中药注射剂中有鞣质的存在，只有部分去大分子后的注射液有能被观察到颜色的点，但颜色较原液浅，说明分子筛可有效去除注射剂中鞣质，同时验证了蛋白质包被膜吸附法可有效检查注射剂中微量鞣质。

10.8　树脂检查 [31]

四种上市中药注射剂（清开灵注射液、双黄连注射液、丹参注射液和灯盏细辛注射液）用3K、10K、30K分子筛10倍富集大分子物质，参照《中国药典》方法：取5ml大分子富集液用氯仿萃取挥发干，冰醋酸复溶后加入三蒸水混合30min后再3000rpm，离心10min，通过观察有无沉淀判定树脂检查阳性和阴性，并加以优化，来检查中药注射剂中的树脂。

10.8.1　材料

（1）主要仪器

智能数显恒温水浴锅（HH-4），巩义予华仪器有限责任公司；Centrifuge5415D高速离心机，德国Eppendorf公司；Milli-Q超纯水机，美国Millipore公司。

（2）主要试剂

盐酸（AR）、冰醋酸（AR），天津市风船化学试剂科技有限公司；清开灵注射液，吉安益盛药业股份有限公司，批号1003272；双黄连注射液，哈尔滨珍宝制药有限公司，批号20100324；丹参注射液，四川升和制药有限公司，批号1005104；灯盏细辛注射液，云南生物谷药业有限公司，批号20130533。

（3）富含大分子注射液制备

将上述四种中药注射液10ml，分别加入到截留大分子物质的3K、10K、30K分子筛超滤管中，配平，4℃、3000rpm离心，上层即为富含大分子液，同时下层为去大分子液。操作过程按照无菌操作原则，样品保存在 –40℃冰箱中。

10.8.2 方法

树脂检查方法参照 2010 年版《中国药典》，并稍作调整。

（1）四种中药注射剂原液的树脂检查

取上述四种注射液各 5ml，加盐酸一滴，放置 30min，观察是否有沉淀析出；如有沉淀析出，另取注射液 5ml，加 10ml 氯仿振摇萃取，取氯仿萃取液，挥干，残渣加 2ml 冰醋酸溶解，加 3ml 三蒸水，放置 30min 观察底部是否有沉淀；随后再进行离心观察（3000rpm，10min）；如果可见沉淀则检查阳性。

（2）四种注射液大分子富集液沉淀检查

取上述各注射剂大分子富集液 5ml，3000rpm 离心 10min 观察底部是否有沉淀。如有沉淀，取上层清液检查；如无沉淀即直接用于检查。

（3）四种注射液大分子富集液树脂检查

取不含沉淀的各大分子富集液 5ml，加盐酸一滴，放置 30min，观察是否有沉淀析出；如有沉淀析出，另取富含大分子注射液 5ml，加 10ml 氯仿萃取挥发干，残渣加 2ml 冰醋酸溶解，加 3ml 三蒸水后放置 30min，3000rpm 离心 10min，观察底部是否有沉淀；如果可见沉淀则检查阳性。随后用除菌超滤膜（孔径 2.2μm，直径 7.5mm）截留沉淀，用 2ml 40% 冰醋酸溶液洗涤后再拍片观察。

10.8.3 结果

（1）四种中药注射剂原液树脂检查

四种注射剂原液滴加盐酸后，均有沉淀生成，其中清开灵注射液、丹参注射液沉淀最明显，灯盏细辛注射剂沉淀最少。经氯仿萃取、冰醋酸溶液溶解静置后，四种中药注射剂原液均未见沉淀，离心后观察也未见沉淀（表 10-2 和图 10-25），因此树脂检查阴性。

表 10-2　《中国药典》方法检查四种中药注射剂中的树脂结果

	盐酸	离心前检查[*]	离心后检查
清开灵注射剂原液	++	−	−
双黄连注射剂原液	++	−	−
丹参注射液原液	++	−	−
灯盏细辛注射剂原液	+	−	−

+ 表示有沉淀；++ 表示有明显沉淀；− 表示肉眼未见沉淀；* 即《中国药典》方法。

（2）大分子富集注射液树脂检查

四种中药注射剂的大分子富集液经离心后，均无沉淀生成。加盐酸后产生沉淀（图 10-26A），其中清开灵注射液以及双黄连注射液的大分子富集液沉淀最为明显，且 3K 分子筛富集液的沉淀比 10K、30K 分子筛富集液多。用氯仿、冰醋酸等试剂处理后，3K 分子筛富集液较 10K、30K 分子筛富集液的颜色略深（图 10-26B）。大多数富含大分子注射液经氯仿、冰醋酸等试剂处理并离心后可见明显沉淀（树脂检查阳性，表 10-3 和图 10-27）[①]。经除菌超滤膜截留后，大多富含大分子注射液也可见有色沉淀（图 10-28），其颜色可能是沉淀吸附有色物质所致。

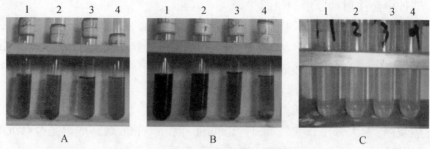

图 10-25　四种注射剂原液的树脂检查

A 为原液对照，B 为四种注射剂原液加入盐酸后的反应（出现沉淀），C 为四种注射剂原液用氯仿、冰醋酸以及离心处理后未见沉底；图中 1、2、3、4 分别代表清开灵注射液、双黄连注射液、丹参注射液和灯盏细辛注射液

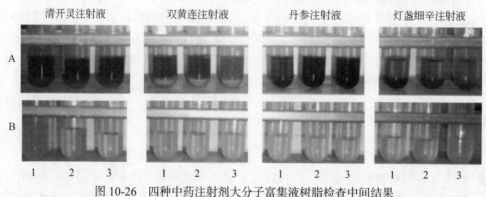

图 10-26　四种中药注射剂大分子富集液树脂检查中间结果

A 为四种中药注射剂大分子富集液加入盐酸后出现沉淀的结果，B 为四种中药注射剂大分子富集液用氯仿、冰醋酸等处理后未离心的结果（未见沉淀）；1 ～ 3 分别为 3K、10K、30K 分子筛获得的富集液

表 10-3　四种中药注射剂富含大分子注射液树脂检查结果

		未离心观察	离心观察	超滤膜截留后观察
清开灵注射液	3K	−	++	++
	10K	−	+	+
	30K	−	+	+
双黄连注射液	3K	−	++	++
	10K	−	+	+
	30K	−	−	−
丹参注射液	3K	−	+	+
	10K	−	−	−
	30K	−	−	−

①扫描封底二维码，在"多媒体"中见彩色图 10-25 ~ 图 10-28、图 10-36、图 10-37。

续表

		未离心观察	离心观察	超滤膜截留后观察
	3K	–	–	–
灯盏细辛注射液	10K	–	–	–
	30K	–	–	–

+表示有沉淀，++表示有明显沉淀；–表示肉眼未见沉淀。

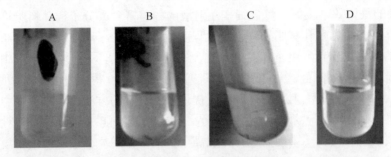

图 10-27 各注射液 3K 分子筛富集液用氯仿、冰醋酸等处理离心后图

离心后观察，清开灵注射液、双黄连注射液和丹参注射液的富含大分子液可见沉淀（检查阳性），而灯盏细辛注射液的 3K 分子集液检查阴性。A、B、C、D 依次为清开灵注射液、双黄连注射、丹参注射、灯盏细辛注射液的 3K 分子筛富集液用氯仿、冰醋酸处理离心后结果。实际上四支试管内的液体颜色均较浅，为了方便观察沉淀，图中进行了不同程度的对比度调整

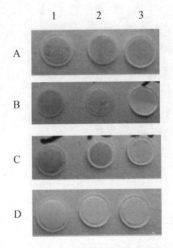

图 10-28 各富含大分子注射液树脂检查后沉淀滤过后结果

A、B、C、D 分别代表清开灵注射液、双黄连注射液、丹参注射液以及灯盏细辛注射液；1、2、3 分别为经 3K、10K、30K 分子筛富集液（富含大分子注射液）

10.8.4 讨论

本实验是为了建立一种比《中国药典》提供的更灵敏的树脂检查方法，这对中药注射剂中树脂的检出有一定提高，同时为提高中药注射剂中大分子物质检出率提供一定依据。

实验中用不同孔径（3K、10K、30K）的分子筛对注射剂样品进行了 10：1 的离心分离，

这使中药注射剂中的树脂大部分富集在了分子筛的上层液中，更利于树脂的检查；另外实验中对反应后的样品进行了离心，能够让产生的絮状沉淀积聚在试管底部，更容易观察，同时也排除了注射剂本身残留颜色对结果的影响；最后采用了水溶性除菌超滤膜对反应后的样品进行过滤，使所有的沉淀物质都截留在了滤膜上，使沉淀现象更容易观察，结果更明显。

结果显示清开灵注射液、双黄连注射液和丹参注射液的 3K、10K、30K 分子筛富集液阳性结果依次减弱甚至变为阴性，这说明中药注射剂中的树脂分子量集中在 3K 附近，以 3K 分子筛的截留效果较好。灯盏细辛注射液的各组富含大分子样品树脂检查均阴性，很可能与其在制备时用大孔树脂处理，极大程度地去除大分子物质（包括树脂）有关，因为我们以前的研究发现其蛋白质和缩合鞣质含量也是较少的。把中药注射剂中的大分子物质（包括树脂）富集后进行检查并配合离心观察，检查灵敏度得到显著提高，明显高于《中国药典》方法，这为中药注射剂的树脂检查提供了更灵敏的方法。在本研究中，大分子的富集是按 10 ：1 比例进行的，检查用体积为 5ml；由于未能找到合适树脂对照品，因此尚无法推断我们的方法比《中国药典》方法高多少倍，很明显，通过调整富集比和样品体积可以方便地对检查灵敏度进行调整而用于具体中药注射剂的树脂检查。

10.8.5　简评

四种中药注射剂（清开灵注射液、双黄连注射液、丹参注射液以及灯盏细辛注射液）原液直接用《中国药典》方法进行树脂检查，结果阴性，表明该四种上市中药注射剂是符合《中国药典》规定的。但用不同孔径分子筛富集大分子物质后，部分大分子富集液出现阳性反应；值得注意的是，如果未进行离心很难观察到阳性现象，因此离心观察是树脂检查方法改进的关键。大分子富集液树脂检查结果表明，除灯盏细辛注射液未观察到阳性反应外，其他三种中药注射剂的 3K 分子筛富集液均阳性，说明用中药注射剂的大分子富集液才能检查到这三种注射剂中的树脂。

10.9　多糖检测

通过查阅资料得知、苯胺蓝能与多糖反应产生一定的颜色变化，在经过预实验发现，苯胺蓝与葡萄糖、蔗糖等单糖或双糖不发生反应；与黄芪多糖、羧甲基纤维素钠等多糖发生反应，所以将此原理用来检查注射剂中多糖，并用经不同孔径分子筛过滤的注射液滤液来进行验证。

10.9.1　材料

（1）主要仪器
TECAN 多功能酶标仪，奥地利 TECAN 公司。

（2）主要试剂

醋酸钠、磷酸二氢钾、磷酸氢二钾，天津化学试剂三厂；冰醋酸（AR），天津市风船化学试剂科技有限公司；苯胺蓝（AB）、灵芝多糖，上海源叶生物科技有限公司；牛血清蛋白组分Ⅴ（BSA），北京鼎国生物科技有限公司；清开灵注射液，吉安益盛药业股份有限公司，批号1003272；双黄连注射液，哈尔滨珍宝制药有限公司，批号20100324；丹参注射液，四川升和制药有限公司，批号1005104；灯盏细辛注射液，云南生物谷药业有限公司，批号20130533。

10.9.2 方法

（1）去大分子中药注射液制备方法

去大分子中药注射液为笔者所在课题组前期制得，具体方法如下：将上述四个品种的中药注射液倒入能截留大分子物质的3K、10K、30K分子筛超滤管中，每次10ml，配平后在4℃ 3000rpm离心，所得上层为富含大分子注射液，下层为去大分子注射液。无菌造作，样品保存于−40℃冰箱中。

（2）试剂配制

配制pH = 3.6、4.5、6的醋酸-醋酸钠缓冲溶液，以及pH = 8的磷酸缓冲溶液。将苯胺蓝、灵芝多糖（多糖）、BSA（蛋白质）、焦性没食子酸（鞣质）配制成1mg/ml。

（3）苯胺蓝最佳反应pH的确定

分别在pH为3.6、4.5、6、7、8的情况下，全波长扫描浓度为0.1mg/ml苯胺蓝溶液的最大吸收波长λ_{max}，观察pH对其λ_{max}的影响，确定苯胺蓝最佳反应pH。

（4）苯胺蓝最佳反应浓度的确定

将1mg/ml的苯胺蓝稀释成30、60、120、250、500μg/ml。用酶标仪在400～800nm之间全波长扫描，观察不同浓度苯胺蓝的最大OD值，确定最佳反应浓度。

（5）苯胺蓝最佳反应时间的确定

取250μg/ml的苯胺蓝溶液0.15ml与1mg/ml BSA等体积混匀，用酶标仪分别在0、30、60、90、120min进行全波长扫描，观察其最大OD值的变化，确定最佳反应时间。

（6）苯胺蓝与灵芝多糖反应

将1mg/ml灵芝多糖配制成50、100、150、200、250、300μg/ml。等体积与250μg/ml的苯胺蓝溶液反应，1h后抽取50μl点样，在酶标仪下全波长扫描。观察计算苯胺蓝褪色程度与灵芝多糖浓度的关系。

（7）苯胺蓝与牛血清蛋白组分Ⅴ反应

将1mg/ml BSA配制成50、100、150、200、250、300μg/ml。等体积与250 μg/ml的苯胺蓝溶液反应，1h后抽取50μl点样，在酶标仪下全波长扫描。观察计算苯胺蓝褪色程度与BSA浓度的关系。

（8）苯胺蓝与焦性没食子酸反应

将1mg/ml焦性没食子酸配制成500、250、125μg/ml，等体积与250μg/ml的苯胺蓝溶液反应，1h后抽取50μl点样，在酶标仪下全波长扫描。观察计算苯胺蓝褪色程度与焦性没食子酸浓度的关系。将剩余的 1mg/ml 的焦性没食子酸敞口暴露在空气中，至变成微黄色。将其配制成 500、250、125μg/ml 等体积与 250μg/ml 的苯胺蓝溶液反应，1h 后抽取 50μl 点样，在酶标仪下全波长扫描。观察计算苯胺蓝褪色程度与氧化后焦性没食子酸浓度的关系。

（9）苯胺蓝与待测注射剂及其分子筛滤液反应

将待测的中药注射剂及其分子筛滤液根据其本身颜色稀释一定倍数后（清开灵注射液稀释 16 倍，丹参注射液、双黄连注射液稀释 4 倍）等体积与苯胺蓝溶液混合，反应 1h 后抽取 50μl，在酶标仪下全波长扫描。观察计算其褪色程度。

10.9.3　结果

（1）苯胺蓝最佳反应 pH

根据图 10-29 和表 10-4 的结果判定，最佳反应 pH 为 596 nm 附近。

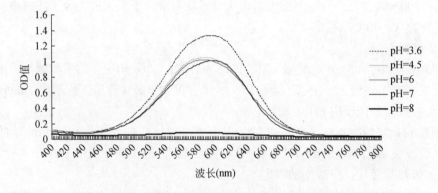

图 10-29　不同 pH 下苯胺蓝的吸收曲线

表 10-4　不同 pH 下苯胺蓝的最大吸收波长

pH	λ_{max}（nm）
3.6	596
4.5	588
6.0	590
7.0	596
8.0	580

由图 10-29 和表 10-4 可见在 pH 为 3.6 ~ 7 时苯胺蓝的吸收曲线随 pH 的变化有一定变化，但 pH 在 4.5 ~ 7 其吸收曲线大多重叠，pH 在 7 以上吸收曲线变化很大；从图 10-29 可见其最大 OD 值的变化也是 pH 在 4.5 ~ 7 趋于平稳的，所以最佳反应 pH 在 4.5 ~ 7；表 10-4 显示不同 pH 条件下对应的最大吸收波长，最大吸收波长 pH 为 4.5 ~ 7 时偏移不大，

为 0～8nm，在 pH=8 时其偏移为 10～16nm，偏移过大。又因为中药注射剂本身 pH 在 4～9，综合各种因素，将反应 pH 定为 7。

（2）苯胺蓝最佳反应浓度

由图 10-30 和图 10-31 可知，在浓度为 500μg/ml 时苯胺蓝的吸收曲线有一定溢出；当浓度为 30μg/ml、60μg/ml 时苯胺蓝的最大 OD 值在 0.5 左右，甚至以下；浓度为 120μg/ml 最大 OD 值在 1～1.5；浓度为 250μg/ml 最大 OD 值在 2～2.5。考虑反应的褪色范围以及仪器量程，将苯胺蓝反应时的最大 OD 值定为 1～1.5 最佳，又因为反应时样品与苯胺蓝是等体积反应，所以苯胺蓝的最佳反应浓度应为 250μg/ml。

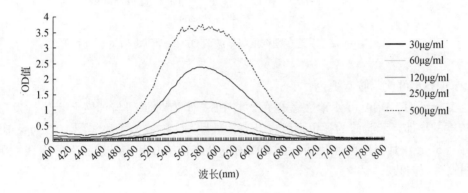

图 10-30　不同浓度苯胺蓝的吸收曲线

（3）苯胺蓝最佳反应时间

从图 10-31 可知随着时间的变化苯胺蓝与蛋白质混合溶液的 OD 值是先减小后平稳的，在 60min 以后曲线接近于平行，去除各种误差，可以认为苯胺蓝与蛋白质的反应在 60min 钟以后趋于平稳，所以将苯胺蓝的最佳反应时间定为 60min。

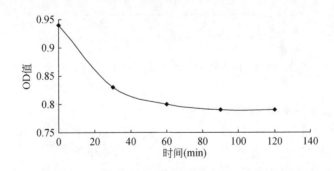

图 10-31　苯胺蓝与蛋白质反应的时间-OD 值变化图

（4）苯胺蓝褪色程度与灵芝多糖浓度呈线性关系

经预实验证明，多糖能使苯胺蓝褪色，现将灵芝多糖作为对照品与苯胺蓝反应，图 10-32 发现随着灵芝多糖浓度的增加，苯胺蓝的褪色程度也升高，且呈一定的线性关系，灵芝多糖浓度每升高 50μg，其与苯胺蓝反应后的 OD 值就会降低约 0.04。虽然具有一定线性关系，但其相关系数偏低。

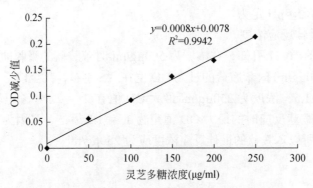

图 10-32　灵芝多糖浓度与苯胺蓝 OD 减少值之间关系

（5）BSA 可使苯胺蓝褪色

经实验证明，BSA 可使苯胺蓝褪色，将 BSA 作为对照品与苯胺蓝反应，发现随着 BSA 浓度的增加，苯胺蓝的褪色程度也升高，且呈一定的线性关系（图 10-33）。BSA 浓度每升高 50μg，其与苯胺蓝反应后的 OD 值就会降低约 0.08。虽然具有一定线性关系，但其相关系数偏低。

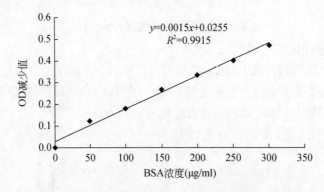

图 10-33　BSA 浓度与苯胺蓝 OD 减少值之间关系

（6）焦性没食子酸不能使苯胺蓝褪色

经实验证明，焦性没食子酸与苯胺蓝溶液混合 1h 后测得的 OD 值与苯胺蓝溶液本身 OD 值没有差异，可判定焦性没食子酸无法使苯胺蓝溶液褪色。

（7）注射剂可使苯胺蓝褪色，褪色程度与所含大分子的量有关

经实验发现，注射剂和其过分子筛液均可使苯胺蓝褪色，且褪色程度与分子筛孔径有关。其中清开灵注射液、丹参注射液、灯盏细辛注射液能使苯胺蓝显著褪色（图 10-34，$P < 0.05$）。灯盏细辛注射液的 3K 分子筛滤液组使苯胺蓝褪色的能力明显小于原液组，差异具有统计学意义（$P < 0.05$）；清开灵注射液和丹参注射液为避免其本身颜色影响进行过稀释，所以数据进行还原后，原液组的 OD 值明显低于 3K 滤液组。另外除清开灵注射液和丹参注射液的 30K 滤液组和 10K 滤液组之间有一定差异外，其他注射剂 30K 滤液

组和 10K 滤液组直接差别不大。

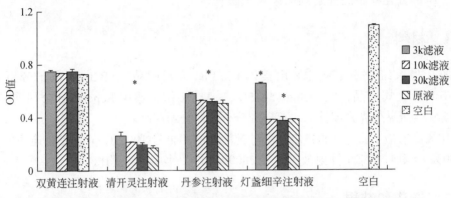

图 10-34　经不同孔径分子筛清开灵注射剂与苯胺蓝反应后与空白对比

其中双黄连、丹参注射液稀释 4 倍，清开灵稀释 16 倍，*$P < 0.05$

10.9.4　讨论

　　实验所选择的四种中药注射剂本身颜色为黄色或深褐色，颜色本身对吸光度有一定影响，所以按照颜色深浅，对其进行了不同倍数的稀释。实验中虽然多糖与 BSA 均可使苯胺蓝褪色，无法精确测出注射剂中多糖准确含量与范围，但灵芝多糖和 BSA 的含量与苯胺蓝褪色之间呈线性关系，可以用此方法来检查注射剂中大分子总量范围。如果同一种注射剂的 3K、10K、30K 分子筛滤液及其原液与苯胺蓝反应后的 OD 值之间的差距越小，说明其中的大分子物质含量越低。这可反映苯胺蓝褪色法在一定程度上还是能够精确地反映出注射剂中的大分子物质的含量，这对中药注射剂中蛋白质、多糖等大分子物质含量控制有很大帮助。另外苯胺蓝褪色程度与灵芝多糖浓度和 BSA 之间有一定线性关系，但不是很强，这很可能与灵芝多糖溶解度小有关，其混悬液与苯胺蓝接触面积不足，导致反应不充分。

10.9.5　简评

　　3K、10K、30K 分子筛滤液与其原液对比，3K 分子筛滤液使苯胺蓝褪色的程度明显比原液低，说明在经分子筛除去大分子物质后，苯胺蓝的褪色程度降低，同时也说明使苯胺蓝褪色的主要物质是注射剂中的大分子物质。中药注射剂中的蛋白质与多糖可以使苯胺蓝溶液褪色，且褪色程度与蛋白质与多糖浓度有一定的线性关系。

10.10　核酸检查

　　中药注射剂的安全性问题多表现为（类）过敏反应，可能含有的蛋白质成分是导致该类问题的重要原因 [2, 3]，而鞣质、核酸、多糖等大分子也可能参与了此类不良反应。

对于由传统方剂上升而来的中药注射剂而言，这些大分子是不能吸收的，均属于杂质的范畴。本部分建立中药注射剂的微量核酸检测方法。

10.10.1 材料

凝胶成像系统 ChemiDoc RX 由美国 Bio-Rad 公司产品，AB204-S 电子分析天平为 Mettler-Toledo 公司产品，Centrifuge 5415D 高速离心机为德国 Eppendorf 公司产品，UV-1600 型紫外 - 可见分光光度计为北京瑞利分析仪器公司产品。

清开灵注射液（批号 1003272）、丹参注射液（批号 1005104）、双黄连注射液（批号 20100324）和灯盏细辛注射液（批号 20090830），均从市场购得。

10.10.2 方法和结果

（1）核酸材料的提取

1）取适量猪肝组织（0.2g）剪碎，加水用电动匀浆机匀浆；

2）将以上匀浆于 5000 g 离心 5min；

3）用基因组 DNA 提取试剂盒（Tiangen，DP304）提取以上沉淀；

4）提取共获得 560μg DNA（$A_{260/280} = 1.98$，$A_{260/230} = 1.10$），计 4ml。

（2）核酸在 75% 乙醇中溶解度

1）取 3ml 核酸提取物（TE 缓冲液溶解），加入无水乙醇 9ml 充分振摇后，随后加 75% 乙醇 20ml 于 50ml 带盖离心管中再次振摇，随后 4℃ 3000rpm 离心 1h；

2）取上清 3ml 15000g 离心 10min；

3）取上清 2ml 加入到适应比色皿中；

4）用 Eppendorf 核酸蛋白定量仪检测，检测前用同一比色皿进行调零处理；

5）经检测 75% 乙醇中的核酸溶解度为 25.5μg/ml（$A = 0.51$，$A_{260/280} = 1.95$，$A_{260/230} = 1.00$）。

（3）核酸在乙醇中的溶解度

1）取 3ml 核酸提取物（TE 缓冲液溶解）风干；

2）加入无水乙醇 2.5ml 充分振摇，12000g 离心 5min，取上清 2ml 到核酸蛋白定量仪检测 A_{260}；

3）在无水乙醇中加入适当的水，使成 95% 乙醇，重复操作 2）；

4）检测结果见表 10-5 和图 10-35。

表 10-5 核酸在乙醇中的溶解曲线

乙醇浓度（%）	100	95	90	85	80	75	70	65	60	55
核酸浓度（μg/ml）	14.9	31.3	38.7	44.5	58.1	70.6	92.7	115.5	137.7	138.6

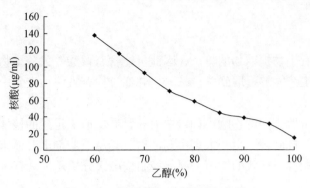

图 10-35　核酸在乙醇中的溶解曲线

（4）中药注射剂中的核酸提取

1）取中药注射剂 2 ml，分 4 次加入到吸附柱 CB3（填充硅胶膜），然后离心，弃液体；

2）吸附完后，加入含乙醇 80%，pH 4.0 的 Tris-HCl 缓冲液 0.5ml 洗涤，共洗涤 3 次，12000g × 0.5min；

3）再 12000 g × 2 min 离心，去除吸附柱中的洗涤液；

4）加入 TE 溶液（Tris-HCl 10 mmol/L，EDTA 25mmol/L，pH 8.0）200μl 放置 3min；

5）12000 g × 2min 离心获得 TE 洗脱液；

6）洗脱液加纯净水 1.8 ml，用 Eppendorf 核酸蛋白定量仪检测，结果参见表 10-6。

表 10-6　四种注射液核酸提取结果

序号	注射液	核酸含量（μg/ml）	$A_{260/280}$	$A_{260/230}$
1	清开灵	2.2	1.38	0.08
2	清开灵	2.1	1.46	0.08
3	双黄连	2.2	1.44	0.08
4	双黄连	1.7	1.55	0.07
5	丹参	1.5	2.34	0.06
6	丹参	1.9	1.68	0.07
7	灯盏细辛	1.9	1.74	0.07
8	灯盏细辛	3.9	1.18	0.14
9	清开灵	1.9	1.66	0.07
10	清开灵	1.8	1.53	0.07
11	双黄连	1.6	1.75	0.06
12	双黄连	1.9	1.54	0.07
13	丹参	1.6	1.75	0.06
14	丹参	1.5	2.12	0.06
15	空白	1.1	3.43	0.04
16	空白	1.1	3.13	0.05

10.10.3 讨论

中药注射剂具有生物提取物的特点，因此可能含有核酸等大分子物质。本研究也证明常用的"水醇法"工艺能够提取到微量核酸，并通过检查方法检查到中药注射剂存在微量的核酸。

尽管核酸在安全性方面的影响不如蛋白质和鞣质，但一定量的核酸可能作为免疫佐剂的形式增强蛋白质的抗原性。由于大多中药注射剂是从口服剂上升而来，推测中药注射剂中的大分子不大可能参与疗效的发挥。因此控制核酸大分子还是具有一定的意义。

10.11 监控中药注射剂颜色性状的方法（等吸光点法）

中药注射剂是一种在中医药理论指导下研制并使用的天然药物制剂形式，在世界上是一种独特的制剂形式。我国的第一支中药注射剂柴胡注射液（暴泼利尔）于20世纪40年代研制成功[32]。此后，研制出多种中药注射剂，目前尚在市场流通使用的品种约132种。根据中药注射剂所含的成分，可以将中药注射剂分为准单体成分注射剂、活性部位注射剂、单方注射剂和复方注射剂等四大类。实际上，绝大多数的中药注射剂含有两种或两种以上的成分或杂质，这是药物分析上的难题。

稳定性是中药注射剂质量的重中之重，然而复杂成分的相互作用往往会导致或加重不稳定性的发生。中药注射剂常含有很多成分，特别是多酚类成分，这些成分很容易氧化聚合变色，并能和蛋白质成分结合形成超分子，继而导致中药注射剂溶液棕色[33-35]。因此，颜色加深可能就意味着中药注射剂的不稳定性变化。换而言之，颜色变深往往提示中药注射剂所含的活性成分已经改变，达不到合格标准。通常，中药注射剂的颜色可以用紫外-可见吸收光谱来确定。当中药注射剂颜色变深时，可见区的吸收值会增加[36]，而紫外区的吸收值会减小。因此，可以推测，在紫外区和可见区之间可能存在一个吸收值不变的点，即等吸光点。这个等吸光点真的存在吗？如果存在，该点能否用作短波长和长波长的区分点，甚至可用来评价中药注射剂的稳定性？本文将对此问题进行探讨。

10.11.1 材料方法

（1）材料

清开灵注射液（批号1003272）、双黄连注射液（批号20100324）、丹参注射液（批号1005104）、灯盏细辛注射液（批号20130533）、红花注射液（批号1031504213）、舒血宁注射液（批号1041611272）等六种中药注射剂购自市场或由药厂赠送，均符合《中国药典》标准。色谱纯甲醇和乙腈购自天地公司。超纯水由Milli-Q制水机制备，符合三蒸水标准。其他试剂为国产分析纯试剂。

酶标仪（Infinite 200 pro）由Tecan集团生产。HPLC系统（型号1100）由美国安捷伦公司生产。色谱柱（4.6mm × 250mm，5μm）由江苏汉邦科技有限公司生产。

（2）中药注射剂稳定性检查

抽取 10 ml 中药注射液加入到一带盖的 15ml 塑料试管中，盖紧。将该塑料试管置于 60℃水浴内恒温 8 周。第 0、1、2、3、4、8 周分别取样 1ml 用于检查。所有样品在分析之前保存于 −40℃冰箱中。

（3）紫外 - 可见光谱测定

取 100μl 样品加入到透紫外的 96 孔板中，加入 100μl 蒸馏水稀释混匀，置于酶标仪中扫描，扫描范围是 230 ~ 800nm，1nm 步进。如果 OD 值溢出，则用蒸馏水两倍稀释一次转移到新孔再次扫描。如此重复，直到紫外 - 可见吸收曲线的最大值介于 1.0 ~ 3.0 为止。将同一注射剂稀释倍数相等的紫外 - 可见吸收光谱曲线置于同一坐标系内，找出其 OD 值不变的点即是等吸光点。根据等吸光点将吸收曲线分为两段，采用梯形法计算这两段吸收曲线下的面积，即等吸光点前曲线下面积（the area under the OD curve before the isosbestic point，AUCB）和等吸光点后曲线下面积（the area under the OD curve after the isosbestic point，AUCA），同时计算 BA 比值（AUCB/AUCA）。

（4）HPLC 指纹图谱

进行 HPLC 指纹图谱检测前将样品进行超滤（孔径 0.22μm）。指纹图谱由安捷伦 HPLC 获得。清开灵注射液、双黄连注射液、丹参注射液、灯盏细辛注射液、红花注射液和舒血宁注射液的色谱条件分别参见文献[37-42]。获得指纹图谱后计算各图谱的指纹峰个数和总峰面积（total area of fingers，TAF）。

10.11.2　结果

（1）中药注射剂的颜色改变

六种中药注射剂的原液颜色均相对较浅，经 60℃加热处理后，颜色发生不同程度的加深，总的来说，加热越久颜色越深（图 10-36）。

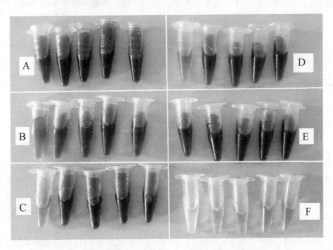

图 10-36　中药注射剂经 60℃加热处理后颜色变深

样品从左至右依次经 60℃加热 0、1、2、3 和 4 周，A 为清开灵注射液，B 为双黄连注射液，C 为丹参注射液，D 为灯盏细辛注射液，E 为红花注射液，F 为舒血宁注射液

（2）中药注射剂的等吸光点

在中药注射剂 60℃加热过程中，中药注射剂的紫外 - 可见吸收光谱会发生明显改变。总的来说，短波长的 OD 值变小，而长波长下的 OD 增大（图 10-37），支持图 10-36 的结果。因此，紫外 - 可见光谱可能就存在一个等吸光点，而该点可将该吸收光谱分成两段，即等吸光点前吸收光谱和等吸光点后吸收光谱。根据图 10-37 中的结果，清开灵注射液（图 10-37A）、双黄连注射液（图 10-37B）、丹参注射液（图 10-37C）、灯盏细辛注射液（图 10-37D）、红花注射液（图 10-37E）和舒血宁注射液（图 10-37F）的等吸光点分别是 346、346、360、380、480 和 380nm。

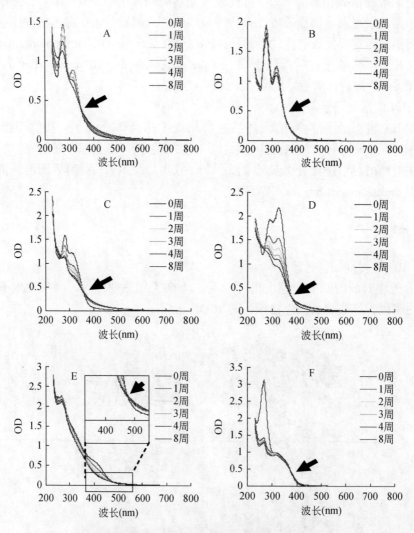

图 10-37　六种中药注射剂的等吸光点

清开灵注射液（A）、双黄连注射液（B）、丹参注射液（C）、灯盏细辛注射液（D）、红花注射液（E）和舒血宁注射液（F）分别稀释 128、128、32、32、32 和 16 倍；它们的等吸光点分别是 346、346、360、380、480 和 380nm。黑色箭头所示为等吸光点位置

（3）等吸光点前后曲线下面积及比值

采用梯形法计算的 AUCB 和 AUCA 参见表 10-7，继而计算所得的 BA 比值也参见表 10-7。表中可见，中药注射剂加热后 AUCB 下降，而 AUCA 是增加的。研究中的六种中药注射剂表现出类似的现象。

表 10-7 等吸光点前（AUCB）后（AUCA）吸收曲线下面积及比值（BA）

中药注射剂	AUCB/A	60℃加热时间（周）						等吸光点（nm）
		0	1	2	3	4	8	
A	$B_{230 \sim 346}$（OD·nm）	108.5628	112.1961	111.3541	107.6304	105.1433	102.4049	346
	$A_{347 \sim 800}$（OD·nm）	16.3730	19.4507*	21.3028*	22.0562*	24.7357*	28.0617*	
	BA 比值	6.63	5.77*	5.23*	4.88*	4.25*	3.65*	
B	$B_{230 \sim 346}$（OD·nm）	135.2573	135.1978	134.7724	130.2216	132.3262	128.4600	346
	$A_{347 \sim 800}$（OD·nm）	13.4108	15.2977*	15.3926*	15.5496*	16.2770*	16.4584*	
	BA 比值	10.09	8.84*	8.76*	8.37*	8.13*	7.81*	
C	$B_{230 \sim 360}$（OD·nm）	154.7835	141.0870	139.4990	133.4301*	124.1192*	124.1454*	360
	$A_{361 \sim 800}$（OD·nm）	15.1600	27.4479*	31.5032*	31.1947*	29.8260*	29.6251*	
	BA 比值	10.21	5.14*	4.43*	4.28*	4.16*	4.19*	
D	$B_{230 \sim 380}$（OD·nm）	232.0789	197.0387*	183.6321*	171.7639*	164.2549*	152.3379*	380
	$A_{381 \sim 800}$（OD·nm）	10.2884	17.2256*	18.5345*	18.7299*	19.1875*	19.8854*	
	BA 比值	22.56	11.44*	9.91*	9.17*	8.56*	7.66*	
E	$B_{230 \sim 480}$（OD·nm）	281.5733	269.8402	254.2403	244.7655*	237.1479*	241.9986*	480
	$A_{481 \sim 800}$（OD·nm）	112.9609	175.3605*	187.528*	189.9759*	187.1782*	184.6048*	
	BA 比值	2.49	1.54*	1.36*	1.31*	1.29*	1.27*	
F	$B_{230 \sim 380}$（OD·nm）	218.5143	148.6250*	157.7610*	156.7840*	151.6555*	165.9290*	380
	$A_{381 \sim 800}$（OD·nm）	1.2162	7.4076*	9.3216*	9.7140*	10.3190*	10.6133*	
	BA 比值	179.67	20.06*	16.92*	16.14*	14.70*	15.63*	

* 该值的变化超出注射液原液的 10%。A，清开灵注射液；B，双黄连注射液；C，丹参注射液；D，灯盏细辛注射液；E，红花注射液；F，舒血宁注射液。

（4）HPLC 指纹图谱

六种中药注射剂的指纹图谱采用 HPLC-UV 采集，结果参见表 10-8。结果显示，与相应的中药注射剂原液相比（0 周），指纹峰的数量没有增加，甚至有所减少，但总峰面积下降。进一步的相关分析显示，除红花注射液未见统计学意义外，其他中药注射剂的 BA 比值与 TAF 具有较好的相关性（表 10-9）。

表 10-8 HPLC 指纹图谱结果（峰数，总峰面积）

中药注射剂	60℃加热（周）						检测波长（nm）
	0	1	2	3	4	8	
A	12235109.0	12174565.5*	12144768.0*	12137637.6*	12124619.6*	997471.5*	255
B	11217378.3	11182684.1*	11179942.7*	10113430.4*	1093611.5*	985117.7*	350
C	1064377.4	939530.5*	634179.9*	523676.8*	422685.9*	420892.9*	288
D	11109850.7	738845.3*	420246.4*	417672.9*	415846.0*	49196.5*	330
E	780087.1	674537.2	666106.2*	663521.8*	663216.9*	648460.2*	270
F	818192.6	713782.3*	711546.5*	711393.4*	710597.0*	78085.6*	360

*该值的变化超出注射液原液的 10%。A，清开灵注射液；B，双黄连注射液；C，丹参注射液；D，灯盏细辛注射液；E，红花注射液；F，舒血宁注射液。

表 10-9 BA 比值和总峰面积的相关分析

序号	中药注射剂	n	R	R^2	P
A	清开灵注射液*	6	0.971	0.943	0.001
B	双黄连注射液*	6	0.944	0.891	0.005
C	丹参注射液*	6	0.946	0.895	0.004
D	灯盏细辛注射液*	6	0.997	0.994	0.000
E	红花注射液	6	0.750	0.563	0.086
F	舒血宁注射液*	6	0.857	0.734	0.029

BA 比值 = 等吸光点前吸收曲线下面积 / 等吸光点后吸收曲线下面；皮尔逊相关（双尾）：* $P < 0.05$。

10.11.3 讨论

中药注射剂具有较大的安全性风险，主要是过敏或类过敏反应，与所含的不稳定杂质有关[43, 44]。大多数中药注射剂是植物提取物，含有易氧化聚合的多酚类物质[33-35]。这些氧化的不稳定物质就是导致中药注射剂颜色加深的杂质[36]。换而言之，加深的颜色也提示着活性成分改变和杂质的增多，这个观点已经被《中国药典》采纳，因此颜色性状是控制中药注射剂质量的重要指标。

然而，大多数现代研究忽视了中药注射剂的颜色定量分析，而颜色定量分析很容易被实验室常规仪器如分光光度计或酶标仪记录下来。相反，大多研究却比较关注现代仪器分析方法，如二维甚至三维 HPLC 指纹图谱[45, 46]。指纹图谱技术对与 HPLC 串联的检测器如紫外检测器或质谱检测器是高度依赖的。除了仪器昂贵外，这些设备具有很高的灵敏度，但稳定性相对较差，容易导致分析值发生批间漂移。除此之外还有其他缺点，如 HPLC-UV 的二维指纹图谱往往只记录某一个紫外波长下的信号，而二维或三维 HPLC-MS 指纹图谱也记录不了超范围的分子量信号（质荷比）。这些缺点可能不利于企业用来监控中药注射剂的稳定性。

等吸光点曾经用来定义为荧光染料某个波长下发光强度不随荧光激发剂改变的现象，最早是在研究荧光发射光谱时发现的。因此，等吸光点可以用在做化学检测[47]。本研究发现六种中药注射剂的紫外-可见光谱也存在等吸光点现象，可能在其他中药注射剂也存在此现象。本研究参照文献定义AUC[36]、AUCB和AUCA以描述中药注射剂的颜色。更重要的是，本研究引入了等吸光点前后曲线下面积比值（BA比值）用来评价中药注射剂的稳定性。与AUCB和AUCA不同，BA比值相对稳定，更合适用来做中药注射剂稳定性的评价指标。根据BA比值的变化，本研究中加热超过1周的中药注射剂都是不合格品，因为BA比值的改变量超出了10%（表10-7）。BA比值甚至比总峰面积改变还灵敏，因为按照不超出10%的标准，红花注射液加热1周仍可能被HPLC指纹图谱判定为"合格"（表10-8）。

总峰面积变化往往是判断中药注射剂活性成分变化的重要依据，除红花注射液外，BA比值的变化规律与总峰面积变化是高度相关的。当然，本研究，红花注射液的BA比值与其总峰面积变化未见统计学意义的原因可能缘于样本量较小，加大样本量应该能发现它们之间的统计学意义。显然，用于扫描紫外-可见光谱的仪器比HPLC系统要便宜得多，扫描的速度也比HPLC检测快得多，而且各AUC也很好计算。特别的是，只要存在紫外-可见吸收，AUC就会包含了中药注射剂所含成分的所有信息。由于AUC法不存在光谱信息丢失，用本法来评价中药注射剂稳定性的优势是明显的。

然而，在使用之前，BA比值必须用实验研究确定，可能每个中药注射剂的BA比值的计算也是有差别的。同时BA比值的定义还需用目前公认的HPLC指纹图谱来确定。作为一个评价中药注射剂稳定性的新技术，尽管BA比值具有理论上优势，还需要用其他技术相互验证。不管如何，本研究提供了一个快速检查中药注射剂稳定的可行方法，值得推广使用。

10.12　小结

除了证明去除大分子物质后中药注射剂的安全性能得到明显提高，更重要的是要有相应的检查方法。本章采用先富集后检查的思想建立了蛋白质、缩合鞣质的检查方法，具有较高的灵敏性和专属性。在《中国药典》检查思想的指导下，进一步优化操作完善了中药注射剂树脂检查方法，使灵敏性大幅度提高。除此之外，还根据等吸光点现象建立了中药注射剂稳定性检查的方法，操作简单快捷，不依赖昂贵仪器。要说明的是，中药注射剂中理论上含有多糖和核酸等大分子物质，本章探索的多糖检查方法（苯胺蓝褪色法）专属性仍有待提升，而核酸检查在理论上具有较高的专属性和灵敏性，但在实践中未能检出四种中药注射剂中的核酸。

参 考 文 献

[1] 李奇峰，柯瑾，段为钢，等．PVDF膜吸附染色法检测中药注射剂微量蛋白．云南中医学院学报，2010，33(6): 43-46.

[2] 徐春. 关注中药注射剂的不良反应. 中国现代药物应用, 2009, 3(4): 302-304.

[3] 段为钢. 中药注射剂安全性的技术思考. 云南中医学院学报, 2009, 32(6): 12-13.

[4] 国家药典委员会. 中华人民共和国药典 2010 年版（一部）. 2010, 北京：中国医药科技出版社. 附录 60.

[5] 张耀廷, 郭岩, 辛暨华, 等. 应用磺基水杨酸法测定蛋白含量. 中国生物制品学杂志, 2001, 14(4): 247-248.

[6] 栾家杰, 陈玲, 汪平君. 中药注射剂不良反应文献定量评价与分析. 中国药事, 2009, 23(7): 700-705.

[7] 王奇, 赖世隆, 温泽淮, 等. 2002 年版《国家基本药物目录》中药注射剂类药品不良反应文献调查分析. 药物警戒, 2007, 4(3): 137-141, 161.

[8] 曾祝伦, 张莲. BECKMAN CX3 DELTA 检测脑脊液和尿液总蛋白的应用与评价. 重庆医科大学学报, 2004, 29(4): 540-543.

[9] 王颖, 王家瑞. 不同方法检测尿、脑脊液蛋白结果的比较. 华北煤炭医学院学报, 2008, 10(2): 199-200.

[10] 蒋开龙. 双试剂磺基水杨酸法检测脑脊液蛋白. 川北医学院学报, 2004, 19(4): 135-136.

[11] Duan W, Que L, Ke J, et al. Detection of Trace Protein in Chinese Materia Medica Injections by Soaking PVDF Membrane. 2011 International Conference on Remote Sensing, Environment and Transportation Engineering, RSETE 2011-proceedings. 2011: 6718-6720.

[12] 段为钢, 李奇峰, 柯瑾, 等. PVDF 膜吸附染色法检测中药注射剂微量蛋白. 云南中医学院学报, 2010, 33(6): 43-46.

[13] Duan W, Li Q, Ke J. Detection of Trace Protein in Chinese Materia Medica Injections by Use of Polyvinylidene Fluoride Membrane. Conference on Environmental Pollution and Public Health (CEPPH2011). 2011: 19-21.

[14] 施怀生, 冯俊婵. 中药注射液创制考源. 中华医史杂志, 1995, 25(2): 107.

[15] 康琦. 中药注射剂成关注焦点. 中国医药报, 2008-12-18: B02.

[16] 史亦丽, 李美英, 朱倩, 等. 复方丹参注射液的质量考核研究. 中国药学杂志, 2002, 37(4): 300-302.

[17] Zor T, Selinger Z. Linearization of the Bradford protein assay increases its sensitivity: theoretical and experimental studies. Analytical biochemistry, 1996, 236(2): 302-308.

[18] 宋华梅, 黄利鸣, 王艳林, 等. 天花粉蛋白对宫颈癌 Caski 细胞 DNMT1 基因的表达和酶活性的影响. 中国药理学通报, 2010, 26(10): 1312-1315.

[19] 张美莉, 侯文娟, 杨立风. 植物蛋白源生物活性肽的研究进展. 中国食物与营养, 2010(11): 33-36.

[20] 国家药典委员会. 中华人民共和国药典 2010 年版（一部）. 北京：2010, 中国医药科技出版社. 附录 60.

[21] 崔忠太, 林淑霞, 闫岩. 接种不同剂量国产重组酵母乙肝疫苗效果分析. 保健医学研究与实践, 2011, 8(1): 46-47,49.

[22] 段为钢, 柯瑾, 李奇峰, 等. 蛋白质包被 PVDF 膜吸附法检查中药注射剂缩合鞣质. 中成药, 2011, 33(11): 80-83.

[23] 连传宝, 于风平. 中药注射剂生产工艺和过敏反应引发的思考. 临床合理用药, 2011, 4(2B): 153-155.

[24] 段为钢, 柯瑾, 李奇峰, 等. 蛋白质包被 PVDF 膜吸附法检查中药注射剂缩合鞣质. 中成药, 2011, 33(11): 1916-1919.

[25] 钟立贤. 中药注射剂的质量问题. 中成药研究, 1981(6): 14-16.

[26] 熊富良, 张雪琼, 刘莹, 等. HPLC 测定解毒保肝分散片中柯里拉京含量. 中成药, 2009, 31(10): 附 3-4.

[27] 刘振丽, 宋志前, 巢志茂, 等. HPLC 测定何首乌中抗氧化有效成分没食子酸和儿茶素在炮制前后含量的变化. 中成药, 2009, 31(9): 1392-1394.

[28] 马辉, 金丹, 耿凤英, 等. 1190 例中药注射剂不良反应报告分析. 中国实用医药, 2009, 4(20): 8-10.

[29] 张惠霞, 陈建玉, 宋成. 3414 例中药注射剂不良反应分析. 中国药物警戒, 2006, 3(4): 232-235.

[30] 王晓春，杨建春，徐军辉. 中药注射剂中鞣质检查法的探讨. 中国药品标准, 2002, 3(2): 30-31.

[31] 刘清成，殷华，侯肖霖，等. 中药注射剂树脂检查方法的改进. 中成药, 2016, 38(8): 1872-1874.

[32] 孔翔瑜，郝园，吴泰相，等. 柴胡注射液不良反应或不良事件的系统评价. 中西医结合学报, 2010, 8(12): 1124-1132.

[33] Zeng S, Wang L, Chen T, et al. Direct analysis in real time mass spectrometry and multivariate data analysis: a novel approach to rapid identification of analytical markers for quality control of traditional Chinese medicine preparation. Anal Chim Acta, 2012, 733: 38-47.

[34] 张颖，刘春旭，李磊，等. 通脉颗粒在急性心肌缺血模型比格犬体内药动学研究. 中国中药杂志, 2016, 41(4): 737-742.

[35] Li X, Du F, Jia W, et al. Simultaneous determination of eight Danshen polyphenols in rat plasma and its application to a comparative pharmacokinetic study of DanHong injection and Danshen injection. J Sep Sci, 2017, 40(7): 1470-1481.

[36] 云宇，侯肖霖，殷华，等. 4 种去大分子中药注射剂的稳定性研究. 云南中医学院学报, 2016, 39(4): 20-25.

[37] 王志红，赵绪元，姚金成. 清开灵注射液指纹图谱的 HPLC 研究. 中华中医药学刊, 2008, 26(4): 868-870.

[38] 李方，姜文红，刘丽娟，等. 注射用双黄连 (冻干) 指纹图谱的建立及其在质量控制中的应用. 中成药, 2007, 29(8): 1196-1198.

[39] 徐曼，刘爱华，崔亚君，等. 不同厂家生产的香丹注射液中丹参色谱指纹图谱的比对研究. 中国天然药物, 2007, 5(2): 120-126.

[40] Zhang Y, Shi P, Qu H, et al. Characterization of phenolic compounds in Erigeron breviscapus by liquid chromatography coupled to electrospray ionization mass spectrometry. Rapid Commun Mass Spectrom, 2007, 21(18): 2971-2984.

[41] 彭燕，苗爱东，王本富，等. 红花注射液 HPLC 指纹图谱分析方法研究. 西北药学杂志, 2003, 18(6): 249-251.

[42] 王京辉，杜小伟，王萌萌，等. 舒血宁注射液、银杏叶提取物及银杏叶指纹图谱研究. 药物分析杂志, 2008, 28(7): 1026-1030.

[43] Xiao Y, Zhao Y, Xie Y. Design and implementation of fast allergy skin test detector for traditional Chinese medicine injections. Exp Ther Med, 2017, 13(5): 1884-1890.

[44] 康瑞霞，游蓉丽，王蕾，等. 中药注射剂过敏反应体外实验研究进展. 中国中药杂志, 2015, 40(13): 2503-2507.

[45] Peng WB, Zeng QH, Li DP, et al. Multiple on-line HPLC coupled with biochemical detection methods to evaluate bioactive compounds in Danshen injection. Biomed Chromatogr, 2016, 30(11): 1854-1860.

[46] Sun LQ, Wang SY, Li YJ, et al. Impact of parameter fluctuations on the performance of ethanol precipitation in production of Re Du Ning Injections, based on HPLC fingerprints and principal component analysis. Chin J Nat Med, 2016, 14(1): 73-80.

[47] Mohamed EH, Lotfy HM, Hegazy MA, et al. Different applications of isosbestic points, normalized spectra and dual wavelength as powerful tools for resolution of multicomponent mixtures with severely overlapping spectra. Chem Cent J, 2017, 11(1): 43.

11　中药注射剂的质量标准建议

根据研究经验，本章对中药注射剂的质量标准提出以下建议：

【处方】有些注射剂的处方交代不完整，应标明制剂过程中加入的所有物质的种类和加入的量。

【性状】无建议。

【鉴别】薄层色谱指纹和 HPLC 指纹相结合。

【检查】

（1）颜色：原方法灵敏度较差，建议采用吸收曲线下面积法；在此基础上采用等吸光点前后吸收曲线下面积比值进行限定（参见"10.10"）

（2）pH：无建议

（3）蛋白质：原方法灵敏度太差，建议用 PVDF 膜截留吸附法检查（参见"10.3"）

（4）鞣质：原方法灵敏度较差且专属性也较差，建议采用蛋白质包被 PVDF 膜截留吸附法检查（参见"10.5"）

（5）草酸盐：无建议

（6）钾离子：无建议

（7）树脂：原方法灵敏度有限，建议采用本研究的改进方法（参见"10.7"）

（8）炽灼残渣：无建议

（9）渗透压摩尔浓度：无建议

（10）热原：无建议

（11）异常毒性：原方法灵敏度有限，建议采用富含大分子注射液进行（参见"7"）

（12）降压物质：原方法灵敏度有限，建议采用或加做富含大分子注射液

（13）过敏反应：原方法灵敏度有限，建议采用或加做富含大分子注射液

（14）溶血与凝聚：原方法灵敏度有限，建议采用或加做富含大分子注射液

（15）总固体：中药注射剂含有易氧化成分，原方法的干扰较大，建议用冷冻干燥法

（16）其他：总提取物特征的中药注射剂应加做核酸、多糖等其他大分子物质检查或总大分子物质检查

【指纹图谱】传统单一波长下的二维指纹图谱存在较多的问题，会忽视很多信息，建议逐步采用光谱三维指纹图谱。比较可行的三维指纹图谱是保留时间、吸收值和全波长（200～800nm）。

【含量测定】

（1）药材成分：原方法往往只检测一到数个成分，建议采用指纹图谱和总峰面积法。

（2）添加成分：添加的各种成分也应该有相应的检测方法

【功能与主治】原标准中个别中药注射剂的功能表述未采用中医药语言。功能表述一定要有中药学表述，体现中医药理论。主治内容可结合采用现代医学语言表述。

【用法与用量】原中药注射剂有些品种有静脉推注用法，该法很危险。应该一律禁止静脉推注，并建议缓慢滴注，使用时注意避光。

【规格】无建议。

【贮藏】无建议。

理论上，质量标准的提高必然倒逼生产质量的提高。由于本书重点讨论中药注射剂大分子物质，在此可以推导出：药材提取物过程要注意选择性提取小分子物质，减少各种大分子物质进入到成品中；某些制剂辅料如吐温80也可能含有大分子物质，建议也要有去大分子物质的工艺；最后的成品制剂也应该有相应的去大分子物质工艺。为了更好地保留药材中的小分子物质，建议采用相对"较冷"的工艺进行生产，用除菌工艺替代灭菌工艺。

后 记

　　中药注射剂安全性提高是一个庞大的系统工程，涉及方方面面；而中药注射剂大分子物质（杂质）观点曾经也是一个极具争议的观点。计划写这本书的时候一直很纠结。身在中医药院校，从事中医药教学科研工作，回避中医药问题显然有碍于专业情怀。基于这种考虑，作为"始作俑者"，我组织团队将我们课题组阶段性研究结果编著成本书。考虑到全面性，本书的第1～5章的部分内容（包括个别图片）引自一些专家学者的观点，出处在正文中做了说明而未在章节末添加参考文献，在此特地说明并表示感谢。第6～11章主要是作者团队的观点、研究结果或建议，引用的内容则在章节末注明了参考文献。

　　显然，由于本书作者的能力有限，不可能对中药注射剂安全性提高这个庞大系统提出完美的学术解决方案。在某种角度上，即使读完该书，有部分专业人士可能也不会完全赞同"中药注射剂大分子物质即杂质"的观点。最具争议的证据就是，中药中的多糖具有免疫调节（增强）作用，相应的注射剂（如人参多糖注射液和人参糖肽注射液）也具有免疫调节（增强）作用。但又有一个事实是，中药多糖不存在药理学意义的吸收，即使是采用最灵敏的检测方法，都没有检测到多糖作为完整分子进行吸收的证据。继而推论，中药多糖调节免疫的主要靶点可能就在肠道（消化道），尽管其他部位也存在作用靶点。因此，将成分不明的多糖包含在注射剂中并不严格忠实于口服剂的疗效（作用部位）。相反，这些多糖包含在注射剂中反而会增加很多潜在的安全性风险，除非能把这些多糖高度纯化，比如像肝素注射液那样。从吸收的角度看，人参多糖注射液和人参糖肽注射液等以大分子物质为活性成分的中药注射剂应该属于新型中药注射剂（作用的产生不依赖传统靶点部位）。

　　特别要说明的，本书的作者和依托单位均无药品质量技术执法权，本书仅仅是学术研究，本书的写作目的不涉及中药注射剂品种优劣判断。即使使用了某些药厂的上市中药注射剂，仅仅是实验研究，相关结果或结论不能直接推导到临床应用层面。另外，即使书中使用了有关某些品种优劣的语言，也仅仅是为了表达学术观点需要，不能因为我们的研究而作为对这些药厂的中药注射剂进行评价的依据。

　　最后值得注意的是，本书提出的中药注射剂的质量标准建议也是学术性和参考性的。

段为钢

2018年元月于昆明